Clinical Trials
临床试验

（原著第2版）

主　编　〔美〕Timothy M. Pawlik

　　　　〔美〕Julie A. Sosa

主　译　雷　翀

世界图书出版公司

西安　北京　广州　上海

图书在版编目（CIP）数据

临床试验：原著第 2 版 /（美）蒂莫西·M. 波利克（Timothy M. Pawlik），（美）朱莉·A. 索莎（Julie A. Sosa）主编；雷翀主译 . — 西安：世界图书出版西安有限公司，2022.11

书名原文：Clinical Trials(Second Edition)

ISBN 978-7-5192-7584-6

Ⅰ. ①临…　Ⅱ. ①蒂…　②朱…　③雷…　Ⅲ. ①外科学—临床医学—试验　Ⅳ. ① R6-33

中国版本图书馆 CIP 数据核字（2022）第 220897 号

书　　　名	临床试验（原著第 2 版） LINCHUANG SHIYAN
主　　　编	［美］Timothy M. Pawlik　　［美］Julie A. Sosa
主　　　译	雷　翀
责 任 编 辑	岳姝婷
装 帧 设 计	绝色设计
出 版 发 行	世界图书出版西安有限公司
地　　　址	西安市锦业路 1 号都市之门 C 座
邮　　　编	710065
电　　　话	029-87214941　029-87233647（市场营销部） 029-87234767（总编室）
网　　　址	http://www.wpcxa.com
邮　　　箱	xast@wpcxa.com
经　　　销	新华书店
印　　　刷	西安雁展印务有限公司
开　　　本	787mm×1092mm　1/16
印　　　张	15.5
字　　　数	260 千字
版 次 印 次	2022 年 11 月第 1 版　2022 年 11 月第 1 次印刷
版 权 登 记	25-2022-180
国 际 书 号	ISBN 978-7-5192-7584-6
定　　　价	118.00 元

医学投稿　xastyx@163.com || 029-87279745　029-87279675
☆ 如有印装错误，请寄回本公司更换 ☆

译者名单 Translators

主　译

　　雷　翀（空军军医大学西京医院麻醉与围术期医学科）

译　者　（按姓氏笔画排序）

　　王茜蕾（空军军医大学西京医院麻醉与围术期医学科）

　　朱守强（空军军医大学西京医院麻醉与围术期医学科）

　　刘仁怀（空军军医大学西京医院麻醉与围术期医学科）

　　闫　云（空军军医大学西京医院麻醉与围术期医学科）

　　苏斌虓（空军军医大学西京医院麻醉与围术期医学科）

　　杨乾坤（空军军医大学西京医院麻醉与围术期医学科）

　　张　慧（空军军医大学西京医院麻醉与围术期医学科）

　　张涛元（空军军医大学西京医院麻醉与围术期医学科）

　　范倩倩（空军军医大学西京医院麻醉与围术期医学科）

　　赵　静（空军军医大学西京医院麻醉与围术期医学科）

　　高　怡（空军军医大学西京医院麻醉与围术期医学科）

　　唐　军（空军军医大学西京医院麻醉与围术期医学科）

　　龚海蓉（空军军医大学西京医院麻醉与围术期医学科）

郑重声明

　　本书提供了相关主题准确及权威的信息。由于医学是不断更新并拓展的领域，因此相关实践操作、治疗方法及药物都有可能会改变，建议读者审查相关主题的最新信息，包括产品的制造商、建议剂量、配方、方法和疗程、不良反应及相关措施。作者、编辑、出版者或经销商不对书中的错误或疏漏以及应用其中信息产生的任何后果负责，关于出版物的内容不作任何明确或暗示的保证。作者、编辑、出版者和经销商不承担由本出版物所造成的任何人身或财产损害责任。

目 录　　　　　　　　　　　　Contents

第 1 章

临床试验的历史

Janice Hu, Justin Barr, Georgia M. Beasley

1.1 引　言

　　临床试验是指有目的地对医疗干预措施（包括安慰剂）进行比较，以确定最安全、最有效的治疗方法。外科临床研究的历史揭示了外科医生在为患者寻找治疗方法时的成功经验和面临的挑战。

1.2 早期历史

　　临床试验在古代几乎没有作用，因为当时公认的疾病理论与其毫不相干。在许多古老的文化中，疾病和治愈被认为是来自超自然和"神"的力量。在公元前 5 世纪的希腊，人们认为患者需要在医神阿斯克勒庇俄斯的庙宇中"宿庙求梦"或睡眠才能获得治愈。正是在这个时期，一种新的医学形式出现了，

J. Hu
Duke University School of Medicine, Durham, NC, USA

J. Barr
Duke Department of Surgery, Durham, NC, USA

G. M. Beasley (✉)
Duke University School of Medicine, Durham, NC, USA

Duke Department of Surgery, Durham, NC, USA
e-mail:georgia.beasley@duke.edu

© Springer Nature Switzerland AG 2020
T. M. Pawlik, J. A. Sosa (eds.), *Clinical Trials*, Success in Academic Surgery,
https://doi.org/10.1007/978-3-030-35488-6_1

这标志着疾病治疗的重大创新。与超自然的理论不同，希波克拉底的方法是在包括人体体液在内的自然因素中，寻找疾病发生的原因。《希波克拉底全集》（*Hippocratic Corpus*）由许多作者花费数十年撰写，直至公元前4世纪上半叶问世，其肯定了医生可以通过观察和行动来学习。然而，古希腊人并没有开展临床试验来检验他们的假设。此外，对疾病的高度个体化理解无法使广泛适用的治疗方法推广应用，这削弱了临床试验的价值。希腊人"将其自身从宗教中解放出来，却又成了哲学的俘虏"[1]，这种教义传遍了罗马世界[2]。

公元 1025 年，波斯医生阿维森纳（Avicenna）写下了被广泛使用的医学著作《医典》（*The Canon of Medicine*）。在该书中，他为经验性探索医疗药物的有效性提供了精确的指导[3]。他建议研究两个相反的病例，同时研究药物起效的时机和可重复性，以免混淆真实结果和偶然现象。此外，他主张在人体上进行试验，因为在狮子或马身上实验一种药物并不能证明它对人的作用。阿维森纳著作中所讨论的药理学知识，直到 1650 年还在被欧洲的医学院广泛使用[4]。尽管阿维森纳主张对药物进行实证研究，但他的《医典》并没有引导实验和实证的广泛实施。相反，中世纪（公元800—1400 年）的特点是依赖和解读理论，先辈的权威凌驾于实验证据之上[5]。此外，虽然《希波克拉底全集》和《医典》等现存资料中定义了杰出的、以学术为基础的医学，但当时绝大多数的医疗服务是由未经训练、无执照和非正规从业者提供的，他们中的大多数人是对医学知之甚少的外行。他们的行医几乎没有记录，很可能依赖于迷信、传统和经验的结合。

1.2.1 现代早期（1500—1800 年）

16 世纪，随着现代早期黎明的到来，知识体系发生了从教条式的文本向实证性调查的大转变。这一现象在多个领域都很明显，包括尼古拉·哥白尼（Nicolaus Copernicus）提出日心说天文理论、安德烈·维萨里（Andreas Vesalius）进行的解剖学观察，以及克里斯托弗·哥伦布（Christopher Columbus）的航海壮举。这样的巨变也发生在医学领域。

最早的临床试验之一是 1537 年由法国外科医生安布列斯·帕雷

（Ambroise Paré）意外进行的。当时传统用于治疗枪伤的沸油用完了，于是他给一些士兵使用了由蛋黄、玫瑰油和松节油制成的药膏[6]。次日清晨，他发现接受新治疗方法的患者因为没有明显的不适和肿胀感在夜晚休息得很好，而接受传统沸油治疗的患者"伤口发热伴有疼痛和肿胀"。回顾这段经历，他指出"我决定不再这样残忍地烧灼这些受到枪击的可怜人"[7]。这一观察结果被公布并广泛传播，改变了临床实践，欧洲各地的军事外科医生开始摒弃沸油，转而使用不那么痛苦的疗法（图 1.1）。

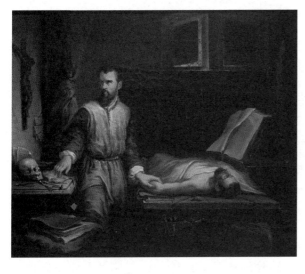

图 1.1 图为安布列斯·帕雷（Ambroise Paré）为患者做检查。作者 James Betrand（1823—1887 年）。收藏在法国勒米尔蒙的 Charles de Bruyères 博物馆（来源：Ji-Elle,license CC:BY–SA）[8]

疾病管理的系统试验解决了 15 世纪前伤口管理的 Galenic 传统，其特征是逐渐"湿性愈合"，包括强制伤口开放和使用润肤剂，这种传统方法常导致不良预后。1580—1583 年，西班牙外科医生 Bartolomé Hidalgo de Agüero 通过回顾医院记录对这一方法提出了质疑，他发现与 Galenic 技术相比，"干性愈合"——用白酒清洗伤口，去除受损组织，将边缘合拢后涂抹干燥剂，然后用绷带包扎伤口，这样做死亡率要低得多[9]。

随着医生提出假设并开始通过观察来进行验证，实证主义的趋势持续上升。Paré 和 Agüero 属于 16 世纪的实践者，他们更愿意相信自己的观察和经验，而不是古老的传统和教条。但是，直到 2 个世纪之后，第一个严格的前瞻性试验才开展。

1747 年，苏格兰外科医生 James Lind 让 6 对水手随机接受不同的坏血病治疗，发现柑橘类水果是最有效的治疗方法[10]。尽管他的方法很可靠，结果也无可辩驳，但他的结论对当时英国即有的医学观点几乎毫无影响，这段历史揭示了一个永恒的主题：即使是最好的临床试验，实际上也改变不了医疗实践面临的挑战。至少需要数十年时间和数千人的死亡，才会让专业人士将柠檬作为坏血病的预防手段。

1.3　新兴统计学的重要性

比较回顾性分析在建立医学和外科领域的对照试验方面发挥了重要作用。统计学，或收集和分析大量数值型数据的实践，成为治疗评价的重要工具。18 世纪，一些病例系列推动了关于截肢的效用、方法和时机的争论 [11-12]。碎石专家发表了关于膀胱结石清除术的数据，讨论了碎石术与取石术相比的优点，并比较了不同年龄亚组的死亡率 [13-15]。19 世纪 20 年代，Pierre-Charles-Alexandre Louis 使用他的"数字方法"汇总临床数据，从而对放血治疗提出了质疑 [16-17]。此外，统计学在围绕围手术期创新的争论中占据了重要地位，如麻醉和始于 1867 年李斯特（Lister）用石炭酸处理手术伤口的"防腐法" [18-19]。这预示着评估疾病管理理论需要明确的作用和更强有力的证据。它还揭示了从古代和中世纪医学所理解的高度个体化的疾病状态到更本体论的疾病概念的转变，其中单一的干预就有可能适用于所有患相同疾病的患者。这一关键的理论转变凸显了临床试验的意义。此外，由于麻醉和消毒防腐技术能够使外科医生深入内脏器官并进行更多择期手术，所以需要提供安全性和有效性的证据。

1.4　前瞻性临床试验的起源

19 世纪，外科医生进行前瞻性试验时，首先使用非随机的治疗分配方法，如交替分配。1816 年的一篇医学论文描述了军队外科医生如何在半岛战争中对 366 名士兵开展对照试验，以评估放血治疗发热的效果，这也许是最早的例子。虽然这篇报道的真实性存疑 [20]，但这个研究体现了外科医生对于控制兴趣治疗之外因素的需求：

　　　　研究是这样安排的：这些患者被轮流收治，这样每个医生治疗总人数的 1/3。患者被随机收治，并尽可能以同样的方式被照护并获得同样舒适的住院治疗环境。其中 1/3 是第 61 团的士兵，其余的是我自己的团（第 42 团）的士兵。Anderson 先生和我始终没有使用手术刀。他有 2 例患者死亡，我有 4 例；而另外 1/3 患者（由第 3 位外科医生实施放血治疗）中有 35 例死亡 [21]。

19 世纪的最后几十年见证了使用交替分配的其他前瞻性外科研究的发表，包括尿道切开术导管的放置、白内障切除术后的囊膜切开术及儿童疝气的管理 [22-24]。这些研究者有 2 个目标：①更好地区分不同干预措施的效果；②体现公平。1893 年，W. T. Bull 解释了在比较弹簧疝气带和羊毛疝气带治疗儿童疝气时，交替分配如何减少偏倚：

> 在年龄小于 1 岁的婴儿中，精纺或所谓的 "hank 疝气带" 已被广泛使用。一些人对其高度赞扬，但同时这种疝气带也备受其他一些人的诟病。去年尝试开展的一项公平试验中，1 岁以内的婴儿交替接受了 hank 疝气带和轻质弹簧疝气带。对 240 例患儿的仔细随访结果让我们摒弃了 hank 疝气带作为常规的治疗方法，尽管仍有少数病例受益——例如，在年龄非常小和营养不良的婴儿，其填补了一个有用但是临时的位置 [24]。

虽然对比不同组间差异的前瞻性研究出现在专业手术领域，但个体患者预后仍是外科管理的有力指导。毕竟，Bull 仍然主张根据患者的特征对 "少数病例" 使用 hank 疝气带。事实上，虽然已经出现了前瞻性对照研究，但直至 19 世纪末和 20 世纪初，病例系列仍是发表外科证据的主流 [25]。其实，这些回顾性研究可以帮助外科医生在存在差异的患者人群中选择手术方法。然而，他们也导致了竞争技术间旷日持久的争论，以及现在已经不存在的手术传播，包括上睑下垂、便秘和自主神经功能障碍的治疗 [26]。外科医生趋向于发表支持他们观点的病例系列，导致在根治性乳腺切除和前列腺手术等领域持续存在争议 [27-28]。有偏倚的结果强调了进行更加严谨设计研究的需求。

1.5 第一项随机临床试验

在随机试验成为指导医疗实践的金标准之前，其不同的组成部分，包括对照、盲法、定量和随机，经历了各自的发展历程[25]。其中"随机"尤为重要，因为其消除了选择偏倚，平衡了治疗组间的混杂因素，提供了治疗组间均势的假定，形成了统计检验的基础。20世纪20年代，R. A. Fisher展示了农业研究领域随机化和创新统计分析方法的应用后，研究者们开始将这一方法应用于医学中。

随机试验的动力也依赖于专业兴趣和监管环境之间的相互作用。20世纪30年代，药物安全和营利性制药企业的丑闻推动了医学领域临床试验的发展。记者、消费者保护组织和联邦监管机构通过发布有害产品清单，包括放射性饮品和无效的"治愈"糖尿病和结核的药物，发起了争取更严格监管权的运动[29]。美国食品药品监督管理局（FDA）开始要求在药物测试中使用随机分配和对照组。由于外科医生受这些争论的影响较小，他们在20世纪早期享受了更大的自由，可以通过个人的经验和病例系列进行"采用、调整或创新"[28]。毕竟，外科手术在物理上重构身体组织，最终结果就是干预发挥作用的明确证据，而所谓的"神奇药丸"则更容易受到怀疑。

1931年，美国研究者在《美国结核病综述》（*American Review of Tuberculosis*）杂志上发表了一篇文章，描述了第一项实施了盲法和安慰剂对照的随机对照试验。Amerson及其同事采用抛硬币的方法将结核病患者随机分配入接受硫代硫酸金钠（金化合物）或去离子水组。研究结果显示，所有接受硫代硫酸金钠的患者都发生了全身不良药物反应，在随访中未发现该药物有治疗获益的证据[30]。该杂志的同一期，Brock发表的一项研究却得出了截然相反的结论，硫代硫酸金钠"对白人渗出性结核患者的临床疗效显著"，但"对限制黑人患者疾病进展的疗效有限"[31]。与Amberson的试验相比，Brock的研究证据强度更弱，因为他只观察了46例给予不同剂量硫代硫酸金钠的患者，没有设未治疗对照组，也没有控制黑人和白人患者之间治疗方案和疾病分期的基线差异[32]。临床医生认识到Amberson的随机对照试验提供了更强的证据，因此治疗结核病的"黄金疗法"在整个美国"声名狼藉"了。

第一项探索用链霉素治疗肺结核的多中心研究分别发表于1948年的英

国和 1952 年的美国。英国的研究纳入了 7 个中心的 107 例患者，结论为链霉素治疗的患者预后显著优于对照组患者。美国退伍军人管理局和军队服务加入了多中心试验的证据体系，并获得了成功[33]。

最早与外科相关的随机对照试验之一，是麻醉医生 Henry Beecher 于 1955 年开展的对 3 种不同的止吐药治疗术后呕吐的研究[34]。1958 年开展了好几项外科手术的随机对照研究，包括治疗上消化道出血、食管静脉曲张的预防性手术，乳内动脉结扎及根治性乳房切除术[35-38]。也许 1959 年 C. Goligher 团队在利兹和约克开展的试验，是规模最大、最广的早期外科随机对照试验。研究仔细筛选了 634 例十二指肠溃疡患者随机分配入 3 种手术方式中的一组。这项试验为后续的外科试验提供了设计基础。关于随机分配的重要性，研究报告指出：

> 这种随机化的方法可能会让人觉得非常没有人情味，但我们要指出的是，在试验进行期间，全国外科医生对十二指肠溃疡择期手术的选择差异如此巨大，以至于在很多大型医院使用好几种不同的方法。对于患者应该选择哪种手术方法很大程度取决于外科医生的个人倾向及喜好，而不是基于相关最新研究结果的准确知识。我们的试验使用了现有的随机系统，以便获得更可靠的证据[39]。

因此，随机对照试验的目的是解决国内有关特定疾病手术治疗方案的"不同"观念，建立一个先例，将治疗建立在已经证明有效的方案基础上，而不是基于外科医生的个人偏好。然而，从上面引用的这段话中可以看出，这种方法在 20 世纪 50 年代和 60 年代对外科医生来说是多么的陌生及潜在的争议有多大，许多人对不让患者接受他们认为最有效的方法是否符合伦理提出了质疑。

尽管缺乏严格设计研究所能提供的"高质量的证据"，迷走神经切开术和胃次全切除术等很多手术仍被临床常规使用。这是如何发生的呢？标准的证据支持如何从专家观点转向更标准的试验？集中了解乳腺癌手术的临床研究历史为理解这一现象提供了帮助。

1.6 乳腺癌手术的临床研究史

受乳腺癌在皮下组织和淋巴管平面上离心扩散的理论的驱动，根治性乳房切除术一直是 20 世纪上半叶的主流手术治疗方法[40]。William Halsted 是根治性乳房切除术的先驱，于 1882 年实施了第一例"Halsted 乳房切除术"[41]。他从 210 例病例系列的临床和病理学结果中发现，3 年的治愈率为 42%，超过了当时其他外科医生的病例[42]。英国统计学家 Janet Lane-Claypon 在 1924 年回顾了 20 000 例乳腺癌病例后指出，根治性乳房切除术后患者 3 年存活率为 43.2%，而更保守的手术治疗 3 年存活率不到 30%[43]。Halsted 手术在第二次世界大战后最为流行，当时美国癌症学会倡导早期发现和乳房切除术。一些外科医生认为 Halsted 手术还不够完善，将手术方式进一步发展为"超根治性"手术，需切除肋骨、深部淋巴结、肢体，甚至是内脏器官来清除癌症细胞[27]（图 1.2）。

欧洲的一些病例系列开始对这个流行的理论提出质疑，报道在 I 和 II 期乳腺癌，更保守的手术方式和根治性乳房切除术生存率相似[45-47]。同样的，一些美国医生（如 Barney Crile）展示了回顾性数据，证明与 Halsted 术式相比，更小范围的手术操作的预后相同或更好，而且不良反应的发生率也更低[48]。此外，巴黎 Curie 研究所率先开展的放疗成为一种新的治疗模式，病例系列结果显示单独使用放射治疗或者联合更为保守的手术，获得了和根治性乳房切除术相近或者更好的预后[49-50]。医学历史学家 Barron Lerner 指出 Smith 和 Meyer "自然试验"的优势，该试验显示在二战期间由于医生缺乏而实施的

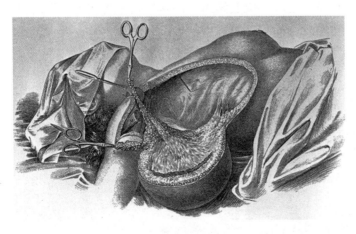

图 1.2　William S. Halsted 在 1894 年报道的根治性乳房切除术的原始图纸（来源：Wellcome 收藏的 William Stewart Halsted 的外科论文）[44]

单纯乳房切除（此时期患者与和平时期患者疾病严重程度相同），结果发现，单纯和根治性乳房切除术患者预后相似 [27,51]。

但是，根治性乳房切除术仍是标准治疗。剥夺患者接受看似更优的 Halsted 根治性手术的权利被认为是不符合伦理的。外科学中有一种强烈的文化，即依赖于从手术经验中获得的专业知识，而不是生物统计学。即使是保守手术的支持者（如 Barney Crile）也不提倡随机试验，他们认为自己的手术记录为他们手术操作的优势提供了足够的证据支持。外科医生担心随机试验将影响他们对患者做出个体决定的权威性 [27]。

当美国的外科医生还在争论是否应该开始随机对照试验研究乳腺癌手术时，这类研究率先在欧洲展开。1951 年开始，研究者采用交替分配的方法比较单纯乳房切除术和根治性乳房切除术联合放射治疗，结果显示更激进的治疗方法并不能带来额外的生存获益 [52]。1958 年，放射治疗专家 Diana Brinkley 和 J.L. Haybittle 在剑桥开展了一项随机对照研究，在所有患者都接受放射治疗的前提下，比较单纯乳房切除术和根治性乳房切除术治疗，两组患者的 5 年和 10 年生存率相同 [36]。

尽管更严格试验的需求凸显，但直至 1971 年第一项乳腺癌的随机对照试验才在美国开展。Bernard Fisher 在乳腺癌患者中比较根治性和单纯乳房切除术 [53]。经过 25 年随访，研究发现在第一次手术中进行根治性乳房切除术去除潜在阳性的淋巴结或者进行放射性治疗，不能带来显著的生存优势。这些发现进一步支持了如下观点，即乳腺癌手术的结局并不依赖于根治性切除，而是依赖于对局部疾病的充分控制和对继发肿瘤扩散的治疗。

医学历史学家 David S. Jones 指出，外科手术实践中的变化通常不需要随机对照试验或者甚至与随机对照试验不相关 [25,38]。根治性乳房切除术所占的比例已经从 1972 年的 52% 下降到 1981 年的 3%，远早于 Fisher 研究结果的发表 [54]。乳腺癌的手术治疗已经转向更保守的方法，因此该随机对照试验与其他因素一起产生了影响，如患者的选择和对疾病模型的新理解 [27,54]。乳腺癌手术研究史展现了从经验性的临床形式向使用严格的试验来支持或反对长期存在理论的演变。随机对照试验不是根治性乳房切除术慢慢退出历史舞台的基础，而且从历史上来看，这些试验对外科实践的影响不能与它们对医药发展的影响相媲美。

1.7 外科手术采用随机对照试验面临的挑战

随机化评估外科技术很罕见，很多干预措施在被严格评估之前就被广泛应用。20 世纪 90 年代，内科的干预措施中有一半是基于随机对照试验（RCT）的证据，而外科的干预方法不到 25%[55-57]。在 20 世纪下半叶，所有顶级外科杂志发表的文章中只有 3.4% 是随机对照试验[58]。到 2006 年，这个比例逐渐增加至约 10%[59-60]。

外科领域实施 RCT 研究相对滞后有几个原因[25,38]。一个主要原因源于临床实践、创新和研究之间的界限模糊，这是研究外科史的学者发现的现象。Sally Wilde 和 Geoffrey Hirst 描述了 20 世纪早期外科医生如何不断地将有关身体的理论与手术室里的经验观察结合起来，以创新技术[61]。手术不受 FDA 等监管机构的控制，可以在不进行广泛评估的情况下进行，因此监管因素不是投入大量资金和研究组织支持大规模 RCT 的驱动力[62]。在一项针对已经发表过描述创新性手术文章的外科医生的调查中，Reitsma 和 Moreno 发现 21 位外科医生中有 14 位确认他们的工作是研究，但是只有 6 位获得了机构审查委员会（IRB）的批准，只有 7 位在知情同意的文件中提及了手术操作创新的本质[63]。这些发现表明了对教育的明确需求，可能还需要一些定义开展外科手术试验的最低标准。2009 年，IDEAL 合作组织认可了几项旨在改进对外科创新的评估的建议，包括使用前瞻性数据库和注册，以及增加足够的统计控制技术的前瞻性研究的数量[64]。

怀疑论者还认为，手术本身就不适合标准化，特别是与药物相比。因为药物在整个试验期间可以保持完全相同的化学组成和剂量；而手术操作由很多步骤组成，外科医生针对每个患者也在持续改进和创新，以期获得更好的预后[65]。与测试新药的临床试验不同，外科技术和经验的差异使一些外科医生更快地获得了满意的结果，而其他外科医生可能需要多次实施这项操作才能获得相同的结果。

外科随机对照试验的伦理也具有复杂性。例如，采用 RCT 获得证据对于一些手术操作可能是不合伦理的，因为对非手术组患者存在潜在的伤害风险。此外，使用安慰性手术的研究也被认为不合伦理，因为获益无法超过有创操作带来的风险[66]。

1.8　临床试验的伦理和监管

　　有关医学试验伦理标准的制定一直是一个备受关注的问题 [67]。军队外科医生 Walter Reed 在世纪之交将最早的一些书面知情同意（英文和西班牙语）用于他在古巴开展的黄热病试验 [68]。1949 年为应对纳粹试验发布的《纽伦堡法典》（Nuremberg Code），是第一项基于知情同意的伦理准则。这些准则被世界医疗联合会于 1964 年修订并发布，即《赫尔辛基宣言》（Declaration of Helsinki）[69]。当成千上万的新生儿因孕妇服用沙利度胺而出现出生缺陷时，1962 年，针对《食品、药品和化妆品法》的《Kefauver-Harris 修正案》规定了在 FDA 批准药物之前进行"足够和充分控制的研究"的法律要求 [29,70]。1966 年，当 Henry Beecher 将要发表其关于不合伦理的临床研究结果时，时任美国卫生部长要求医院和大学建立审查委员会 [71]。

　　最臭名昭著不符伦理的临床试验之一，是美国公共卫生服务部门 1932—1972 年进行的"未治疗梅毒 Tuskegee 研究" [72-73]。该研究纳入了近 400 例梅毒晚期的黑人男性患者。1946 年已经发现青霉素可有效治疗梅毒，但纳入研究的受试者没有被提供这项治疗，也没有被告知其疾病诊断。美联社的 Jean Heller 在 1972 年披露了这项研究，称该试验并没有正式的研究方案。受试者所承担的巨大风险使许多人认为，美国公共卫生服务部门在"玩弄"人命 [72]。Tuskegee 研究在创建管理当今美国生物医学研究中使用人类志愿者的机构和实践方面发挥了关键作用，但它也造成患者和医生之间一定程度的不信任，并使公众对参与临床研究产生警惕。

　　在 Tuskegee 研究对伦理准则悲剧性漠视的警醒下，1974 年美国《国家研究法》正式成为法律，并最终形成了《贝尔蒙特报告》（Belmont Report）。它提出了 3 个基本的伦理原则：尊重（以保护自主权和保护那些自主性降低的人群），有利（最大化潜在获益和最小化潜在伤害）和公正（在个体之间平等地分配研究的获益和风险）[69,74]。《贝尔蒙特报告》的原则已经被整合入人类研究的各个方面，是如今实践中伦理监管制度的基础。

　　如今，与药物治疗和设备相比，新的外科技术已经逃脱了 FDA 和 IRB 实施的同样类型的审查 [75]。将外科创新定义为"试验性"在很大程度上由外科医生自行决定。为了解决可能建立未接受严格评估的潜在伤害手术操作的问题，美国外科医师学会于 1995 年为评估和应用新出现的手术操作制定了指南，敦促新技术需要更早和持续接受 IRB 审查，审查研究方案及对受试者知情同意的全面描述 [63,76]。

外科临床研究的历史揭示了创新和严格控制之间的紧张关系。以前对于外科医生而言，采用新的术式和技术时，经过简单的研究就应用于患者身上是常规临床实践。建立证据的金标准现在是一个严格、高成本、长进程的形式。在保护患者免受不道德条件的愿望的适当刺激下，研究人员放弃了快速创新，转而追求安全性。随着外科医生们对改善外科手术管理的探索，科学界将重新评估创新和监管之间的平衡。

1.9　近期研究

由于临床试验变得越来越复杂，就需要额外的监督和管理。学术中心的临床试验通常有特定的医疗科室组织实施。近 20 年出现的临床试验办公室（CTO），涉及与临床试验相关的管理活动，包括从方案的开发到费用的管理。其主要目标是加强机构的研究能力。然而，2008 年对 8 所学术型医疗中心 CTO 的检查结果显示，机构间 CTO 的职能结构差异很大；一些监管所有的经费预算和计费，其他提供教育或者联络服务，还有一些承担对依从性进行监察和稽查的责任 [77]。该结果指出了机构在明确临床试验管理中面临的挑战。随着学术组织面临计费和依从性活动的压力增加、研究者之间的沟通和交流变频繁，以及试验的透明度和可视化增加，CTO 会变得越来越重要。

为了验证结果和共享资源，随机试验需要多个机构之间的协作和组织。早期乳腺癌试验人员协作组是一个多国协作组织，共同完成收集随机试验中辅助内分泌和细胞毒性治疗的结果 [78]。1937 年，美国国家癌症研究所（NCI）的成立，开启了美国联邦政府资助的医学研究，并在二战后发展成为国家卫生研究院。为了协助跨机构合作，NCI 创建了几个合作癌症研究组，包括美国乳腺和肠道外科辅助治疗研究组。这些组织的合作研究帮助证明了乳腺癌保守手术的预后通常优于根治性乳房切除术 [79]。这些多中心试验非常具有吸引力的原因包括：大规模的患者纳入达到了所需的研究样本数量，关注监管和伦理问题，以及市场策略。大型试验通常包括上千患者，在人口学、临床特征、合并症和相关的治疗上存在巨大差异。将大型试验结果用于日常医疗实践的缺点在于，整组平均的数据用于个体患者的治疗时，其人口学和临床

相关性很弱 [80]。基于这些原因,开展国际大规模试验的热度有所消退,研究者们开始将关注点放在更个体化的、以患者为中心的研究——这与 2000 年前希波克拉底医生的做法并没有什么不同。虽然并不存在"完美"的试验,但临床医生和研究者将持续采用已有的、创新的、尚待发明的方式来测试干预措施的治疗潜力,以实现尽可能为患者提供最好的照护的永恒目标。

参考文献

[1] Majno G. The healing hand: man and wound in the ancient world. Boston: Harvard University Press,1975.

[2] Nutton V. Ancient medicine. New York: Routledge,2004.

[3] Flannery M. Avicenna (2018–10–12)[2018–12–05]. https://www.britannica.com/biography/Avicenna.

[4] Sirasai N. Avicenna in renaissance Italy: the canon and medical teaching in Italian universities after 1500. Princeton: Princeton University Press,1987.

[5] Siraisi NG. Medieval and early renaissance medicine. Chicago: University of Chicago Press,1990.

[6] Packard F. The life and times of Ambroise Paré. 2nd ed. New York: Paul B. Hoeber,1925.

[7] Paré A. The apologie and treatise of Ambroise Paré. Birmingham, Al: Classics Of Medicine Librar,1984.

[8] Ambroise Paré et l'examen d'un malade. 2011. https://commons.wikimedia.org/wiki/File:James_Bertrand-Ambroise_Paré.jpg.

[9] Solís C. Bartolomé Hidalgo de Agüero's 16th century, evidence-based challenge to the orthodox management of wounds,2011(2018–12–09). http://www.jameslindlibrary.org/articles/bartolomehidalgo-de-agueros-16th-century-evidence-based-challenge-to-the-orthodox-management-ofwounds/.

[10] Lind J. A treatise of the scurvy in three parts. Containing an inquiry into the nature, causes and cure of that disease, together with a critical and chronological view of what has been published on the subject. London: A. Millar,1753.

[11] Bilguer M. A dissertation on the inutility of the amputation of the limbs. London: Baldwin, Becket and de Hondt,1764.

[12] Alanson E. Practical observations on amputation, and the after-treatment. 2nd ed. London: Joseph Johnson,1782.

[13] Poisson D, Larrey D, editors. Recherches de statistique sur l'affection calculeuse, par M. le docteur Civiale. Comptes rendus hebdomadaires des séances de l'Académie de Sciences [Statistical research on (urinary) stone, by M. Dr Civiale]. Paris: Bachelie,1835.

[14] Cheseldon W. The anatomy of the human body. 5th ed. London: William Bowyer, 1740(2018–12–14). http://www.jameslindlibrary.org/cheselden-w–1740/.

[15] Tröhler U. "To improve the evidence of medicine": the 18th century British origins of a critical approach. Edinburgh: Royal College of Physicians of Edinburgh,2000.

[16] Morabia A. Pierre-Charles-Alexandre Louis and the evaluation of bloodletting. J R Soc Med, 2006, 99(3):158–160.

[17] Ackerknecht EH. Medicine at the Paris hospital, 1794—1848. Baltimore: Johns Hopkins Press, 1967.

[18] Tröhler U. Statistics and the British controversy about the effects of Joseph Lister's system of antisepsis for surgery, 1867–1890, 2014(2018–12–09). http://www.jameslindlibrary.org/articles/statisticsand-the-british-controversy-about-the-effects-of-joseph-listers-system-of-antisepsis-for-surgery–1867–1890/.

[19] Pernick M. A Calculus of suffering: pain, profession, and anesthesia in 19th century America. New York: Columbia University Press, 1985.

[20] Chalmers I. Why the 1948 MRC trial of streptomycin used treatment allocation based on random numbers. J R Soc Med, 2011, 104(9):383–386.

[21] Hamilton AL. Dissertatio Medica Inauguralis De Synocho Castrensi. Edinburgh: J Ballantyne, 1816[2018–12–09].

[22] Hill B. Clinical lectures on the stricture of the urethra. BMJ, 1879, 2:883–886.

[23] Fox LW. Immediate capsulotomy following the removal of cataract. JAMA, 1894, 22:837–839.

[24] Langton J. A discussion on the treatment of hernia in children. BMJ, 1899, 2:470–472.

[25] Jones DS. Surgery and clinical trials: the history and controversies of surgical evidence. In: Schlich T, editor. The Palgrave handbook of the history of surgery. Montreal: Macmillan Publishers, 2018: 479–501.

[26] Barnes BA. Discarded operations: surgical innovation by trial and error. Costs, risks and benefits of surgery. New York: Oxford University Press, 1977: 109–123.

[27] Lerner BH. The breast cancer wars: fear, Hope, and the pursuit of a cure in twentieth-century America. New York: Oxford University Press, 2011.

[28] Wilde S. See one, do one, modify one: prostate surgery in the 1930s. Med Hist, 2004, 48:351–366.

[29] HIlts P. Protecting America's health: the FDA, business, and one hundred years of regulation. Chapel Hill: University of North Carolina Press, 2003.

[30] Amberson J, McMahon B, Pinner M. A clinical trial of sanocrysin in pulmonary tuberculosis. Am Rev Tuberc, 1931, 24:401–435.

[31] Brock B. The sanocrysin treatment of pulmonary tuberculosis in the white and negro races. Am Rev Tuberc, 1931, 24:436–445.

[32] Diaz M. Lessons from using randomization to assess gold treatment for tuberculosis, 2004(2018–12–10). http://www.jameslindlibrary.org/articles/lessons-from-using-randomization-to-assess-goldtreatment-for-tuberculosis/.

[33] Marshall G, Crofton J, Hurford J, et al. Streptomycin treatment of pulmonary tuberculosis: a medical research council investigation. Br Med J, 1948, 2(4582):769–782.

[34] Knapp MR, Beecher HK. Postanesthetic nausea, vomiting, and retching; evaluation of the antiemetic drugs dimenhydrinate (dramamine), chlorpromazine, and pentobarbital sodium. J Am Med Assoc, 1956, 160(5):376–385.

[35] Conn HO, Lindenmuth WW. Prophylactic Portacaval anastomosis in cirrhotic patients with

esophageal varices—a preliminary report of a controlled study. N Engl J Med, 1962, 266:743–749.

[36] Brinkley D, Haybittle JL. Treatment of stage-II carcinoma of the female breast. Lancet, 1966, 288:291–295.

[37] Cobb L, Thomas G, Dillard D, et al. An evaluation of internal-mammaryartery ligation by a double-blind technic. N Engl J Med, 1959, 260:1115–1118.

[38] Crenner C. Placebos and the progress of surgery// Schlich T, Crenner C, editors. Technological change in modern surgery. Rochester: University of Rochester Press, 2017: 156–184.

[39] Goligher JC, Pulvertaft CN, Watkinson G. Controlled trial of vagotomy and gastro-enterostomy, vagotomy and antrectomy, and subtotal gastrectomy in elective treatment of duodenal ulcer: interim report. Br Med J, 1964, 1(5381):455–460.

[40] Handley WS. Cancer of the breast and its operative treatment. London: Murray, 1906.

[41] Ellis H. A history of surgery. London: Greenwich Medical Media, 2001.

[42] Halsted WS. The results of radical operations for the cure of carcinoma of the breast. Ann Surg, 1907, 46:1.

[43] Lane-Claypon J. Reports on public health, medical subjects. London, H.M. Stationary Office, 1924.

[44] William Stewart Halsted, surgical papers. Wellcome Collection. https://wellcomecollection. org/works/bpn6hxgq?query=L0004968.

[45] McWhirter R. Simple mastectomy and radiotherapy in treatment of breast cancer. Brit J Radiol, 1955, 28:128–139.

[46] Williams I, Murley R, Curwen M. Carcinoma of the female breast: conservative and radical surgery. Brit Med J, 1953, 2:787–796.

[47] Mustakallio S. Treatment of breast cancer by tumor extirpation and roentgen therapy instead of radical operation. J Facult Radiol, 1956, 6:23–26.

[48] George Crile J. Simplified treatment of cancer of the breast: early results of a clinical study. Ann Surg, 1961, 153:745–761.

[49] Lee BJ. The therapeutic value of irradiation in the treatment of mammary cancer: a survey of five-year results in 355 cases treated at the memorial hospital of New York. Ann Surg, 1928, 88(1):25–47.

[50] Grace EJ. Simple mastectomy in cancer of the breast. Am J Surg, 1937, 35:512–514.

[51] Holman E. Sir William Osler, William Stewart Halsted, Harvey Cushing: some personal reminiscences. Surgery, 1965, 57:589–601.

[52] Kaae S, Johansen H. Simple mastectomy plus postoperative irradiation by the method of McWhirter for mammary carcinoma. Ann Surg, 1969, 170(6):895–899.

[53] Fisher B, Jeong J, Anderson S, et al. Twenty-five-year follow-up of a randomized trial comparing radical mastectomy, total mastectomy, and total mastectomy followed by irradiation. N Engl J Med, 2002, 347(8):567–575.

[54] McPherson K, Fox M. Treatment of breast cancer//Bunker J, Barnes B, Mosteller F, editors. Costs, risks and benefits of surgery. Oxford: Oxford University Press, 1977: 308–322.

[55] Ellis J, Mulligan I, Rowe J, et al. Inpatient general medicine is evidence based. A-Team,

Nuffield Department of Clinical Medicine. Lancet，1995，346(8972):407–410.

[56] Howes N, Chagla L, Thorpe M, et al. Surgical practice is evidence based. BJS，1997，84(9):1220–1223.

[57] Kenny SE, Shankar KR, Rintala R, et al. Evidence-based surgery: interventions in a regional paediatric surgical unit. Arch Dis Child，1997，76(1):50.

[58] Wente MN, Seiler CM, Uhl W, et al. Perspectives of evidence-based surgery. Dig Surg，2003，20(4):263–269.

[59] Gelijns AC, Ascheim DD, Parides MK, et al. Randomized trials in surgery. Surgery，2009，145(6):581–587.

[60] Horton R. Surgical research or comic opera: questions, but few answers. Lancet，1996，347(9007):984–985.

[61] Wilde S, Hirst G. Learning from mistakes: early twentieth-century surgical practice. J Hist Med Allied Sci，2009，64(1):38–77.

[62] McLeod RS. Issues in surgical randomized controlled trials. World J Surg，1999，23:1210–1214.

[63] Reitsma AM, Moreno JD. Ethical regulations for innovative surgery: the last frontier? J Am Coll Surg，2002，194(6):792–801.

[64] McCulloch P, Altman D, Campbell WB, et al. No surgical innovation without evaluation: the IDEAL recommendations. Lancet，2009，374:1105–1112.

[65] Love J. In comment: drugs and operations: some important differences. JAMA，1975，232:37–38.

[66] Macklin R. The ethical problems with sham surgery in clinical research. N Engl J Med，1999，341(13):992.

[67] Lederer SE. Subjected to science: human experimentation in American before the second world war. Baltimore: The Johns Hopkins University Press，1995.

[68] Cutter L. Walter reed, yellow fever, and informed consent. Mil Med，2016，181(1):90–91.

[69] Moreno JD. Undue risk: secret state experiments on humans. New York: W.H. Freeman，2000.

[70] Krantz J. New drugs and the Kefauver-Harris amendment. J New Drugs，1966，6(22):77–79.

[71] Jones D, Grady C, Lederer S. "Ethics and clinical research"—the 50th anniversary of Beecher's bombshell. N Engl J Med，2016，374:2393–2398.

[72] Jones J. The Tuskegee syphilis experiment—a moral astigmatism// Harding S, editor. The racial economy of science: toward a democratic future. Bloomington: Indiana University Press，1993：275–286.

[73] Reverby S. Examining Tuskegee: the infamous syphilis study and its legacy. Chapel Hill: University of North Carolina Press，2009.

[74] OHRP. The Belmont report (2016–03–15)[2018–12–16].https://www.hhs.gov/ohrp/regulationsand-policy/belmont-report/index.html.

[75] Burger ISJ, Goodman SN. Ethical issues in evidence-based surgery. Surg Clin N Am，2006，86:151–168.

[76] ACo S. Statement on issues to be considered before new surgical technology is applied to

the care of patients. Bull Am Coll Surg，1995，80:46–47.

[77] Rubin E, Lazar D. Clinical trials office: what is new in research administration? Washington, DC: Association for Academic Health Centers，2009.

[78] EBCTCG. Treatment of early breast cancer. Vol 1. Worldwide evidence, 1985—1990. Oxford: Oxford University Press，1990. http://www.jameslindlibrary.org/early-breast-cancer-trialists-collaborative-group–1990/.

[79] Kelahan A, Catalano R, Marinucci D. The history, structure, and achievements of the cancer cooperative groups. Managed Care Cancer，2001:28–33.

[80] Volpe M, Tocci G. Fewer mega-trials and more clinically oriented studies in hypertension research? The case of blocking the renin-angiotensin-aldosterone system. J Am Soc Nephrol，2006，17(4 Suppl 2):S36–43.

（雷翀　译）

第 2 章

伦理（知情同意和利益冲突）

Kara K. Rossfeld, Jordan M. Cloyd, Elizabeth Palmer, Timothy M. Pawlik

2.1 引　言

　　受健康状态的影响，患者在与医生的关系中天然处于弱势位置。由于缺乏理解复杂医疗决策所需的经验或知识，患者必须相信他们的医生给予的建议符合他们的价值、目标和期望。同时，由于医学研究者了解临床知识间的差距，更有动力通过科学发现和临床试验来解决这些差距。这项任务固有的挑战是，参与临床研究的患者可能会或不会直接受益于该研究及其相关风险，尽管未来患者的获益取决于该研究。因此，维护最高伦理标准不仅对保护参与临床试验患者的健康和权利很重要，而且对保护临床研究的完整性也很重要。

2.2 现代生物医学伦理史

　　医学伦理行为指导原则的证据可以追溯到古代。这些原则在 19 世纪和 20 世纪随着医学的发展而不断演变，但形成现代生物医学伦理的分水岭时刻，是 1947 年因纳粹医生对被关押在集中营的犹太人和其他被边缘化的人实施

K. K. Rossfeld (✉) · J. M. Cloyd · E. Palmer · T. M. Pawlik
The Ohio State University Wexner Medical Center, Columbus, OH, USA
e-mail:Kara.Rossfeld@osumc.edu

© Springer Nature Switzerland AG 2020
T. M. Pawlik, J. A. Sosa (eds.), *Clinical Trials*, Success in Academic Surgery,
https://doi.org/10.1007/978-3-030-35488-6_2

试验而对其进行的纽伦堡审判。这些审判提升了公众的话语权，并强调了建立一个国际共识来指导人类受试者研究的必要性，这促使了《纽伦堡法典》（*Nuremberg code*）的产生 [1]，为世界医学会于 1964 创建《赫尔辛基宣言》（*Dedaration of Helsinki*）奠定了基础 [2]。《赫尔辛基宣言》确立了几项重要原则：

- 提出研究必须有科学依据（之前有适当的实验室建模）。
- 必须仔细权衡研究对象面临的风险，且风险不得超过研究对象或社会的潜在获益。
- 未经研究对象或其法定监护人自愿提供的知情同意，不得进行研究。
- 必须允许研究对象随时退出研究。

自最初起草以来，《赫尔辛基宣言》已经历多次修订和更新，包括 1975 年世界医学会建议成立独立委员会，审查和监管提出的的研究方案 [3]。

与此同时，1972 年美国被发现数百名患有梅毒的非裔美国男性在接受公共卫生服务部门研究时，被阻隔了有效治疗且没有获得知情同意 [4]，公众强烈呼吁保护人类受试者。由于公众对 Tuskegee 研究丑闻的愤怒，以及对其他与生物医学和制药研究的担忧的日益增长 [5]，1974 年美国制定了《国家研究法》（*National Research Act*）。

美国《国家研究法》授权成立生物医学和行为研究人类受试者保护国家委员会。该机构召开会议，为人类受试者研究制定了详细的指导方针，并发表了《贝尔蒙特报告》（*Belmont Report*），该报告将尊重、有利和公正确立为指导临床研究伦理的主要原则。该委员会为现在被称为《共同规则》（*Common Rule*）或《45 CFR 46》的立法奠定了基础 [6]。1991 年，16 个政府机构通过了这项立法，为人类受试者研究正式制定了规章制度，其中一个规定是要求机构审查委员会（IRB）来监督在美国公开资助的研究。

2.2.1 最终规则

《共同规则》于 2018 年修订，旨在实现医学研究的现代化并反映当前研究中的一些挑战。随着《拟议规则制定通知》（*Notice of Proposed Rulemaking*）的发布，于 2015 年开始了争论。医疗保健、生物医学研究、制药企业和患者支持团体的各个利益相关者为拟议的变化提供建议。由此产生的变化准确地反映了美国生物医学伦理的现状，既体现了维护自主性的强烈愿望，也体现了生物医学研究带来的社会效益和广泛参与的好处。例如，一项提议的改变是：除非获得知情同意，否则禁止使用剩余的去标识生物样品。这项提议被公众拒绝，因为它对研究人员来说增加了很多负担，但没有为患者提供明确的利益或保护[7]。

修订后的《共同规则》，即《最终规则》，有几个明显的变化。为了恢复研究对象的自主性和自我决策权，知情同意文件必须具备某些要素，以使大众更容易理解[8]。此外，联邦法规现在允许患者同意将生物样本用于未来研究中，称为广泛同意。该立法通过增加可归入豁免类别中的研究和降低低风险研究的审查要求来减轻 IRB 的负担，目的是增加 IRB 审查高风险研究的时间。这些对联邦资助研究保护的改变是法律要求的，以规范研究的完整性，但仅满足这些规定并不能从本质上使临床研究符合伦理[9]。

2.3　临床试验伦理的 7 个特征

虽然上述文件和其他指南为符合伦理的人类受试者研究提供了原则和监管措施（表2.1），但它们没有提供使临床试验符合伦理的易懂总结。2000 年，Emmanuel 等试图创建一个伦理框架，通过该框架评估提出的临床试验是否存在伦理缺陷，以下概述了应考虑的 7 个组成部分[10]。

2.3.1　社会价值

纳粹在人类受试者中进行了可怕的试验，以观察发病率和死亡率，但没有任何社会价值[11]。不能重复，人类受试者研究必须对医学领域有明显益处，并可以改善对患者和社会的医疗照护。人类研究的前提是必须有足够的证据支持这项研究，而且预期结果必须有利于未来患者的医疗管理。

2.3.2　科学有效性

研究必须科学合理。对于随机化试验，必须具有临床均势。均势是指一种干预与另一种干预的等效性或优效性存在真正的不确定性[12]。如果一种疗法被认为有效，那么研究中另一组的患者将接受相对较差的治疗。这也适用于外

表 2.1　临床试验伦理指南

指南	来源	时间	参考
《纽伦堡法典》	纽伦堡军事法庭审判，美国 Brandt 等	1947 年	http://www.hhs.gov.proxy.lib. ohio-state.edu/ohrp/archive/ nurcode.html
《赫尔辛基宣言》	世界医学会	1964 年	http://www.wma.net.proxy.lib. ohio-state.edu/en/30publications/10policies/b3/ index. html
《贝尔蒙特报告》	美国生物医学和行为研究人类受试者保护国家委员会	1979 年	http://www.hhs.gov.proxy.lib. ohio-state.edu/ohrp/humansubjects/ guidance/belmont. html
《45 CRF 46》（《共同规则》）	美国卫生与公共服务部	1991 年	http://www.hhs.gov.proxy.lib. ohio-state.edu/ohrp/humansubjects/ guidance/45cfr46. html
《良好临床实践（GCP）：统一指导》	人用药品注册技术要求协调国际会议	1996 年	http://www.fda.gov.proxy.lib. ohio-state.edu/downloads/Drugs/&/ Guidances/ucm073122.pdf
涉及人类受试者的生物医学研究的国际伦理准则	医学科学国际组织理事会和世界卫生组织	2002 年	http://www.cioms.ch/images/stories/ CIOMS/guidelines/guidelines_ nov_2002_blurb. htm

科技术。例如，内镜下早期食管癌黏膜切除术后并发症的发生率远低于食管切除术。非手术候选者的早期食管癌患者的数据显示，肿瘤学结局可能与内镜切除术相当，但避免了食管切除术后的并发症[13-14]。临床均势也是如此，允许对适合手术的患者进行伦理评估，否则他们将被纳入食管切除术候选人。

　　有缺陷的设计或检验效能不足的研究也不符合伦理。这类研究不仅混淆了文献，浪费了宝贵的资源，还让患者承受了试验风险却毫无获益[16]。临床研究人员必须对如何提出正确的研究问题、设计合适的试验方案及恰当地评估和解读数据有深刻的理解。如果一项研究的组织者对研究设计和统计分析没有深入的了解，那么与统计学家合作会是一种合理选择。在学习这些技能的同时，获得的指导是无价的。

2.3.3　公平的患者招募

　　招募参与者参与研究的方法必须是公正的。纵观历史，研究通常是针对因社会经济能力不足而无法支付医疗费用的患者进行的[17]，这种"胁迫"违反了公平和自主原则。为了使研究符合伦理，不得剥削被研究人群中固有的弱势群体。出于这个原因，被监禁者通常不能纳入人类受试者研究。另外，在没有可靠科学依据的情况下，也不得故意排除弱势群体。研究风险的负担必须由所有人（不仅仅是经济上处于不利地位的患者）共同承担，而且不能基于个人的财产资源而获得特殊试验和治疗机会。

2.3.4　风险效益平衡

参与研究的患者所面临的风险必须低于他们和（或）整个社会的潜在获益。应进行临床前实验室和动物建模，以评估新疗法或技术的潜在风险。在可能的情况下，应尽量减少风险暴露，在研究设计中对潜在风险进行适当的监测，并且必须按规定向专门的研究人员报告对研究参与者的意外伤害事件。

2.3.5　独立监管

必须有一个监管委员会来审查提议的研究，以确保研究没有违反伦理。对于联邦政府资助的研究，IRB 既可以检查研究人员是否满足适当开展研究的监管要求，也可以确定潜在的利益冲突。

2.3.6　知情同意

为了保护自主权，研究者必须向患者提供必要的工具，以便在充分知情的情况下决定是否参加试验。《共同规则》的修订版中指出，知情同意书必须以简明的信息摘要作为开始，这将能很好地帮助患者做出参与决定。它应该包括"理性人"在决定是否参与之前想要知道的所有必要信息，这是一个法律标准，尽管没有明确规定。知情同意书中还应包括研究的原因、潜在获益、预期风险及不参与试验的其他选择。这一过程需要确认研究对象是否能理解这些信息，然而，正如下文中所描述的，这种确认往往会被忽视。

2.3.7　研究对象的保护

试验参与者必须得到一定的保护，包括不受影响地退出试验的权利。必须保护受保护的健康信息和患者隐私。当不可预见的风险变得明显时，必须采取适当措施保护参与者的健康。

2.4　临床试验设计的创新

定义对患者和（或）社会的明确益处，有时会给临床试验设计带来挑战。这在癌症研究中尤其重要，因为治疗方法与技术的研究和开发本身就是一个缓慢的过程。通过基础科学和临床前建模、IRB 的批准、试验参与者的招募、干预措施的实施和结局的观察，需要大量时间来总结分析。同时，一门学科的突破可能会使某项研究的获益变得不明确，甚至可能无关紧要。

因此，必须尽可能确保试验设计有效。通过影像和分子分析预测治疗反应的系列研究调查 2（I-SPY 2）试验就是一个很好的例子 [18]。这项适应性试验使我们能够在新辅助环境下，短时间内对乳腺癌进行多种分子靶向治疗的研究。肿瘤生物标记物和分子亚型是优化患者随机分组的因素。治疗反应的评判取决于手术时的病理反应，而不是更长的终点，如总生存期。有效疗法快速进入市场，将无效疗法从方案中删除，新疗法投入试验。然而，并不是所有癌症都能进行这种类型的试验，但这是一个灵活试验设计的最好例子，对进入市场的新疗法反应迅速、效率高，从而最大限度地发挥研究的潜在效益。

2.5　临床试验的知情同意

知情同意的目的是尊重个人的自主权，并确保参与者不会只被用于达到试验目的。知情同意要求同意的个人有能力了解拟议研究的各种风险和益处，并能够在不受胁迫的情况下自愿参与。应告知参与者他们有权随时退出研究而不受影响。口头和书面交流应以母语进行，并达到参与者能够理解的适当水平。除了少数例外情况，如紧急情况研究、涉及未成年人或无决策能力的人的研究，只有将成为受试者的个人才能同意参与研究。在美国，参与研究需要书面签署同意书。《美国联邦法规》（即《45 CFR 46》）和《欧洲共同体规则》（即《GCP 指南》）包括有效知情同意的 3 个基本要素：公开、理解和自愿。在充分公开的情况下，参与者必须了解试验的性质和可预见的风险，以及参与试验可能带来或不会带来的治疗益处。他们必须了解所有合适的替代治疗方案，有权不受影响地退出。必须提供一份关于参与者记录保密程度的声明。应向参与者提供适当的信息，包括可就任何与研究相关的不良事件或与研究有关的其他问题的联系方式。没有好的方法来确定参与者对研究的理解，但同意书材料应设为合适的阅读水平（8 年级阅读水平），并根据需要翻译成适当的语言。自愿性包括不许胁迫，无论是通过医生的影响还是通过金钱手段。可接受交通或工资损失补偿，但高于或超过这些阈值的补偿可能会让一些参与者愿意接受更高的风险，而通常情况下患者是不会接受的，因此这种做法被认为是不合伦理的。

2.5.1　患者理解不足

虽然获得临床试验的知情同意在伦理和法律上都是必需的，但研究表明，患者经常在没有明确理解试验内容的情况下参与试验，有时甚至会误解关键概念[19]。一些在高质量研究中属于第二属性的概念，如均势和随机化，对于普通公众来说尤其难以理解[20]。一项系统综述表明，患者充分理解试验目的的研究只占54%[21]。患者参与研究的动机是多方面的，他们的决定通常基于情绪，无论是害怕没有选择，还是渴望在得到潜在帮助的同时也能利他[22]。许多患者只是认为一种新的治疗方法本质上优于标准医疗照护[23]。不管动机如何，研究对象都可能会在不理解的情况下同意，但我们必须认识到，这不是研究对象的错。主要研究人员和研究团队有责任确保患者理解他们正在参与的项目。

2.5.2　评估患者的理解程度

虽然对《共同规则》的修订提高了对知情同意程序理解的起点（表2.2），但这些规则仍然不够清晰。人们对如何以便于参与者理解的方式呈现信息知之甚少。尽管这一领域的文献越来越多，但仍存在一些障碍，包括确定是否应主观、客观地评估理解力，还是基于患者对自身理解的感知或满意度[24]。这些方法都有伦理局限性。目前研究团队基于知情同意过程中一般互动的主观评估实践是不充分的——研究对象理解的比我们认为得要少，这会侵犯他们的自主权。另外，从伦理和科学角度来看，客观评估理解（即要求潜在研究对象通过测验才能招募）从科学和伦理的角度上看也可能存在问题，因为这可能会排除识字能力差的患者。这将违反公平原则，并可能导致参与者中的选择偏倚。已经开发的工具尝试测量理解、商议和知情同意过程[25-28]，其中一个工具可评估研究协调员提供的内容质量，以及在知情同意过程中患

表 2.2　知情同意的要求

文件结构	从简洁的信息摘要开始
要求内容	·可预见的风险或不适 ·对社会或个人的预期获益 ·替代疗法 ·维持保密性的计划 ·伤害赔偿说明和对发生伤害采取医学治疗的解释 ·有问题或报告顾虑的联系信息，停止参与的权利
排除内容	·免除研究团队责任的开脱性语言 ·事实清单

引自第 45 条：公共福利；《美国联邦法规》第 46.116 部分关于知情同意的一般要求

者理解的证据[29]。虽然该工具不能直接衡量患者的理解程度，但它可能有助于评估互动的质量，从而向招募人员提供形成性反馈，作为改进知情同意流程的一种方法。

2.5.3　患者希望从知情同意过程中得到什么？

"理性人"希望从知情同意过程中得到什么？一项定性研究表明，患者希望提前获得他们将参与研究的警示[19]。沟通应该清晰，没有专业术语，参与者希望有足够的时间与医生和研究协调员交流。必须认识到，患者在做出参与决策之前，需要的信息量和细节存在差异，而且研究团队应该尽可能地尊重这些偏好[30]。做出是否参与试验的决定对患者来说是艰难的，他们应该有足够的时间考虑。

2.5.4　信息的最佳呈现

目前已经开展了一些研究，以检验使用视听材料来增强理解的影响，尽管其中许多研究在方法学上有局限。没有足够的证据表明视听材料可以提高研究参与者对试验的理解[31]。一项研究对比了 18 项研究方案中呈现给患者的传统书面形式、小册子、计算机辅助教学程序或教学视频，根据知识测验判断，这些方法在传达给患者的理解信息方面并没有太大差别。不幸的是，任何通过干预分组或人口学分组在测验中的平均得分都没有超过 67%[32]。

虽然还需要进行更多的研究，但数字平台是一种更轻松的选择，可以以简单易懂的方式呈现复杂信息，并辅以动画和图形。这种形式具有实时评估理解程度的潜力，并带有针对患者不完全理解的概念定制的额外内置教学模块[33]。当然，开发这种平台的成本可能很高，需要进一步研究，以了解这种互动平台是否有助于提高理解和（或）招募。

2.5.5 知情同意的特殊考虑

知情同意必须在没有胁迫的情况下获得，才能符合伦理和有效。因此，必须仔细考虑获得的场景。尽管任何患者都可能受到医生或研究团队的胁迫，但必须特别注意那些可能容易在未经适当考虑的情况下同意试验的人群。弱势群体应该受到具体的保护，以确保安全、知情同意和没有胁迫。决策能力受损的个人、儿童和囚犯是美国国家委员会认定的弱势群体，其自愿提供的书面知情同意被认为不可行或可能存在过度保护。为了平衡研究可能产生的社会利益，以及允许这些人群获得其潜在利益，美国国家委员会决定根据有利和公正原则，允许修改知情同意或代理人同意的研究。然而，为了保持对这些弱势群体的保护，委员会提出了一项必要性要求，即研究必须与弱势群体相关，不能在其他非弱势群体中完成。他们还规定，如果研究对受试者构成最小风险，则可以修改或放弃严格的知情同意。最小风险是指，不超出日常生活中或在对健康人进行常规医疗、口腔或心理检查时通常遇到的身体或心理伤害。

同样，对老年人和儿童的研究也值得特别关注。在儿童研究中，虽然他们不能自主同意参加研究，但一旦他们到了可以理解研究原因和含义的年龄，就应该在获得父母适当同意的情况下获得儿童的同意[34]。同样，孩子的不同意见也应该得到适当的尊重。在对老年人的研究中，必须额外注意确保这些患者有能力做出复杂的决策[35]。在患者没有能力的情况下（如轻度痴呆），他们的代理决策者必须参与知情同意过程，同时最好确保患者自己也同意参与试验。

紧急情况下的研究是另一种特殊情况，在这种情况下很难获得知情同意。由于病情严重，患者可能无法提供同意。干预前缩短的时间规划来不及解释试验的复杂性，也没有时间让患者考虑。无论如何，患有紧急外科疾病的患者值得进行高质量的研究，以指导他们的治疗。监管机构认识到这一需要，并为研究危及生命的疾病提供获得知情同意的例外情况。对于那些不会立即危及生命的情况，有几种在紧急情况下进行试验的解决方案，首先是让进行研究的社区参与，教育社区并寻求利益相关者的加入 [36]。为了在这些情况下免除知情同意的要求，必须满足两个标准：①研究不能在非紧急情况下进行；②研究必须直接解决相关参与者的紧急需求。一旦同意或合法授权变得可行，应立即从个人或代理人处获得（如有需要）[37]。

最后，是涉及外科创新的临床试验。外科创新促成了医学领域一些伟大的改革。解决问题是外科医生的本职工作，包括找到实现手术目标的方法，开发完成特定任务的工具，或降低发病率。通常，没有足够的新技术或工具的使用经验来了解已知并发症的实际风险水平，特别是当并发症发生率较低时 [23]。在让患者参与检查新技术或工具的试验时，医学研究者必须对未知因素保持公开。如果一名外科医生不能坦率地承认他或她对某一技术或治疗缺乏经验，就不应该提供这种服务 [38]。

2.6　利益冲突

利益冲突已成为医学研究伦理的核心内容之一。临床研究环境中可能出现利益冲突（COI）的两个主要领域是医学研究者冲突和财务冲突。重要的是要区分 COI 是否存在可能导致偏见或造成伤害的竞争性利益。COI 经常被误解为发生偏见和伤害 [39]。在一定规模上，次要利益对医学研究者构成影响的风险，而实施 COI 可能会造成一定范围的伤害 [40]。例如，接受医药公司的免费餐食对医学研究者的影响风险，要比接受他或她正在研究的药物的股票期权对医学研究者的影响风险小。类似情况下造成的伤害范围可能很广，从通过向患者施加压力要求其参与试验，从而破坏医患关系，到严重低估干预的不良反应或风险。许多医学专业人士和企业组织已经发布了与管理利益冲突相关的伦理行为准则（表 2.3），研究人员应该熟悉自己所在机构的规定。

2.6.1　医学研究者冲突

当医学研究者投入一个特定的假设或研究中时，可能会出现微妙而隐秘的 COI。这可能是因为，尽管整体存在均势，但医生仍然因为个人经验而偏向于相信干预的好处。在这些情况下，医学研究者向可能的研究参与者提供的信息就可能存在偏差，包括过度推销参与研究的潜在益处，或弱化潜在风

表 2.3　处理利益冲突的指南

组织	文件	网址
美国医师学会	《利益冲突 ACP 伦理手册（第 7 版）》	https://www.aamc.org/download/482216/data/protectingpatients.pdf
美国外科医师学会	《职业行为准则》	https://www.facs.org/about-acs/statements/stonprin
美国医学会	《研究中的利益冲突：医学伦理规范意见 7.1.4》	https://www.ama-assn.org/delivering-care/ethics/ conflicts-interest-research
美国医学院学会	《保护患者、维护诚信、促进健康：加速 COI 政策在人体研究中的实施》	https://www.aamc.org/download/482216/data/protectingpatients.pdf
先进医疗技术协会	《与医疗保健专业人员互动的 AdvaMed 道德准则》	https://www.advamed.org/resource-center/advamed-code-ethics-interactions-health-care-professionals
美国制药、研究和制造商协会（PhRMA）	《PhRMA 临床试验实施原则》	https://www.phrma.org/codes-and-guidelines/phrma-principles-on-conduct-of-clinical-trials

险和替代疗法选项，从而破坏知情同意过程和患者的自主权。

更明显的是关于成果和发表成果的巨大压力，包括晋升和终身职位、获得研究资金（一种竞争日益激烈的资源），以及争取个人、当地和国家荣誉。这些压力可能会以多种方式使医学研究者制造偏倚，包括他或她如何招募患者、管理或解读数据，或发布研究结果。

2.6.2　经济 COI

经济利益是 COI 最常见的形式。医学研究者和企业之间的合作对于提出新的治疗方法和技术以利于患者的预后至关重要，但必须谨慎处理这些关系[41]。21 世纪后期，药物公司因非法营销行为和向医疗保健提供者支付不当费用而遭到多起诉讼。作为 2010 年美国《平价医疗法案》的一部分，《医生支付阳光法案》颁布，要求医生公开企业支付，以提高透明度[42]。虽然这代表着在问责制方面向前迈出了一步，但在医学文献中 COI 的公开方面仍有改进的空间[43]。公开需要自我监管，这本身就受限于个人偏倚和自我认知，通常会要求额外的文书工作或行政程序来评估公开的利益，这会妨碍医生报告。此外，必须对公开的权益进行适当评估，以确定该机构是否必须采取进一步行动，而这可能不会有效或根本不会发生[44]。

大多数其他企业都有针对创新、独创和改进的经济报酬。对于医生获得同样的报酬所固有的道德困境，没有简单的解决方案[45]。但我们必须继续研究这些挑战，寻求解决方案，并努力保持我们所进行研究的完整性，以便我们可以通过临床照护和研究为缓解患者痛苦服务。

2.7　结　论

医学领域在研发方面持续取得令人印象深刻的进步。与此同时，应用科学的伦理本质将继续面临挑战。正如我们所知，要应对的挑战是多方面的，从理解我们如何运用主导生物医学研究伦理的原则（如知情同意），到我们如何改革研究，使其更有效率和价值。我们能够应对伦理困境，当伦理界限被跨越时能有效地自我调节，这对于公众的信任和给予医学研究者的特权至关重要。同样重要的是要认识到，这一研究领域还将出现无法预见的伦理困境，正如今天的突破在 20 世纪初是不可想象的。当下正是磨炼这些技能的时候，这样我们就可以为未来的伦理挑战做好准备。

致　谢

感谢 Jukes Namm 和 Peter Angelos 为本章初稿所做的杰出工作。

参考文献

[1] Trials of war criminals before the Nuremberg Military tribunals under control council law no. 10. Washington, DC: US Government Printing Office，1949：181–182.

[2] Declaration of Helsinki: recommendations guiding doctors in clinical research. Finland: 18th World Medical Assembly，1964.

[3] Declaration of Helsinki: recommendations guiding medical doctors in biomedical research involving human subjects. Japan: 29th World Medical Assembly，1975.

[4] Brandt AM. Racism and research: the case of the Tuskegee syphilis study. Hast Cent Rep，1978，8(6):21–29.

[5] Beecher HK. Ethics and clinical research. N Engl J Med，1966，274(24):1354–1360.

[6] Sparks J. Timeline of laws related to the protection of human subjects. National Institutes of

Health Office of History，2002. https://history.nih.gov/about/timelines_laws_human. html.

[7] Menikoff J. Rules and regulations. Fed Regist，2017，82(12):7149–7162.

[8] Menikoff J, Kaneshiro J, Pritchard I. The common rule, updated. N Engl J Med，2017，376(7):613–615.

[9] Electronic Code of Federal Regulations// Services UDoHaH, editor. Title 45: public welfare; part 46—protection of human subjects，2018.

[10] Emanuel EJ, Wendler D, Grady C. What makes clinical research ethical? JAMA，2000，283(20):2701–2711.

[11] Barondess JA. Medicine against society. Lessons from the Third Reich. JAMA，1996，276(20):1657–1661.

[12] Freedman B. Equipoise and the ethics of clinical research. N Engl J Med，1987，317(3):141–145.

[13] Berry MF, Zeyer-Brunner J, Castleberry AW, et al. Treatment modalities for T1N0 esophageal cancers: a comparative analysis of local therapy versus surgical resection. J Thorac Oncol，2013，8(6):796–802.

[14] Ell C, May A, Gossner L, et al. Endoscopic mucosal resection of early cancer and high-grade dysplasia in Barrett's esophagus. Gastroenterology，2000，118(4):670–677.

[15] Omae M, Fujisaki J, Horiuchi Y, et al. Safety, efficacy, and long-term outcomes for endoscopic submucosal dissection of early esophagogastric junction cancer. Gastric Cancer，2013，16(2):147–154.

[16] Ioannidis JPA, Stuart ME, Brownlee S, et al. How to survive the medical misinformation mess. Eur J Clin Investig，2017，47(11):795–802.

[17] Rice TW. The historical, ethical, and legal background of human-subjects research. Respir Care，2008，53(10):1325–1329.

[18] Barker AD, Sigman CC, Kelloff GJ, et al. I-SPY 2: an adaptive breast cancer trial design in the setting of neoadjuvant chemotherapy. Clin Pharmacol Ther，2009，86(1):97–100.

[19] Behrendt C, Golz T, Roesler C, et al. What do our patients understand about their trial participation? Assessing patients' understanding of their informed consent consultation about randomised clinical trials. J Med Ethics，2011，37(2):74–80.

[20] Robinson EJ, Kerr CE, Stevens AJ, et al. Lay public's understanding of equipoise and randomisation in randomised controlled trials. Health Technol Assess，2005，9(8):1–192, iii-iv.

[21] Falagas ME, Korbila IP, Giannopoulou KP, et al. Informed consent: how much and what do patients understand? Am J Surg，2009，198(3):420–435.

[22] Dellson P, Nilsson K, Jernstrom H, et al. Patients' reasoning regarding the decision to participate in clinical cancer trials: an interview study. Trials，2018，19(1):528.

[23] Angelos P. Ethical issues of participant recruitment in surgical clinical trials. Ann Surg Oncol，2013，20(10):3184–3187.

[24] Bossert S, Strech D. An integrated conceptual framework for evaluating and improving 'understanding' in informed consent. Trials，2017，18(1):482.

[25] Joffe S, Cook EF, Cleary PD, et al. Quality of informed consent: a new measure of understanding among research subjects. J Natl Cancer Inst，2001，93(2):139–147.

[26] Cohn EG, Jia H, Smith WC, et al. Measuring the process and quality of informed consent for clinical research: development and testing. Oncol Nurs Forum，2011，38(4):417–422.

[27] Gillies K, Elwyn G, Cook J. Making a decision about trial participation: the feasibility of measuring deliberation during the informed consent process for clinical trials. Trials，2014，15:307.

[28] Stryker JE, Wray RJ, Emmons KM, et al. Understanding the decisions of cancer clinical trial participants to enter research studies: factors associated with informed consent, patient satisfaction, and decisional regret. Patient Educ Couns，2006，63(1/2):104–109.

[29] Wade J, Elliott D, Avery KNL, et al. Informed consent in randomised controlled trials: development and preliminary evaluation of a measure of participatory and informed consent (PIC). Trials，2017，18(1):327.

[30] Childers R, Lipsett PA, Pawlik TM. Informed consent and the surgeon. J Am Coll Surg，2009，208(4):627–634.

[31] Synnot A, Ryan R, Prictor M, et al. Audio-visual presentation of information for informed consent for participation in clinical trials. Cochrane Database Syst Rev，2014(5):CD003717.

[32] Agre P, Rapkin B. Improving informed consent: a comparison of four consent tools. IRB，2003，25(6):1–7.

[33] Grady C, Cummings SR, Rowbotham MC, et al. Informed consent. N Engl J Med，2017，376(9):856–867.

[34] Wendler D. The assent requirement in pediatric research//Emanuel EJ, editor. New York: Oxford University Press，2008.

[35] Gilbert T, Bosquet A, Thomas-Anterion C, et al. Assessing capacity to consent for research in cognitively impaired older patients. Clin Interv Aging，2017，12:1553–1563.

[36] Karlawish J. Emergency research//Emanuel EJ, editor. New York: Oxford University Press，2008.

[37] Capron A. Legal and regulatory standards of informed consent in research//Emanuel EJ, editor. New York: Oxford University Press，2008.

[38] Angelos P. Surgical ethics and the challenge of surgical innovation. Am J Surg，2014，208(6):881–885.

[39] Stead WW. The complex and multifaceted aspects of conflicts of interest. JAMA，2017，317(17):1765–1767.

[40] Thompson DF. Understanding financial conflicts of interest. N Engl J Med，1993，329(8):573–576.

[41] Lo B, Field MJ, editors. Conflict of interest in medical research, education, and practice. The National Academies Collection: Reports funded by National Institutes of Health. Washington, DC: National Academies Press，2009.

[42] Agrawal S, Brennan N, Budetti P. The sunshine act—effects on physicians. N Engl J Med，2013，368(22):2054–2057.

[43] Cherla DV, Olavarria OA, Holihan JL, et al. Discordance of conflict of interest self-disclosure and the centers of Medicare and Medicaid services. J Surg Res，2017，218:18–22.

[44] Jacmon H. Disclosure is inadequate as a solution to managing conflicts of interest in human research. J Bioeth Inq，2018，15(1):71–80.

[45] Lichter AS. Conflict of interest and the integrity of the medical profession. JAMA，2017，317(17):1725–1726.

（张慧　译，雷翀　审）

第 3 章

产生可验证的假设和临床试验的基本原则

Cecilia G. Ethun，Shishir K. Maithel

精心设计和实施的临床试验可能是评估干预措施有效性和安全性最有力、最明确的方法之一。因此，任何选择开展这项工作的研究人员都需要对临床试验的基本原理有透彻的了解。本章将阐述临床试验的 3 个重要方面：定义临床试验、提出研究问题和产生可验证的假设。

3.1 定义临床试验

我们将临床试验定义为一项前瞻性研究，采用一种或多种干预措施，并评估对人类受试者的一种或多种结局的后续影响。该定义中固有的几个关键特征将临床试验与其他类型的研究区分开来[1]。首先，临床试验必须是前瞻性的，而不是回顾性的。研究参与者从一个预先指定且定义明确的时间点（称为"研究起点"）开始向前跟踪随访。研究起点的定义取决于干预的类型、相关的结果衡量标准和试验设计。关于试验设计的进一步讨论见第 4 章。与

C. G. Ethun · S. K. Maithel (✉)
Division of Surgical Oncology, Department of Surgery, Winship Cancer Institute, Emory University, Atlanta, GA, USA
e-mail:smaithe@emory.edu

© Springer Nature Switzerland AG 2020
T. M. Pawlik, J. A. Sosa (eds.), *Clinical Trials*, Success in Academic Surgery,
https://doi.org/10.1007/978-3-030-35488-6_3

临床试验不同，病例对照研究是一项回顾性研究，根据疾病或结果的发生或不发生来确定受试者，并及时回顾研究受试者暴露于特定风险因素的情况。

临床试验还必须包括至少一项干预措施，可以是单一干预或干预组合；可以是诊断性、预防性或教育性的；也可以是使用药物、设备、技术、系统、程序和（或）时间表。无论是什么样的干预措施，研究人员都应预先确定好，并以标准化的方式将其应用于研究对象，以期对结局产生一定影响（或没有影响）。第 7 章讨论了确保质量和标准化的方法。前瞻性随访受试者但不涉及积极干预的研究被视为观察性研究，而不是临床试验。

最后，尽管类似的原则也可以应用于植物、动物和实验室研究，但临床试验必须涉及人类受试者[2]。这一重要区别需要研究人员仔细考虑并遵守伦理标准和安全指南，第 2、11 和 12 章对此进行了详细讨论。

3.2　提出研究问题

一旦研究人员了解了临床试验的基本内容，他们就可以专注于从提出一个问题来开始进行自己的研究。毕竟，所有好的临床试验都是从一个好问题开始的。虽然不局限于临床试验，但使用 FINER 标准有助于指导研究人员思考其临床试验打算解决的问题[3]。首先，这个问题应该是可行的。可行性考虑因素包括试验成本和可用资金、预期持续时间、所需样本量、干预难度和所需专业知识，以及接触患者群体的途径。虽然本阶段不需要列出研究的最终细节，但在确定研究问题时，进行粗略计算并对试验可能涉及的内容有大致了解是确定试验可行性的重要方面[4-6]。第二，这个问题一定要很有趣。这并不是说它必须吸引眼球、涉及流行话题，或者适用于整个社会，但调查人员、研究对象和目标受众（无论是广泛还是狭窄）都应该对此感兴趣。第三，这个问题应该是新颖的。它应该能填补、扩展或反驳关于该主题的现有观点[4]。

第四，这个问题应该是符合伦理的。研究问题的伦理既涉及一般研究伦理，也涉及均势的概念[7]。这一原则依赖于研究者和专家群体相对不确定干预措施对拟议结局的优势（或缺乏优势）。一个经典的例子是降落伞问题：与不使用降落伞相比，使用降落伞是否能提高跳伞者在 3 km 高空的生存率？毫无疑问使用降落伞能提高生存率，但更重要的是，不使用降落伞会导致一定的死亡。因此，开展该研究不具有均势。均势的概念也是安慰剂或无治疗对照组使用相对减少的主要驱动因素之一。也就是说，在许多情况下，已经存在一个完善的治疗标准，并且通常基于以前试验的结果，这些已经被证明了干预措施比安慰剂或不治疗更有效。因此，为了保持均势，未来的任何临床试验都应该设计为将新的干预措施与现有的标准治疗进行比较。第五，这个问题应该是有价值的。它应该很重要，对当前和未来的研究以及患者治疗都有贡献。

虽然 FINER 标准可以帮助研究者从广义上思考研究问题，但使用 PICO 格式可以帮助研究者写出研究问题的细节[4]。PICO 代表感兴趣的患者群体（P）、计划干预（I）、比较组或对照组（C），以及测量的结果（O）。时间（T）通常被添加到 PICO 中，以描述研究的时间范围。使用 PICO（T）格式来确定研究问题，使研究人员能够预先建立研究框架，然后将它作为指导制定特定的纳入和排除标准、选择研究设计及确定结局测量工具的指南[4-5]。

3.3　产生可验证的假设

研究者的下一步是搭建研究问题框架，形成可验证的假设。在提出研究假设时，需要记住几个关键点。首先，假设应该是一个陈述，而不是一个问题。它应该是明确的、陈述性的，避免使用"可能"这样的词，而且应该是具体的[8]。如果研究人员在制定研究问题时遵循 PICO（T）格式，那么在提出假设（即包括患者群体、干预措施和比较或对照组）时应该很容易[4]。

该假设还应包括对结局的预测，这可能是有方向性的，也可能是无方向性的[5]。一般来说，在临床试验中有 3 种可能的结果：干预有正面影响、负面影响或没有影响。假设的方向性是指研究者是否预测结果的差异将在一个特定的方向上（无论是明确的正面还是明确的负面）。有方向性假设的一个例子是，与药物 Y 相比，药物 X 将提高生存率。而与药物 Y 相比，药物 X 将影响生存率是无方向性假设，研究者只是预测药物 X 将以某种方式改变结果，但不明确说明这是正面的还是负面的。

然而，在选择是否使用方向性假设之前，研究人员必须了解该决策的统计含义，假设的方向性直接影响原假设（H_0）和备择假设（H_A）的定义，并可用于证明单侧（针对方向性假设）或双侧（针对非方向性假设）显著性检验[9]。使用方向性假设，H_A 可能是药物 X 提高生存率，而 H_0 是药物 X 不提高生存率。虽然这似乎合理，但重要的是要认识到，隐藏在 H_0 中的是药物 X 对生存率没有影响或药物 X 实际上会使生存率降低的可能性。在这个例子中，单侧显著性检验无法区分对生存率无影响的药物 X 和对生存率有负面影响的药物 X，即使"真相"是药物 X 会恶化生存率。虽然单侧检验在预测方向上的差异方面具有更大的统计效能（即如果"事实"是药物 X 改善了生存率，则更容易发现生存率的显著改善），但不能发现相反结果的可能性（在本例中，药物 X 是有害的）足以让许多研究人员避免使用单侧检验。事实上，双侧显著性检验是最常用的方法 [5,9]。

其次，这个假设必须是可测的。研究变量必须有助于被观察、测量和分析，并且必须有不止一个可能的结果。为此，假设不能是观点或事实。一个可验证的假设也是可行的，这一点在本章之前已经讨论过。在设计研究和提出假设时，必须咨询患者支持团体，因为最终只有患者同意参与临床试验，临床试验才会成功。最后，或许也是最重要的一点，假设应该事先确定，或者在收集数据之前确定。假设应该驱动数据的收集，而不是根据数据的结果来编写。

3.4 结　论

设计和实施临床试验是艰巨的任务，而且由于各种原因往往会导致失败。因此，理解临床试验的基本概念、临床试验的定义、研究问题和假设至关重要。掌握这些原则将使研究人员在正确的方向上有一个良好的开端，并获得最佳的成功机会。

参考文献

[1] NIH's definition of a clinical trial. National Institutes of Health: grants & funding, 2019(2019–06–15). https://grants.nih.gov/policy/clinical-trials/definition.htm.

[2] Definition of human subjects research. National Institutes of Health: grants & funding, 2019(2019–06–15). https://grants.nih.gov/policy/humansubjects/research.htm.

[3] Hulley SB, Cummings SR, Browner WS, et al. Designing clinical research. 3rd ed. Philadelphia: Lippincott Williams and Wilkins，2007.

[4] Brian Haynes R. Forming research questions. J Clin Epidemiol，2006，59(9):881–886.

[5] Farrugia P, Petrisor BA, Farrokhyar F, et al. Practical tips for surgical research: research

questions, hypotheses and objectives. Can J Surg，2010，53(4):278–281.

[6] Friedman LM, Furberg CD, DeMets DL, et al. Fundamentals of clinical trials. 5th ed. New York, NY: Springer，2015.

[7] Freedman B. Equipoise and the ethics of clinical research. N Engl J Med，1987，317(3):141–145.

[8] Nottage M, Siu LL. Principles of clinical trial design. J Clin Oncol, 2002, 20(18 Suppl):42S–46S.

[9] Bland JM, Altman DG. One and two sided tests of significance. BMJ, 1994, 309(6949):248.

（张慧　译，雷翀　审）

第 **4** 章

试验设计：研究设计概述

Puneet Singh, Yu Shen, Kelly K. Hunt

4.1 引　言

临床试验的本质是在试验条件下对人类受试者进行的研究。为了使试验取得成功，必须在设计阶段进行精心规划以评估预设结果。因此，研究人员必须理解临床试验设计，该设计遵循从临床前动物实验到本章所述的 Ⅰ~Ⅳ 期试验的典型进展（图 4.1）。

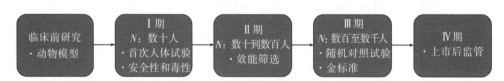

图 4.1 临床试验概述

P. Singh · K. K. Hunt (✉)
Division of Surgery, Department of Breast Surgical Oncology, The University of Texas MD Anderson Cancer Center, Houston, TX, USA
e-mail:khunt@mdanderson.org

Y. Shen
Department of Biostatistics, The University of Texas MD Anderson Cancer Center, Houston, TX, USA

© Springer Nature Switzerland AG 2020
T. M. Pawlik, J. A. Sosa (eds.), *Clinical Trials*, Success in Academic Surgery,
https://doi.org/10.1007/978–3–030–35488–6_4

4.2 Ⅰ期试验

一旦经临床前的动物研究确定了可能适合人体的剂量，就会启动Ⅰ期试验，作为"首次人体试验"。Ⅰ期试验也称为剂量递增或人体药理学研究，其目标是测试试验条件的安全性和毒性，并确定人体的安全剂量，通常是针对一种药物[1]。此外，纳入的受试者不必具有相同的疾病状况，例如，可以在患有不同实体瘤的患者中测试一种药物或药物组合。主要研究终点是确定安全剂量，该剂量因药物类型而异。对于细胞毒性药物，该剂量被称为最大耐受剂量（MTD）；而对于基于生物标志物的靶向药物剂量刚好相反，这类药物更好的终点指标可能是最佳和安全剂量[2-3]。此外，Ⅰ期试验可能还包括次要终点，例如药物耐受性、给药间隔、给药途径和药代动力学/药效学（PK/PD）[4]。由于这是测试药物安全性的第一阶段，因此招募的受试者以数十人计。

最常用的剂量递增方案是"3+3 设计"，特别是对于细胞毒性药物，尽管已发现该设计总体上表现不佳。在这种剂量递增方案中，有 3 例受试者接受基于临床前研究确定的一定剂量的药物治疗，并监测剂量限制毒性（DLT）。纳入含有 3 例患者的连续队列，逐渐增加剂量，直到发生 DLT。如果 1 例患者发生 DLT，则该剂量组再额外纳入 3 例患者并进行监测；然而，如果 2 或 3 例患者发生 DLT，则相邻一个低剂量组增加 3 例患者[4-5]。一直使用该方案至达到 MTD，即后续的Ⅱ期试验所需要的剂量[5]。由于 3+3 设计具有局限性和次优性能，学者们探索出了其他的剂量递增方案，包括加速滴定设计和基于模型的设计。加速滴定设计的每个剂量队列包含 1 例患者，它允许剂量从初始剂量快速增加，直到发生 DLT，此时方案恢复到传统的 3+3 设计[5]。基于模型的设计是使用所有先前治疗过的患者的数据对剂量和毒性进行数学建模，基于贝叶斯原理的持续重新评估方法就是其中一个例子[4-6]。这些方案在确定 MTD 时可能更有效，并允许更快速地过渡到Ⅱ期研究。

在肿瘤学中，分子靶向药物（MTA）显著增多，且已被引入Ⅰ期研究。PARP 抑制剂 Olaparib 是此类药物的一个例子，该药物被引入携带有丰富 BRCA Ⅰ和Ⅱ突变的晚期实体瘤患者队列[7]。该试验采用改进的加速滴定设计，每一个剂量组招募 3 例患者，如果没有发生 DLT，则下一剂量将增加一倍；而如果发生一次 DLT，则将队列扩展至 6 例；如果观察到两个 DLT，则将该剂量确定为最大给药剂量。表 4.1 描述了试验中采用的剂量递增方案。

试验目的与Ⅰ期试验一致：安全性评估、不良事件记录、DLT和MTD的确定，以及药物的PK/PD特征。该试验确定了Olaparib在后续治疗晚期乳腺癌[8]和卵巢癌[9]的Ⅱ期试验中的剂量。

表4.1 PARP抑制剂Olaparib在携带有丰富BRCAⅠ和Ⅱ突变的晚期实体肿瘤患者队列中的Ⅰ期试验中使用的剂量递增方案[7]

剂量水平和时间安排	患者人数（例）	总周期数（个）	平均周期数（个）	第1个周期中发生DLT的人数（百分比）
10 mg/d，每3周用药2周	3	12	2	0（0）
20 mg/d，每3周用药2周	3	5	2	0（0）
40 mg/d，每3周用药2周	5	15	2	0（0）
80 mg/d，每3周用药2周	3	9	4	0（0）
60 mg，2次/天，每3周用药2周	4	10	2	0（0）
100 mg，2次/天，每3周用药2周	4	15	3	0（0）
100 mg，2次/天，持续用药	5	8	2	0（0）
200 mg，2次/天，持续用药	20	94	4	0（0）
400 mg，2次/天，持续用药	8	41	2.5	1（12.5%）
600 mg，2次/天，持续用药	5	13	2	2（40%）

4.3 Ⅱ期试验

Ⅱ期试验的主要目的是测试药物或干预措施的早期疗效，可被称为"治疗探索性"研究[1]。它们作为有效药物的筛选试验，为成本更高、更关键的Ⅲ期试验奠定基础[10]。Ⅱ期试验通常是在更大的患者队列（数十至数百例）中进行的针对一种疾病类型的单臂研究，以客观反应作为主要疗效终点指标[11]。其他传统的疗效终点（如无病生存期）也可能包含在内。在ⅡB期试验中，有时会有一个随机或非随机的对照组，或与既往的对照组进行比较。目标是为未来的Ⅲ期试验的假设生成或试验设计提供初步的依据，因为Ⅱ期试验通常不足以显示出对最重要的兴趣临床终点（如无病生存或总生存）的疗效[1,5]。Ⅱ期试验的另一个次要目标是进一步完善药物的安全性资料，包括不良事件和PK/PD数据[1,5]。医疗器械的Ⅱ期试验与之类似，是在小型队列受试者中测试器械的效能和安全性。

在人类表皮生长因子受体2（HER2）阳性乳腺癌中研究曲妥珠单抗

（Herceptin®，Genentech Inc.）的早期试验，是通过临床试分期进行药物研发的典型例子。在发现曲妥珠单抗联合化疗在治疗 HER2 阳性转移性乳腺癌方面更有效之后，Buzdar 等人设计了一项 II 期试验，以评估这种治疗方案在早期可手术乳腺癌患者的新辅助（术前）环境中的疗效。患者被随机分配至两个化疗方案组，一组的化疗方案为 4 个周期的紫杉醇，然后 4 个周期的 5- 氟尿嘧啶、表柔比星和环磷酰胺；另一组在相同化疗方案的基础上同时每周使用曲妥珠单抗，持续 24 周（图 4.2）[12]。主要终点是乳腺和腋窝的病理完全反应（pCR；无侵袭性疾病证据）。对于所有 42 例随机分组的患者，加入曲妥珠单抗后 pCR 率为 65.2%，较单独化疗组的 26.3% 有显著提高（P=0.016）。这导致机构数据监督委员会建议停止对照组的试验。次要安全终点包括毒性和降低剂量的情况。基于蒽环类和紫杉类的化疗方案中加入曲妥珠单抗可有望获得高 pCR 率的初步数据促进了 III 期试验 ACOSOG Z1041 的发展，该试验评估了曲妥珠单抗与蒽环类药物序贯或同时给药对 HER2 阳性乳腺癌 pCR 率的影响 [13-14]。

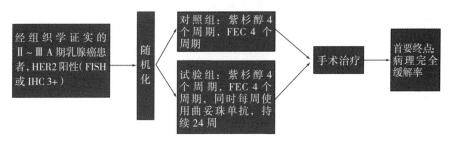

图 4.2　ACOSOG Z1041，标准化疗和曲妥珠单抗辅助全身治疗的 II 期试验。FEC：氟尿嘧啶、表柔比星、环磷酰胺 [12]

4.4　III 期试验

　　III 期试验或"疗效确证"或"疗效比较"试验是循证医学的金标准。它们通常是双盲、随机对照试验（RCT），用于评估药物的疗效和安全性，纳入数百至数千例患者，并将药物、干预或医疗设备与对照组进行比较。III 期试验通常成本更高、周期更长，因此必须在 II 期研究中适当筛选潜在的治疗方法。析因设计，特别是 2×2 设计，是一种同时评估两种不同药物或干预措施的方法，在该设计中患者被随机分配到 A 治疗、B 治疗、A 和 B 联合治疗或不治疗组。虽然这种设计允许同时评估两个试验条件，但它需假设两个条件之间没有相互作用，这可能是此类研究的在分析和解释阶段的局限性[15]。较新的适应性设计将Ⅱ期（学习阶段）与Ⅲ期（确认阶段）相结合，形成无缝Ⅱ/Ⅲ期试验，从而实现更快、成本更低的药物开发[5,16]。

Ⅲ期试验主要有两大类：疗效比较或等效试验。疗效比较研究是最常见的，且是优效性试验，将试验组与对照组（可能是标准治疗或安慰剂）进行比较，以确定试验条件是否具有优势。等效性试验的目的是证明试验治疗在预先指定的范围内与对照组等效。等效试验中的非劣效性试验，研究试验组在预先指定的范围内的有效性是否不低于对照组[1]。结果的解释因试验的目的而异。

美国乳腺和肠道外科辅助治疗研究组（NSABP）开展了几项具有里程碑意义的RCT研究，研究中患者被随机分配到不同的手术治疗组中。NSABP B-04是最早评估乳腺癌局部区域管理的试验之一[17-18]。1000多例临床上淋巴结阴性的患者被随机分配接受根治性乳房切除术［全乳房切除术联合腋窝淋巴结清扫术（ALND）］或全乳房切除术联合区域放疗，若患者在随访中出现淋巴结阳性，则进行ALND。另外586例淋巴结阳性的受试者被随机分配接受根治性乳房切除术或全乳房切除术联合区域放疗（图4.3）。尽管临床上淋巴结阳性患者的生存率低于淋巴结阴性的患者，但每一类患者不同治疗组之间的生存终点没有差异。

因此，长期以来一直被作为乳腺癌患者治疗标准的根治性乳房切除术被

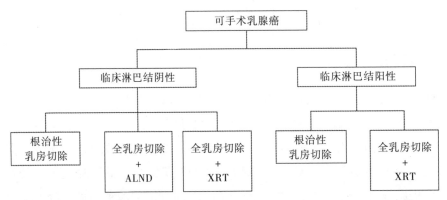

图4.3 NSABP B-04——Ⅲ期试验设计，根据淋巴结状态将患者随机分配至不同的手术治疗组。ALND：腋窝淋巴结清扫术；XRT：区域淋巴结照射[18]

更柔和的手术方法所取代[17]。最近，有研究者设计了 ACOSOG Z0011 Ⅲ 期非劣效性试验，以评估 ALND 与非特异性腋窝治疗在前哨淋巴结阳性的早期乳腺癌患者中的临床结局[19]。试验共纳入 891 例临床淋巴结阴性的早期乳腺癌患者，在保乳手术时发现 1~2 个前哨淋巴结阳性时，随机接受 ALND 或不进一步进行腋窝手术［仅前哨淋巴结清扫（SLND）］（图 4.4）。主要终点是总生存率。作者得出的结论是，对于这一特定的患者群体，与 ALND 相比，仅进行前哨淋巴结切除术不会导致总体生存率降低[19-20]。NSABP B-04 和 ACOSOG Z0011 都是 Ⅲ 期试验，它们的设计以生存终点为主要观察目标，这在肿瘤学 RCT 中很常见，并且正在改变实践。

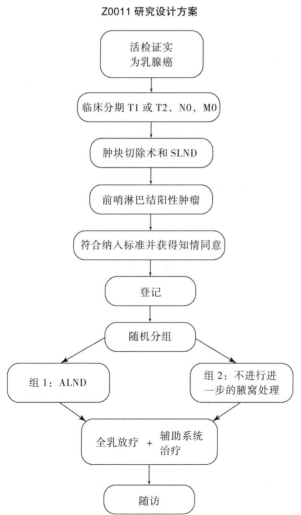

Z0011 研究设计方案

图 4.4 ACOSOG Z0011 Ⅲ 期试验设计。SLND：前哨淋巴结清扫术；ALND：腋窝淋巴结清扫术[20]

绝大多数Ⅲ期试验是药物试验，而医疗器械和手术干预试验所占的比例较小[21-22]。原因部分在于非药物试验存在真实性和认知的局限性和障碍。与非手术试验相比，手术试验更有可能由于受试者招募不足而被终止。缺乏资金和阴性的中期结果可能会进一步导致试验提前结束。患者也可能对手术试验的随机化存在担忧，尤其是在评估非手术治疗与手术治疗的试验中[22]。对医疗器械的试验可能与重要的学习曲线相关联，因为这会影响器械性能，并且在这些试验中实现盲法的难度会增加。还必须考虑试验的周期，因为设备在人体测试过程中需要多次调试，而且在试验完成时设备可能已经过时[21]。虽然 RCT 试验仍然是金标准，但在研究外科手术或医疗设备时可能难以实施。

4.5　Ⅳ期试验 / 设备试验

药物或医疗器械一旦获得美国食品药品监督管理局（FDA）等监管机构的市场批准，就会进行Ⅳ期试验或上市后研究，以进一步评估长期安全性。尽管自 2007 年以来 FDA 就要求这样做，但只有不到一半试验进行了这些研究[1]。Ⅳ期试验的目标是识别不太常见或长期的不良事件。Ⅳ期试验可以在扩展纳入标准的队列中评估药物或设备，以模拟真实世界的情况或调查成本效益[23]。虽然这种类型的研究不是常规进行的，但却很重要，特别是考虑到在此阶段有 20% 的药物将获得“黑框警告”，4% 将因安全问题而被召回[1]。

Ⅳ期试验的一个例子是 Magseed®（Endomagnetics, Inc.）安全性和有效性的单臂前瞻性试验。Magseed 是一种金属磁性装置，用于定位不可触及的乳腺病变，并于 2016 年获得 FDA 批准。该装置的上市后研究在 107 例患者中进行，以评估任何不良事件和 Magseed 手术取出率及伴随的相关病变。结果是没有不良事件发生，并且所有的 Magseed 均通过手术取出，为使用该设备定位不可触及的乳腺病变提供了额外的确认证据[24]。

4.6　结　论

临床试验对于评估人类受试者的试验治疗方法至关重要。尽管手术和设备试验可能面临与传统药物试验不同的挑战，但对临床试验设计的了解将使研究人员能够在所有阶段取得成功。

参考文献

[1] Umscheid CA, Margolis DJ, Grossman CE. Key concepts of clinical trials: a narrative review. Postgrad Med，2011，123(5):194–204.

[2] Le Tourneau C, Lee JJ, Siu LL. Dose escalation methods in phase I cancer clinical trials. J Natl Cancer Inst，2009，101(10):708–720.

[3] Bekele BN, Shen YA. Bayesian approach to jointly modeling toxicity and biomarker expression in a phase I/II dose-finding trial. Biometrics，2005，61(2):343–354.

[4] Wong KM, Capasso A, Eckhardt SG. The changing landscape of phase I trials in oncology. Nat Rev Clin Oncol，2016，13(2):106–117.

[5] Ananthakrishnan R, Menon S. Design of oncology clinical trials: a review. Crit Rev Oncol Hematol，2013，88(1):144–153.

[6] Yuan Y, Hess KR, Hilsenbeck SG, et al. Bayesian optimal interval design: a simple and well-performing design for phase I oncology trials. Clin Cancer Res，2016，22(17):4291–4301.

[7] Fong PC, Boss DS, Yap TA, et al. Inhibition of poly(ADP-ribose) polymerase in tumors from BRCA mutation carriers. N Engl J Med，2009，361(2):123–134.

[8] Tutt A, Robson M, Garber JE, et al. Oral poly(ADP-ribose) polymerase inhibitor olaparib in patients with BRCA1 or BRCA2 mutations and advanced breast cancer: a proof-of-concept trial. Lancet，2010，376(9737):235–244.

[9] Audeh MW, Carmichael J, Penson RT, et al. Oral poly(ADP-ribose) polymerase inhibitor olaparib in patients with BRCA1 or BRCA2 mutations and recurrent ovarian cancer: a proofof-concept trial. Lancet，2010，376(9737):245–251.

[10] Brown SR, Gregory WM, Twelves CJ, et al. Designing phase II trials in cancer: a systematic review and guidance. Br J Cancer，2011，105(2):194–199.

[11] El-Maraghi RH, Eisenhauer EA. Review of phase II trial designs used in studies of molecular targeted agents: outcomes and predictors of success in phase III. J Clin Oncol，2008，26(8):1346–1354.

[12] Buzdar AU, Ibrahim NK, Francis D, et al. Significantly higher pathologic complete remission rate after Neoadjuvant therapy with Trastuzumab, paclitaxel, and Epirubicin chemotherapy: results of a randomized trial in human epidermal growth factor receptor 2–positive operable breast Cancer. J Clin Oncol，2005，23(16):3676–3685.

[13] Buzdar AU, Suman VJ, Meric-Bernstam F, et al. Fluorouracil, epirubicin, and cyclophosphamide (FEC–75) followed by paclitaxel plus trastuzumab versus paclitaxel plus trastuzumab followed by FEC–75 plus trastuzumab as neoadjuvant treatment for patients with HER2-positive breast cancer (Z1041): a randomised, controlled, phase 3 trial. Lancet Oncol，2013，14(13):1317–1325.

[14] Buzdar AU, Suman VJ, Meric-Bernstam F, et al. Disease-free and overall survival among patients with operable HER2–positive breast cancer treated with sequential vs concurrent chemotherapy: the ACOSOG Z1041 (Alliance) randomized clinical trial. JAMA Oncol，2019，5(1):45–50.

[15] Jaki T, Vasileiou D. Factorial versus multi-arm multi-stage designs for clinical trials with multiple treatments. Stat Med，2017，36(4):563–580.

[16] Inoue LY, Thall PF, Berry DA. Seamlessly expanding a randomized phase II trial to phase III. Biometrics, 2002, 58(4):823–831.

[17] Fisher B, Montague E, Redmond C, et al. Comparison of radical mastectomy with alternative treatments for primary breast cancer. A first report of results from a prospective randomized clinical trial. Cancer, 1977, 39(6 Suppl):2827–2839.

[18] Wickerham DL, Costantino JP, Mamounas EP, et al. The landmark surgical trials of the National Surgical Adjuvant Breast and Bowel Project. World J Surg, 2006, 30(7):1138–1146.

[19] Giuliano AE, Hunt KK, Ballman KV, et al. Axillary dissection vs no axillary dissection in women with invasive breast cancer and sentinel node metastasis: a randomized clinical trial. JAMA, 2011, 305(6):569–575.

[20] Giuliano AE, McCall L, Beitsch P, et al. Locoregional recurrence after sentinel lymph node dissection with or without axillary dissection in patients with sentinel lymph node metastases: the American College of Surgeons oncology group Z0011 randomized trial. Ann Surg, 2010, 252(3):426–432.

[21] Neugebauer EAM, Rath A, Antoine SL, et al. Specific barriers to the conduct of randomised clinical trials on medical devices. Trials, 2017, 18(1):427.

[22] Mouw TJ, Hong SW, Sarwar S, et al. Discontinuation of surgical versus nonsurgical clinical trials: an analysis of 88,498 trials. J Surg Res, 2018, 227:151–157.

[23] Zhang X, Zhang Y, Ye X, et al. Overview of phase IV clinical trials for postmarket drug safety surveillance: a status report from the ClinicalTrials.gov registry. BMJ Open, 2016, 6(11):e010643.

[24] Singh P, Scoggins M, Sahin AA, et al. Effectiveness and safety of Magseed-localization for excision of breast lesions: a prospective trial. Poster presented at: SSO 2019 annual cancer symposium, March 29, 2019; San Diego, CA.

（赵静 译，雷朏 审）

第 5 章

确定研究队列：纳入和排除标准

Emily Z. Keung, Lisa M. McElroy, Daniela P. Ladner, Elizabeth G. Grubbs

5.1 引　言

　　本章讨论并回顾了在临床试验设计中通过适当的标准（纳入和排除）来确定研究队列的重要性。在临床试验中，研究队列也称为研究组或受试者。确定研究队列首先要明确研究特定的资格标准。美国国立卫生研究院（NIH）将资格标准定义为"确定一个人是否应被允许进入临床研究的标准"，包括纳入标准和排除标准[1]。这些标准必须明确定义并适合回答研究的关键问题。资格标准应：①明确，易于确定受试者的资格；②实用，使招募所需的样本量可行；③允许研究结果在干预的目标人群中推广；④建立研究的伦理基础。

E. Z. Keung · E. G. Grubbs (✉)
Department of Surgical Oncology, The University of Texas MD Anderson Cancer Center,
Houston, TX, USA
e-mail:eggrubbs@mdanderson.org

L. M. McElroy
Section of Transplant Surgery, Department of Surgery, University of Michigan,
Ann Arbor, MI, USA

D. P. Ladner
Division of Transplantation, Department of Surgery, Northwestern University Transplant
Outcomes Research Collaborative (NUTORC), Chicago, IL, USA

Department of Surgery, Feinberg School of Medicine, Northwestern University,
Chicago, IL, USA

© Springer Nature Switzerland AG 2020
T. M. Pawlik, J. A. Sosa (eds.), *Clinical Trials*, Success in Academic Surgery,
https://doi.org/10.1007/978–3–030–35488–6_5

5.2　纳入和排除标准概述

资格标准包括纳入标准，用于定义研究干预的目标患者人群；排除标准，用于细化研究人群以消除预期的偏倚和变异来源[2]。过于严格的纳入和排除标准可能会限制患者招募和参与试验，并导致研究无法获取干预措施被批准后将使用的患者人群的异质性。然而，研究人群的异质性会降低研究结果的准确性、可靠性和普遍性[3]。

5.2.1　纳入标准

纳入标准是所有研究对象有资格参加临床试验所必须满足的要求。纳入标准确定哪些研究对象可以满足临床试验的研究目标，这需要在临床试验的设计阶段就确定好。为了优化将研究结果归因于所测试干预措施的能力，纳入标准需仔细选择，以尽量减少混杂特征或变量对临床试验结果的影响。临床试验研究队列中的研究对象应代表一般人群或干预措施的目标人群，并能够产生兴趣结局。因此，研究对象的特征需要与研究的中心目标适当匹配。例如，纳入标准可以考虑年龄、健康水平、月经周期、特定药物的使用、发生某些疾病状态的风险和吸烟。

此外，临床试验纳入研究对象的标准应易达到。而且，研究对象需要充分了解研究干预的性质，并有能力提供知情同意，最重要的是，愿意参与临床试验。

5.2.2　排除标准

排除标准概述了不应将哪些人纳入临床试验，无论他们发生兴趣结局的潜力如何。排除标准是为了保护易因接受研究干预措施而发生不良反应的高风险个体，并最大限度地减少因那些患有过多医学合并症的个体对研究结果造成的混杂。排除标准必须进行选择，以便在确定最适合回答研究问题的研究人群与可能符合入选条件的最大人群数量之间保持平衡。不准确的排除标准会使研究存在偏倚，因此所有排除标准都必须很明确并且具有充分的理由支持[4]。排除标准应是肯定性陈述，如"既往诊断为高血压"，而不是像纳入标准使用否定性陈述，如"无高血压病史"。未能遵守预检要求、患有多种合并症并会复杂化研究结果归因于干预措施的过程，或者将不太可能进行随访的个体从研究队列中排除。ECOG 评分量表得分为 2 分被定义为体力状态（PS）较差（图 5.1），这类患者通常被排除在临床试验之外，因为他们往往对治疗的反应较差，生存期较短，并且可能较 PS 评分为 0~1 分的患者存在更大的毒性反应[5]。依据研究目标，也应考虑排除弱势人群，例如儿童、孕妇和老年人，或其他可能因干预措施受到损伤的人群[6]。

分级	ECOG 表现状态
0	活动能力完全正常，能够不受限制地活动，与疾病前活动能力无差异。
1	剧烈体力活动受限，但可以活动，能够进行轻松或静态的工作，如轻量级的家务、办公室工作。
2	能自由走动并能够生活自理，但已丧失工作能力，超过 50% 的清醒时间可起床活动。
3	生活仅能部分自理，超过 50% 的清醒时间需卧床或坐轮椅。
4	完全丧失行动能力，生活完全不能自理，完全卧床或坐轮椅。
5	死亡。

图 5.1　ECOG 表现状态

5.2.3　既往治疗

既往治疗通常列在纳入 / 排除标准中。由于多种原因，纳入 / 排除标准可能要求参与者未曾接受过治疗。先前接受标准或研究性治疗的患者可能更有可能表现出健康状况较差、治疗的毒性反应、对既往治疗期间接受的研究药物产生耐药性，或对所研究治疗的反应发生改变，因此可能会影响内部有效性，需要被排除在研究队列之外[5]。

或者，既往治疗可能是试验设计的纳入标准。研究药物可能在二线治疗中或者在对既定治疗失败的患者中更容易获得监管批准[5]。此外，在参加一项未经证实的治疗方法的临床试验之前，患者通常应该先接受常规有效的治疗方法。

5.2.4　确保外部有效性和内部有效性

当干预组和对照组之间的测量差异可以归因于研究干预时，就提供了内部有效性。当因所施干预而产生的测量变化适用于一般人群，并且可以在一般人群中重现时，就提供了外部有效性。内部有效性取决于研究队列的同质性，而外部有效性取决于异质性。纳入标准和排除标准共同决定了研究样本的异质性，从而决定了临床试验结果的内部和外部有效性。排除标准确保同质性，这可以提高内部有效性，但可能会损害外部有效性或研究对一般人群的普适性。虽然广泛的纳入标准增加了外部有效性并可能有利于研究对象的招募，但它们也可能导致研究队列的异质性，从而增加研究结果存在混杂的可能性。因此，必须选择合适的纳入和排除标准，以在确保研究结果的准确性和这些结果对普通人群的普适性之间取得平衡。小型预试验性质的临床试验受益于队列的同质性，可以更容易证明治疗差异；而大型临床试验需要足够的异质性来证明普适性[7-8]。

5.3 临床试验资格标准制定和参与者数量的其他考量

5.3.1 研究样本量

满足能发现干预组和对照组之间的可测量差异的研究队列的规模，取决于测量条件的性质、所期望干预效果的精确程度、研究参与者招募的难易程度，以及在所需时间内对研究受试者随访的能力。应事先确定好 RCT 的样本量，并依科学公开。样本量计算应在临床试验的计划阶段进行，并需考虑多种因素，包括研究目的、要分析的主要终点类型、分析预案、更多患者需被随机分配到其中一组时的治疗分配比、研究组之间跨组的容许度、预期招募率、估计脱落人数、对照组中预期潜在事件的发生率、试验需要发现的预期治疗效果程度、研究效应被发现的确定性程度——统计效能［（1-β），β指Ⅱ类错误的风险］，以及符合"检测到效应"的显著性水平［Ⅰ类错误的风险（α）］[9-12]。如果临床试验想要验证的治疗效果较弱，通常需要非常大的样本量。因此，为了保持招募的可行性，建议确定证明治疗效果显著所需的最小队列规模。样本量的确定必须考虑到管理上的挑战，对照组和试验组之间的差异，如失访、退出或研究受试者不依从干预措施[13-14]。需要大样本量的临床试验必须采用有效的技术和策略来吸引和维持受试者，其中可能包括有关临床试验的教育课程、传达研究问题重要性的视频或交互式计算机程序，以及经济激励[15]。使用连续变量来衡量结局所需的样本量比使用分类变量时小。其他减少临床试验所需样本量的有效方法包括配对设计，这种设计使研究对象以自己为对照（时间对照），或者将额外的研究对象招募到对照组中。最后，预试验的初步结果可以纳入进一步的临床随访研究中，这样样本量更大，也因此可以检测到对照组和干预组之间更小的差异。

5.3.2 维持临床试验的可行性

为确保研究的可行性，必须明确界定研究和方案设计、纳入和排除标准，同时考虑研究地点、招募方法和个体患者因素。为了维持临床试验的可行性，应考虑以下问题：可能需要什么样的方法支持招募，以抵消方案设计带来的挑战？什么样的研究者最有可能为临床试验提供高效招募？研究设计是否阻碍研究对象或特定群体（如西班牙裔、女性）参与，以及如何改变或减轻这种影响？该研究是否能够优先考虑某些研究对象组？各研究中心和招募方法的预计入组率是多少？一旦确定了研究纳入和排除标准，就需要在研究中心、招募方法和获得潜在研究对象等方面对研究方案进行优化。成功招募研究参与者所需的时间、专业知识和受试者资源经常被低估，如果招募计划未经优化，可能会导致研究延迟或中断[8]。

5.3.3 研究队列招募

有一系列招募方法可用于优化人类研究中的受试者招募[8,16-17]。对于选择标准宽泛的大型临床研究，常见的招募方法是使用广告，例如报纸、广播、电视和互联网广告。此外，电话提醒、金钱奖励和提供额外的学习信息等方式已被证明是有效的。一些研究组织维护了具有潜在参与者的数据库，该数据库中的潜在受试者已提前完成了知情同意，从而可以联系他们参与研究。选择标准更窄的小型研究可能会采用更有针对性的方法，例如通过第三方联系研究人员自己的患者、学生或员工，或回顾医疗记录以确定潜在受试者，随后面见或通过电话或邮件联系他们并邀请他们参与研究。大规模流行病学研究和其他基于人类的研究可以通过注册、多机构医疗记录或国家数据库确定研究对象。为了确保临床试验的可行性，在确定研究选择标准时，需要仔细考虑招募方法、成本和获取潜在研究对象的途径。

5.4 伦理考虑

设计临床试验资格标准的目的不仅在于确定研究人群，其目的是收集预期人群特定的安全性和有效性数据，而且重要的是保护患者免受过度伤害[18]。选择标准必须符合某些基本的伦理标准。必须考虑参与者的安全性，包括基线健康水平和参与研究后发生不良事件的可能性。此外，所有受试者必须有能力了解研究的性质，以便提供知情同意。下文讨论了指导研究者纳入研究对象（包括特殊人群）时的伦理标准。

5.4.1　《贝尔蒙特报告》（*Belmont Report*）

美国生物医学和行为研究人类受试者保护委员会在 20 世纪 70 年代发布的《贝尔蒙特报告》保护了弱势群体，使其不被系统地纳入研究，同时也保护女性和少数民族等群体，使其不被系统地排斥在研究之外。该报告提供了开展人类受试者研究的基本伦理原则和指南，包括医疗实践和研究之间的区别。《贝尔蒙特报告》提出了 3 项基本伦理原则：①尊重（个人应被视为有自主权的个体，自主能力受限的人有权得到保护）；②有利（以符合伦理的方式对待人，不仅要尊重他们的决定，保护他们不受伤害，还要努力保障他们的福利）；③公正（谁应该从研究中受益，谁应该承担研究的风险）。《贝尔蒙特报告》的原则已被纳入人类研究的各个方面，并成为当今临床试验中伦理规范的基础[19]。

5.4.2　女性和少数民族

联邦法律要求将女性和少数民族也纳入所有临床研究的选择，以实现所开展研究的科学目标[20]。NIH 关于将女性和少数民族纳入《临床研究的政策和指南》[20-21]鼓励将女性和少数民族纳入临床试验。NIH 指南的目的是确保临床试验的风险和受益在全社会平均分配，并要求所有 NIH 资助的临床试验确定研究干预对男性、女性及来自不同种族和民族背景的研究对象的影响。在某些情况下，基于性别或种族排除研究对象是可以的，原因包括：①对受试者健康存在不适当的风险；②研究问题仅与一种性别或种族 / 族裔群体相关；③已经存在关于一种性别或种族 / 族裔的足够数据；④初步证据强烈表明不同性别和种族 / 族裔群体之间没有差异。因此，研究计划必须解决：①研究对象按性别和种族 / 族裔群体的目标 / 计划分布；②研究对象的选择标准，以及拟行研究设计中与科学目标相关的选择性别和种族 / 族裔研究对象的理论依据；③如果建议排除任何性别或种族 / 族裔群体，必须提供令人信服的理论依据；④说明为招募所有性别和种族 / 族裔群体的研究对象而拟定的宣传计划。

5.4.3　纳入儿童

美国在 2016 年 12 月 13 日颁布的《二十一世纪治疗法案》（*Twenty-First Century Cures Act*）要求 NIH 在涉及人类受试者的研究中考虑将年龄作为纳入变量，确定 NIH 研究中任何年龄相关排除标准的理由，并提供临床研究参与者的年龄数据。NIH 的政策和指导方针规定，NIH 开展或支持的所有人类研究，都必须包含所有年龄段的个体，包括儿童（即 18 岁以下的个体）和老年人，除非有科学或伦理的理由不支持他们的参与。可接受的排除原因包括：①研究问题与儿童无关；②有法律或法规禁止将儿童纳入该研究；③正在验证的科学问题在儿童中的数据资料已存在，或正在另一项研究中验证；④单独对儿童进行年龄特异性的研究是有依据的，而且更可取。将儿童排除在临床试验之外的其他原因包括：现有数据不足以估计试验干预对儿童的潜在风险，或者研究设计旨在收集关于前期纳入的成人研究对象的更多数据[21]。如果临床试验中包括儿童，则研究计划中必须包含选择儿童的理由和选择的年龄范围。研究计划还必须说明研究团队为管理这些年龄段的儿童提供的专业知识及研究设施对儿童的适用性。招募儿童的样本量必须足够大，以便获得有意义的研究结果。

5.5　平衡患者保护与试验参与

过度严格的纳入和排除标准可能会限制研究的参与度、患者招募及研究干预的普适性[2]。由于监管部门的批准是基于所纳入研究人群的数据，过度严格的资格标准会导致研究不能反映可能受益于研究干预的患者群体的异质性[18]。因此，资格标准必须平衡识别较为不同质的患者参与群体中的疗效和安全性结果差异的能力，与患者安全和研究结果的适用性和普遍性。例如，在肿瘤学试验中，特定人群通常被排除在外，如极端年龄的患者或感染人类免疫缺陷病毒（HIV）、脑转移、有既往癌症病史或器官系统功能障碍的患者[18]。然而，最近有一些倡议重新审查和更新了肿瘤临床试验的资格标准，以促使更

多的患者参与 [23-24]。美国临床肿瘤学癌症研究之友协会成立了几个工作组（器官功能障碍、既往或并发恶性肿瘤、共病工作组，最小年龄工作组，HIV 工作组，脑转移工作组），由试验所涉及疾病相关的专家组成，以检查资格标准是否可以更具包容性。他们的一些建议最近已经发表 [25-28]。

5.6 报告选择标准

为了正确解读和理解 RCT 的结果，必须理解研究设计、实施和分析 [29]。研究人员应真实地描述纳入的研究对象及纳入、排出标准。定义明确、前后一致的选择标准使报告研究结果更加容易，并有助于了解临床试验干预用于哪些患者人群，从而了解哪些患者可能从研究干预中受益最大。不幸的是，许多临床试验对研究人群的描述不够充分，或者不能很好地证明其纳入 / 排除标准的合理性，从而使结果的解读变得困难并显著降低了研究的价值 [4,29]。

在 20 世纪 90 年代，提高随机对照试验报告质量的倡议导致了《临床试验报告统一标准（CONSORT）声明》的出版，该声明是由临床试验专家、统计学家、流行病学家和生物医学专家组成的国际小组制定的 [30]。《CONSORT 声明》[31] 是一套基于证据的、关于用完整和公开的方式对 RCT 研究结果进行报告的建议，该声明修订后包括 22 项清单（表 5.1）和流程图（图 5.2），以辅助对研究结果进行批判性评价和解读。

5.7 修改选择标准

在某些情况下，可能需要在招募开始后修改原来的受试者资格标准。这种修改可能会增加招募人数，导致在对研究结果进行解释时受到挑战，因为研究方案更改前后纳入的研究队列之间可能存在显著差异。基于此，修改研究资格标准应该被作为改善招募情况的最后手段，因为它会带来损害临床试验完整性和安全性的风险 [6]。

表 5.1　CONSORT 2010 随机试验信息报告清单

部分 / 主题	项目序号	项目清单	报告所在页码
标题和摘要			
	1a	标题中标识为随机试验	—
	1b	试验设计、方法、结果和结论的结构化摘要（具体指导见《CONSORT 摘要指南》）	—
引言			
研究背景和	2a	科学背景和解释研究的合理性	—
研究目的	2b	具体研究目的或假说	—
方法			
试验设计	3a	试验设计（如平行、析因）的描述，包括分配比	—
	3b	试验开始后研究方法的重要变更（如资格标准），并说明原因	—
受试者	4a	受试者的资格标准	—
	4b	收集数据的场所或地点	—
干预	5	每个组的干预措施都需有充分的细节描述并可复制，包括实际实施的方式和时间	—
结局	6a	定义完整的预设的主要和次要结局指标，包括评估方式和时间	—
	6b	试验开始后试验结局指标的任何变更，并说明原因	—
样本量	7a	样本量是如何确定的	—
	7b	如适用，对所有期中分析和终止试验的标准进行解释	—
随机化			
序列生成	8a	生成随机分配序列的方法	—
	8b	随机化类型；任何限制的细节（如区组随机和区组大小）	—
分配隐藏机制	9	用于实施随机分配序列的机制（如顺序编号容器），描述在指定干预措施之前为隐藏序列而采取的所有步骤	—
实施	10	谁生成随机分配序列，谁招募受试者，以及谁为受试者分配干预措施	—
盲法	11a	如果实施，分配干预措施后对谁设盲（如受试者、医护人员、结局评估者）及盲法是如何实施的	—
	11b	如果有意义，说明干预措施间的相似之处	—
统计方法	12a	用于比较组间主要和次要结果的统计方法	—
	12b	附加分析的方法，如亚组分析和调整分析	—
结果			
受试者流程（强烈建议使用图表）	13a	随机分配至各组的受试者人数，接受预期治疗的受试者人数，纳入主要结局分析的受试者人数	—

续表

部分／主题	项目序号	项目清单	报告所在页码
	13b	随机分组后每组脱落和排除的人数及原因	—
招募	14a	界定招募和随访的日期	—
	14b	试验为什么结束或停止	—
基线数据	15	显示各组人口学和临床特征基线资料的表格	—
纳入分析的例数	16	各组纳入每个分析的受试者例数（分母），以及是否按原始指定的分组进行分析	—
结局和估计值	17a	各组每一项主要和次要结局指标的结果，效应估计值及精确性（如 95% 置信区间）	—
	17b	对于二分类结局，建议同时提供相对效应值和绝对效应值	—
辅助分析	18	所做的其他分析的结果，包括亚组分析和调整分析，指出探索性分析中预先设定的分析	—
危害	19	各组出现的所有严重危害或意外效果（具体的指导建议参见对伤害的 CONSORT ）	—
讨论			
局限性	20	试验的局限性，报告潜在偏倚和不精确的原因，以及出现多种分析结果的原因（如果有这种情况的话）	—
可推广性	21	试验结果被推广的可能性（外部有效性、实用性）	—
解释	22	与结果相对应的解释，权衡试验结果的利弊，并考虑其他相关证据	—
其他信息			
试验注册	23	临床试验注册号和注册机构名称	—
试验方案	24	如果有完整的试验方案，在哪里可以获取？	—
经费	25	经费和其他支持（如提供药品）的来源，提供经费者的作用	—

强烈建议结合《CONSORT 2010 说明和详述》阅读本声明，那份文件对所有项目做出了详细阐述。我们还建议必要时阅读 CONSORT 扩展版，其中包含了对区组随机试验、非劣效性和等效性试验、非药物治疗、草药干预和实效性试验的扩展。其他扩展版即将推出：与本清单相关及最新的参考资料，请参阅 www.consort-statement.org

5.8 结　论

本章侧重于讨论通过慎重考虑的资格标准来确定临床试验研究队列的重要性。制定资格标准应在临床试验的计划阶段进行，定义资格标准时应紧密结合研究目标。纳入和排除标准决定谁有资格参加临床试验。资格标准应能

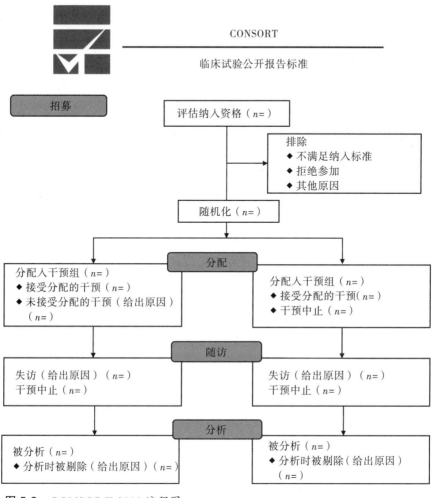

图 5.2　CONSORT 2010 流程图

代表试验干预的目标人群，同时保护受试者的安全，要足够精确以能确保研究的内部有效性。然而，过于严格的资格标准可能会阻碍试验的招募，影响对试验干预的风险 – 收益概况的理解，并限制研究结果的普适性。

参考文献

[1] Clinical Trials.gov. Learn about clinical studies(2019–07–25). https://clinicaltrials.gov/ct2/about-studies/learn.

[2] Underwood RT. Basic design considerations//Chow S-C, Liu J-P, editors. Design and

analysis of clinical trials: concepts and methodologies. 3rd ed. New York: John Wiley & Sons, 2014: 85–115.

[3] Kim ES, Bernstein D, Hilsenbeck SG, et al. Modernizing eligibility criteria for molecularly driven trials. J Clin Oncol, 2015, 33(25):2815–2820.

[4] Van Spall HGC, Toren A, Kiss A, et al. Eligibility criteria of randomized controlled trials published in high-impact general medical journals: a systematic sampling review. JAMA, 2007, 297(11):1233–1240.

[5] Brody T. Inclusion/exclusion criteria, stratification, and subgroups—part I//Brody T, editor. Clinical trials. 2nd ed. Amsterdam: Elsevier, 2016: 83–113.

[6] Chin RY, Lee BY. Patient selection and sampling: key components of clinical trials and programs//Principles and practice of clinical trial medicine. Boston: Academic, 2008.

[7] Nottage M, Siu LL. Principles of clinical trial design. J Clin Oncol, 2002, 20(18 Suppl):42S–46S.

[8] Szklo M. Population-based cohort studies. Epidemiol Rev, 1998, 20(1):81–90.

[9] Ellimoottil C, Vijan S, Flanigan RC. A primer on clinical trial design. Urol Oncol Semin Orig Investig, 2015, 33(3):116–121.

[10] Stock E, Biswas K. Sample size calculation//Itani KMF, Reda D, editors. Clinical trials design in operative and non operative invasive procedures. New York: Springer International Publishing, 2017: 141–150.

[11] Pocock SJ, Clayton TC, Stone GW. Design of major randomized trials: part 3 of a 4-part series on statistics for clinical trials. J Am Coll Cardiol, 2015, 66(24):2757–2766.

[12] Browner W, Newman T, Cummings S, et al. Estimating sample size and power//Hulley S, Cummings S, Browner W, et al. Designing clinical research: an epidemiologic approach. 3rd ed. Philadelphia, PA: Lippincott Williams & Wilkins, 2001: 65–84.

[13] Schulz KF, Grimes DA. Sample size calculations in randomised trials: mandatory and mystical. Lancet, 2005, 365(9467):1348–1353.

[14] Kirby A, Gebski V, Keech AC. Determining the sample size in a clinical trial. Med J Aust, 2002, 177(5):256–257.

[15] Caldwell PHY, Hamilton S, Tan A, et al. Strategies for increasing recruitment to randomised controlled trials: systematic review. PLoS Med, 2010, 7(11):e1000368.

[16] Treweek S, Pitkethly M, Cook J, et al. Strategies to improve recruitment to randomised trials. Cochrane Database Syst Rev, 2018, 2(2):MR000013.

[17] Itani KMF, Reda DJ. Clinical trials design in operative and nonoperative invasive procedures. Clin Trials Des Oper Non Oper Invasive Proced, 2017, 112:1–495.

[18] Beaver JA, Ison G, Pazdur R. Reevaluating eligibility criteria—balancing patient protection and participation in oncology trials. N Engl J Med, 2017, 376(16):1504–1505.

[19] National Commission for the Protection of Human Subjects of Biomedical and Behavioral Research. The Belmont Report(2019–07–25). http://www.hhs.gov/ohrp/regulations-and-policy/belmontreport/#. Published 1979.

[20] U.S. Department of Health and Human Services. National Institutes of Health. NIH policy and guidelines on the inclusion of women and minorities as participants in research involving human subjects(2019–07–25). https://grants.nih.gov/policy/inclusion/women-

and-minorities.htm.

[21] National Institutes of Health. Guidelines for the review of inclusion on the basis of sex/ gender, race, ethnicity, and age in clinical research(2019–07–25). https://grants.nih.gov/ grants/peer/guidelines_general/Review_Human_subjects_Inclusion.pdf.

[22] U.S. Department of Health and Human Services. National Institutes of Health. NIH policy and guidelines on the inclusion of individuals across the lifespan as participants in research involving human subjects(2019–07–25). https://grants.nih.gov/policy/inclusion/lifespan. htm.

[23] Jin S, Pazdur R, Sridhara R. Re-evaluating eligibility criteria for oncology clinical trials: analysis of investigational newdrug applications in 2015. J Clin Oncol，2017，35(33):3745–3752.

[24] Penel N, Lebellec L, Vanseymortier M. Reappraisal of eligibility criteria in cancer clinical trials. Curr Opin Oncol，2018，30(5):352–357.

[25] Lichtman SM, Harvey RD, Damiette Smit M-A, et al. Modernizing clinical trial eligibility criteria: recommendations of the American Society of Clinical Oncology-Friends of Cancer research organ dysfunction, prior or concurrent malignancy, and Comorbidities Working Group. J Clin Oncol，2017，35(33):3753–3759.

[26] Gore L, Ivy SP, Balis FM, et al. Modernizing clinical trial eligibility: recommendations of the American Society of Clinical Oncology-friends of Cancer research minimum age working group. J Clin Oncol，2017，35(33):3781–3787.

[27] Uldrick TS, Ison G, Rudek MA, et al. Modernizing clinical trial eligibility criteria: recommendations of the American Society of Clinical Oncology-friends of Cancer research HIV working group. J Clin Oncol，2017，35(33):3774–3780.

[28] Lin NU, Prowell T, Tan AR, et al. Modernizing clinical trial eligibility criteria: recommendations of the American Society of Clinical Oncology-friends of Cancer research brain metastases working group. J Clin Oncol，2017，35(33):3760–3773.

[29] Moher D, Schulz KF, Altman D. CONSORT group (consolidated standards of reporting trials). The CONSORT statement: revised recommendations for improving the quality of reports of parallel-group randomized trials. JAMA，2001，285(15):1987–1991.

[30] Begg C, Cho M, Eastwood S, et al. Improving the quality of reporting of randomized controlled trials. The CONSORT statement. JAMA，1996，276(8):637–639.

[31] The CONSORT statement(2019–07–25). http://www.consort-statement.org/.

（赵静　译，雷翀　审）

第6章

改变诊疗的实效性试验和方法

Peter G. Stock, Rita Mukhtar, Hila Ghersin, Allison Stover Fiscalini, Laura Esserman

在考虑学习和改进一个领域的医疗干预和工具时，一种观点是在高度控制的条件下（即有严格的纳入和排除标准），测试一种药物、设备或干预措施。这些标准在限制偏倚和混杂因素影响的同时，严格评估干预措施的影响。然而，当评价来自临床试验的数据及评估这些标准是否适用于眼前的患者时，这种方法就面临着一个挑战：如此严格的标准往往意味着你应用"此证据"的对象不合适。出于这个原因，开展更实效性的试验旨在测试干预在广泛的日常临床实践中的效用。在临床试验中显著有效的干预措施在更广泛的场景中却是无效的，这种现象被称为均值回归[1]。因此，评估药物、设备和手术干预的一种方法就是使用实效性试验方法来评估它们。这种方法可为干预措施奠定一个更广泛的基础，而且还可以发现对干预措施更有效的亚组，提高结果的适用性。

Schwartz 和 Lellouch 将实效性试验描述为：通过提供真实世界临床实践中采用干预措施的证据，为临床或政策决策提供信息的试验方法[2]。在一个全面的概述中，Ford 和 Norrie[3] 描述了实效性试验的多种特征，包括：①在

P. G. Stock (✉) · R. Mukhtar · H. Ghersin · A. Stover Fiscalini · L. Esserman
Department of Surgery, University of California, San Francisco, CA, USA
e-mail:Peter.Stock@ucsf.edu;laura.esserman@ucsf.edu

© Springer Nature Switzerland AG 2020
T. M. Pawlik, J. A. Sosa (eds.), *Clinical Trials*, Success in Academic Surgery,
https://doi.org/10.1007/978-3-030-35488-6_6

更广泛的人群中显示干预措施在真实世界效用的设计；②提高干预措施效用的方法；③纳入与干预相关的人群，用可接受的标准治疗方案治疗对照组；④结局具有意义，并在高质量标准下实施和分析。

在本章中，我们描述了 4 个不同的例子，用来说明如何使用实效性试验来获得证据、改善试验设计并改变实践。①一个特别的试验，它促使人们接受了对感染人类免疫缺陷病毒（HIV）的人进行实体器官移植。②由以患者为中心的结局研究所（PCORI）资助的试验，该试验鼓励纳入广泛的人群以获取证据。③使器官移植的纳入或选择指南现代化的方法。④我们讨论了实践中的变化是如何要求我们改变试验设计方法的。当临床医生开始根据数据和早期预后指标采取行动时，无法进行传统的随机化和随访，因此需要创新的方法来继续推进该领域的进步。在这个例子中，我们将简要描述新辅助乳腺癌治疗的试验，以及早期终点被证明与预后高度相关带来的挑战。

6.1　HIV 和移植：HIV 感染者实施实体器官移植的安全性和有效性

美国国立卫生研究院（NIH）多中心试验确定 HIV 感染者进行肝和肾移植的安全性和有效性需要实效性试验。此试验的目的是为是否允许对 HIV 感染者进行移植和是否应成为临床诊疗标准提供证据。试验刚开展的那个时期，HIV 阳性是绝大多数移植中心进行移植的绝对禁忌证。确定此方法的效用非常关键。器官捐献者资源稀缺，且能够从器官移植中受益的人数远远超过了可获得的死亡供体器官捐献。因此，在可能有很高失败风险的情况下使用捐赠的器官被认为是不合伦理的。但是，HIV 已成为一种慢性疾病，器官衰竭成为 HIV 感染者主要的威胁生命的疾病，因此产生了该伦理困境。传统被排除在移植试验和登记之外的这类患者是否应继续被排除在外？ NIH 出于这个原因设计了此试验，在通常被排除在试验和诊疗之外的人群中明确移植的安全性。该试验符合 Ford 和 Norrie 罗列的实效性试验的所有特征 [3]。下文将阐述研究者面临的特殊挑战（如资金问题），患者和研究人员的招募等内容。作为试验的一部分，为标准诊疗照护提供经费是许多实效性试验所面临的共同挑战。

20 世纪 90 年代末，感染 HIV 的患者很明显不再死于 HIV 向艾滋病（AIDS）的进展。HIV 感染在联合抗逆转录病毒治疗（cART）中得到有效控制，已演变成一种慢性疾病状态。然而，在与 HIV 相关的合并症中，控制良好的 HIV 患者终末期肾病和肝病的发病率不断升高。当时，由于担心肝或肾移植所需的免疫抑制可能导致已经受损的免疫状态恶化，通常不考虑将 HIV 感染者作为移植候选者。与此同时，加州大学旧金山分校（UCSF）移植中心发现，越来越多的 HIV 患者被转诊至需要进行肝和肾移植的专科。值得注意的是，HIV 肾病已成为非洲裔年轻人终末期肾衰竭的第三主因。肝炎和 HIV 有许多相同的风险因素，终末期肝病已成为 HIV 感染者死亡的一个重要原因。正是在这种情况下，我们面临着开展临床试验评估对 HIV 感染者实施实体器官移植的安全性和有效性的挑战。

6.1.1　试验经费

获取研究实体器官移植安全性和有效性的大型多中心试验经费非常具有挑战性，因为第三方付款人不会承担 HIV 感染者的临床移植花费。除了我们中心之外，美国州立和全国性的几个移植项目都意识到这一人群对实体器官移植的需求在不断增加，社区活动人士也在旧金山促成了第三方付款人会议。在那次公开会议上，我们移植团队展示的数据表明，鉴于受过良好治疗且有终末期肝病和肾病的 HIV 感染者的数量不断增加，已具备开展临床试验的条件。我们还讨论了制定标准化方法和方案的重要性，以便将关于 HIV 感染者移植的安全性和有效性的结果推广到全国的移植中心。出席这次公开会议的活动人士担心，正式的研究方案意味着第三方支付者"不付款"裁定，第三方付款人是不会对"试验性"手术报销的。社区活动人士的这种怀疑态度源于 NIH 对 HIV 传播初期的应对不力，以及在 HIV 危机初期缺乏研究资金。当地社区活动人士在 UCSF 医院前举行了抗议，尽管我们正在提倡对患有终末期肝病和肾病的 HIV 感染者进行移植。然而，他们的担忧也说明了问题的复杂性和资助试点的需要。总之，这些活动人士为获得资金在加州开展安全和有效性预试验发挥了重要作用，来自预试验的数据也为大型 NIH 多中心试验（HIV-TR）获得经费提供了必要的初步数据。NIH 多中心 HIV-TR 研究是一项前瞻性、非随机、非盲的安全性和有效性研究，随访了 175 例肾移植和 125 例肝移植受体，时间从患者在美国器官资源共享网络（UNOS）等待名单上到接受移植。

6.1.2　招募研究参与者

这项前瞻性研究设计纳入的是 HIV 控制良好且患有终末期肝病或肾病的 HIV 感染患者；目的是确定安全性和有效性，使 HIV 感染不再被视为移植的禁忌。因此，纳入 / 排除标准要求肾移植受体 CD4$^+$ T 细胞计数 >200/mL，肝移植受体 >100/mL（慢性肝病的预期计数更低是细胞被脾隔离所致），这一水平被视为对抗机会性感染的 T 细胞计数的阈值。肾移植受体必须检测不到 HIV–1 RNA，如果在肝移植后可以继续进行全抑制 cART 方案，可以允许肝移植受者检测到 HIV–1 RNA。对肝移植受体的要求不那么严格与 cART 的某些成分具有肝毒性有关，因此为防止慢性肝病的恶化必须停药。有机会感染史或癌症史但没有有效治疗方案的患者也被排除在试验之外。使用相对广泛的标准反映了 cART 治疗后 HIV–1 感染能够很好地得到控制，能够耐受移植后所需的额外免疫抑制治疗的可能性更大。此外，基于我们使用相同的纳入 / 排除标准的预试验的初步数据，肝移植和肾移植受体可以耐受手术和所需的免疫抑制治疗，而不会失去对 HIV 的控制及使 HIV 发展为 AIDS。由于试验的目标是鼓励在真实世界的临床实践中进行移植，并没有规定精确的免疫抑制方案——方案越严格，我们就越难招募患者和得到全国各移植中心的支持。此外，我们希望能够评估可改善未来预后的各种策略的相对效能。

6.1.3　招募研究者

虽然不缺乏需要肝或肾移植且符合广泛纳入标准的 HIV 感染者，但更大的挑战是确定在不同地域参与该试验的中心。一个主要的障碍是 HIV 在移植团队传播相关风险的安全考虑。被针扎在手术室并不少见，当然，作为日常管理的一部分，这在抽血时也会发生。在 HIV 供者的帮助下，医疗团队被针扎后可立即使用针对每个受体 HIV 病毒株有效的抗逆转录病毒治疗方案。此外，住院医师、技术人员和护士可选择是否参加手术过程——尽管在 UCSF 并没有工作人员不愿意参加的先例。手术室里备有针剂，可以立即使用抗逆转录病毒制剂。幸运的是，据我们所知，在这项研究的长期随访中，没有出现医护人员感染 HIV 的情况。参与试验的第二个障碍是医疗中心对移植受体这一高危群体较差预后的担忧。移植是最规范的领域之一，各医疗中心的结果均被监测并可在公共记录中找到。如果医疗中心的结局低于给定的阈值，移植中心将面临失去转诊和保险覆盖的风险。出于这个原因，我们选择了那些可以承担额外风险而又不会对医疗中心特定的结果产生重大影响的医疗中心。通过拥有大量广泛分布在各地的医疗中心，我们能够实现这一目标。最后，为了鼓励医疗中心的参与，我们欢迎每个中心的基础科学家参与研究免疫抑制治疗对 HIV 感染者免疫反应的影响的机制研究。让基础科学家参与研究的设计使这项研究获得了更广泛的支持，激励各中心参与这项研究。同时，它提高了我们可申请的经费，因为我们包含了最先进的机制研究。纳入整个移植团队，从基础科学家到药理学家，再到临床医生，我们提高了获得经费的能力，也提高了在全国范围内纳入优秀医疗中心的能力，因此也增强了这项试验的广泛参与性。

6.1.4 试验、结果、对实践的影响和未来方向

在全国范围内招募 20 个 HIV 感染高发地区医疗中心的策略取得了成功。该试验纳入了符合纳入 / 排除标准的 175 例肾移植受体和 125 例肝移植受体。这组 HIV 阳性的移植受体队列与匹配的 HIV 阴性的登记对照进行比较。对于肾移植受体，HIV 阳性受体的队列不仅与匹配的登记对照者进行了比较，而且还与年龄在 65 岁以上的 HIV 阴性肾移植受体进行了比较。选择后面的这个亚组是因为这个群体与 HIV 阳性的肾移植受体一样被认为存在高风险，但他们是移植候选者。我们认为这是一个非常重要的对照，因为已故器官捐献者很稀缺，我们希望这项试验能够证明，这种稀缺而有价值的资源在 HIV 感染者身上的效果与 HIV 阴性受体相当。同样，肝移植队列也匹配了 SRTR 对照。不再详细说明，对于终末期肝病模型评分（MELD）大于或等于 15 的 HIV 感染受体，肝移植会带来明显的生存获益（$P<0.000\ 2$）。在 HIV 阳性的肾移植受体中，未匹配和风险匹配分析表明：移植肾失败风险比（HR）没有统计学差异 [未匹配 HR=1.3（$P=0.07$），风险匹配 HR=1.5（$P=0.052$）]；未观察到死亡风险显著增加 [4]。基于本试验发表的 4 篇文章的更多细节将不在本章中详述，可以仔细阅读发表的文章 [5-7]。然而，重要的是，这项实效性试验将 HIV 阳性从移植禁忌中取消。

虽然 HIV 阳性患者进行实体器官移植的安全性和有效性是 HIV-TR 试验的主要目标，但次要分析和机制研究仍对为该人群队列提供更好的医疗策略

产生影响。肝脏和肾脏受体的排斥反应发生率都高于预期，但研究者已经制定了基于机制研究结果的减少排斥反应策略。令人惊讶的是，某些抗逆转录病毒药物可能会对阻断免疫反应有影响，而某些免疫抑制药物可能会对减少HIV 病毒载量产生影响。同样重要的是，美国的法律也做出了相应的修改，允许将 HIV 阳性的死亡捐赠者的器官用于 HIV 阳性的受体。在 HIV-TR 试验结束时，有超过 350 例 HIV 阳性受体在等待名单上，将 HIV 阳性器官用于此类受体可加快移植速度，改善需要实体器官移植的 HIV 感染者的预后。

6.2 根据风险通知女性筛查（WISDOM）

作为美国《平价医疗法案》（*Affordable Care Act*）的一部分，PCORI 有一个类别是资助以患者为中心并解决对整个人群来说常见和重要问题的实效性试验。PCORI 对实效性临床试验有几个要求：一是试验必须以患者为中心，并广泛地纳入正在研究的疾病影响的患者人群。另一项是，必须在 5 年内产出结果。在研究中必须强调以患者为中心的结局，且患者的主张和意见从一开始就要在研究中占据中心地位。此外，研究人员必须有方案来解决证据产生和结果采用之间的差别。实施这一试验和其他实效性试验的一个更具有挑战性的障碍是，临床干预的资金是临床诊疗和照护的一部分，而不是来源于PCORI 的资金。

乳腺癌筛查在美国极具争议，且大型专业学术组织之间对于恰当的指南存在分歧。放射学会建议女性从 40 岁开始每年进行一次筛查，美国预防服务工作组建议 50~74 岁的女性每两年进行一次筛查，其他组织则介于两者之间，女性对此左右为难。但乳腺癌不是一种疾病，女性也没有共同的风险因素，因此，一刀切的方法并不一定是最好的。此外，筛查本身并不是无害的，已知的危害包括高假阳性率和活检率，以及过度诊断和过度治疗[8]。

Athena 乳房健康网络最初是由加州大学所有医疗中心和 Sanford 健康中心合作发起的，其目标是整合从筛查和预防到治疗和存活的各个阶段的诊疗和研究。该网络迫切希望解决诊疗方面的一个关键缺口，将我们对乳腺癌生物学的理解和在乳腺癌风险评估方面的巨大进展整合到筛查过程中。WISDOM 研究（根据风险通知女性筛查）[9]就是我们对这一知识缺口的回应。WISDOM 的目标是通过测试一种新的个性化筛查和预防方法来对抗千篇一律的年度乳腺 X 线检查，进而改变乳腺癌筛查的模式。从风险评估开始，目标是制定个性化的预防和筛查方案并学习如何为需要的人做更多的事，为不需要的人做更少的事。WISDOM 的纳入限制很少，体现了设计的实效性。我们鼓励所有年龄在 40~74 岁、没有乳腺癌病史的女性登录 wisdomstudy.org 并加入该研究。目标是纳入 100 000 名女性。

WISDOM 更有趣的一个方面是与患者代表合作开发的"偏好－容忍"设计，这是保证纳入实效性方法的关键组成部分，鼓励对女性进行随机分配。随机化是学习和回答有关安全问题的最好方法。大多数女性一生中有 35 年的时间都在接受乳腺癌筛查，而此试验开展 5 年就可能得出结果，然后所有参与者将会知道哪个是最好的选择。但是，如果她们对其中一种或另一种选择明显感到不适，可以选择加入观察队列，或选择她们想参与的组，她们也可以选择加入每年筛查组或个性化定制组。这样任何人都不会被排除在试验之外。我们明确地将研究设计为随机组和观察组，而不是只包括那些愿意随机化的人。这一策略意味着纳入患者没有障碍。有强烈偏好的人可以选择想要参与的组，而不是直接被排除在外。这就解决了一个非常重要的偏倚。仍可以代表那些不愿意被随机分配的人。它使我们能够了解患者的偏好——对于那些犹豫不决的人来说，她们更偏向参与哪一个研究组。此外，用实效性的方法进行纳入和排除也确保了选择的宽泛性。无论这个人是被随机分配还是选择了一种干预措施（干预率，如活检），都可以回答许多问题。有一些问题最好选择随机人群（安全性和有效性），而有些问题应该在提供了选择方案的情况下来回答（如评估患者的喜好）。寻找到可纳入尽可能广泛人群的方法，也能够评估每个队列，从而了解仅纳入随机队列存在的内在偏倚。

确保在不同人群中获得广泛代表性的另一个基本方法，是确保纳入标准较宽松。WISDOM 不要求患者去特定的临床地点进行研究随访。大多数的纳入和参与都是在网上进行的，参与者可继续由他们日常的医生进行诊疗，包括乳腺 X 线检查。此外，我们还与一家公司合作，可以将用于唾液基因检测的试剂盒直接送到患者家中。该试验现已被翻译成西班牙语，我们也正在全美国范围内扩大研究范围，并选择不同人群以增加纳入人群的多样性。

6.2.1 试验经费和干预

目前，开展实效性疗效比较试验的经费存在缺口，因为付款人不资助试验性的临床操作，包括 PCORI 在内的传统资助机构同样也不资助。在 WISDOM 项目中，基于风险筛查方法所需的基因检测费用也不在资助范围内。我们在设计 WISDOM 时采用了覆盖证据开发（CED）政策，这是受 Medicare CED 政策的启发。CED 和覆盖证据进展（CEP）支持医疗系统中现有技术新应用的证据开发。例如，对有乳腺癌家族史的女性进行基因检测已经成为标准治疗，而基因检测不是试验性的。随着法律标准的变化和二代测序技术的进步，测试的质量也已经提高（现在已知有 9 个基因突变与乳腺癌风险的显著增加有关），因为成本显著下降（在某些公司），这个测试的费用现在大约是一次乳腺 X 线检查的费用。因此，在 WISDOM 研究中，该测试被用于对所有女性（无论家族史如何）进行个性化筛查以确定高风险女性，并在临床试验的背景下最大限度地发挥预防的潜力。

在研究开始之前的几年及最初招募期间，WISDOM 团队与私人支付者合作，如加州的蓝盾公司，对 CEP 标准进行了调整。通过与私人支付者合作，其成员纳入研究人群，研究可以在适合实效性试验的真实世界环境中为证据的产生提供案例。在得到蓝十字蓝盾协会的支持后，WISDOM CEP 的标准也放松了 [10]。将近 12 个区域的蓝十字蓝盾计划同意将他们组织内作为 CEP 试点参与到 WISDOM，其目的是尽可能地提供试验条件，但在实施中仍面临着相当大的挑战。

基于 CEP 的临床研究目的是通过形成可支付的账单及可减少管理负担的研究程序，从而在全国范围内提供研究服务。WISDOM 研究为所有可用于研究量表的账单服务使用了专门的全国供应商标识（NPI）和税务识别号（TIN）[11]。这显著减少了管理费用，并且在研究扩展到加州以外的地方时可集中提交报销申请。尽管 WISDOM 研究点包括许多医疗中心，但所有与研究相关的临床服务都是由总统健康质量和创新中心（CHQI）加利福尼亚大学办公室的一个单一 NPI 计费的。这最小化了支付方系统和工作流程变化，允许以最少的资源更快速地应用。

为了确保最大数量的参与者能够参与这项研究，WISDOM 研究还联系了有自我保险计划和医疗补助计划的老板。一般来说，健康计划通常不会对他们的大型自费客户直接"推广"像 WISDOM 这样的福利。WISDOM 团队直接与更大的自负保险和灵活资助的雇主们接触。这种积极的合作使雇主们能够通过第三方管理人（TPA）为其雇员和家属实行 CEP。这些福利将允许 TPA 代表雇主并在雇主们的支持下管理。这些团体通常可以决定他们自己的计划覆盖范围，与这些团体合作，WISDOM 研究能够通过 CEP 扩大符合条件的研究人群。

6.2.1.1　研究参与者的招募

实效性试验的一个方面是解决实施和用于实施的框架。为了广泛地招募研究参与者，我们需要使试验适用于所有人。为了让公司和付款人愿意合作，不能将项目限制在特定的地点，而是需要扩大招募患者的能力，这也要求在招募患者和收集数据方面必须务实。

我们使用现代化的工具来开展研究，使用基于 Salesforce（Salesforce Inc., San Francisco）的云平台及其集成分析以实时掌握试验收益。我们还与很多公司合作，这些公司也在使提供测试（如 Color Genomics）和影像数据收集（Life Image）的方法更加现代化。

6.2.1.2　数据收集是实效性的

纳入和参与都是在线上进行的。参与者在他们的研究端口提供电子知情同意书和完整的在线问卷。将基于唾液的基因检测试剂盒邮寄给参与者，之后直接邮寄回 Color 公司的实验室。所有的研究文件和交流都在线上完成。通过各种渠道获取乳腺 X 线检查记录，包括直接将当地的电子病历、Mammosphere 患者端口和电子传真进行整合。为了响应美国《健康保险携带和责任法案》（HIPAA）最近提出的向有需要的患者提供电子健康记录的要求，Mammosphere 与 WISDOM 合作，为数字化医疗记录的确定和在供应者之间的交换提供了一个电子平台。数据收集和参与 WISDOM 所用的实效性方法能够广泛地纳入和提升研究的可及性。我们的实效性试验招募方法克服了许多传统的参与试验障碍，包括交通、在当地医疗机构是否可进入试验及不便。

6.2.1.3　试验、结局、对实践的影响和未来的方向

WISDOM 研究正在进行中，在撰写本章时，我们已经招募了超过 22 000 名女性。为了减少从有研究结果到对指南产生影响的时间，我们采用了利益

相关者参与模式，并从每个部门招募了领导者，包括主要的指南和质量标准机构、付款人（保险公司和自保公司）、倡导者、研究者、临床领导和技术合作伙伴。鼓励所有利益相关者提出建议并参与模拟结果的评估，以努力减少接受和采纳研究结果所需的时间。这种多利益相关者参与模式使美国国家质量保证委员会（NCQA）这样的组织能够参与进来，NCQA 通过 HEDIS 标准对保险公司进行独立认证。HEDIS 得分越高表明试验质量越好，所以如果健康计划降低了乳腺癌筛查的 HEDIS 得分，他们可能考虑是否要参与。WISDOM 方案与 HEDIS 的要求是一致的，因为最近 HEDIS 标准为适应指南的范围做出了改变[12]。如果该研究证明了基于风险筛查的价值，并确定了基于风险进一步调整筛查的频率，那么目前的 HEDIS 规则可能需要修订。多利益相关者模型使 NCQA、美国预防服务工作组和美国癌症协会这样的组织能够将 CEP 试验的结果纳入他们的标准或指南中。

随着这项研究在全美国范围的展开，利益相关者也成了拥护者。例如，WISDOM 研究与来自蓝十字蓝盾协会等组织的各种计划领导人员合作，以使策略目标保持一致。2017 年，蓝十字蓝盾协会宣布了 CEP 标准，批准将 WISDOM 研究扩展至蓝十字蓝盾公司的其他参与试点[10]。我们广大的利益相关者群体每年举行会议，回顾研究进展，探讨机遇和挑战，并回顾模型的研究结果，为研究的实施提出建议，并制定推广策略。

WISDOM 研究纳入了很多重要的实效性试验要素，如果成功，可作为其他筛选试验的模板。它包括随机选择和个人选择，并包含了一个证据覆盖模型，允许支付方为该领域的发展及加速改变做出贡献。WISDOM 还包含了一种策略，即在试验进行过程中整合该领域的进展，确保在结果发表时不会过时。使用现代软件平台实时收集结果。最后，利益相关者模型有助于指南和政策制定者实时讨论和查看结果，以缩小结果发布与实践改变之间的差距。因此，WISDOM 是一个很好的例子，它说明了实效性试验设计选择如何影响政策、指南和结果被采用的速度。

6.3 乳腺癌病史背景下的移植：通过现代化的纳入和排除标准改变政策的实效性方法

实效性的方法还能够让我们抓住重要机会改进政策，并采用创新的方法生成准确的数据。对于有罕见临床问题或多个合并症的患者，往往缺乏前瞻性数据来指导管理决策。当在高度控制环境中产生的现存数据应用于这些特殊情况下的患者时，诊疗可能并不理想。一个可能受益于实效性方法的潜在领域是器官移植和潜在疾病状态（如癌症）管理之间的交叉领域。

　　乳腺癌是女性最常见的恶性肿瘤，因此它是终末期肾病（ESRD）患者一种常见的共病。在全世界 200 万患有 ESRD 的患者中，约 5% 也被诊断为乳腺癌[13]。历史上，移植前患有恶性肿瘤（如乳腺癌）一直被视为肾移植的禁忌证。癌症复发和之后死亡率的不确定性，加上对预后较差患者使用稀缺供体器官是否明智的担忧，使这些患者群体无法及时获得肾移植[14]。以色列佩恩（Penn）国际移植肿瘤登记处的研究表明，乳腺癌患者在移植后复发率较高，为 5.4%~63.6%[15-16]。基于这类研究的结果，组织和机构等待了至少 2~5 年，以确保在接受肾移植前乳腺癌几乎不会再复发。

　　然而，这种强制性的长达数年的等待期会导致并发症发生率及潜在死亡率的增加。等待肾移植的 ESRD 患者依靠透析治疗，5 年生存率为 35%[13]。对于乳腺癌复发风险低和风险高的患者，目前的许多移植指南建议的等待时间一样，并没有考虑到肿瘤特征，如可提示风险的生物标志物和分级等。虽然乳腺癌领域已经发生了巨大的变化，我们预测预后和治疗反应的能力已经大大提高，但在将这些信息整合到其他领域方面仍然滞后。如何使乳腺癌管理的科学进步影响移植决策（对捐赠者和接受者）的例子是一个重要但特别的临床情况，实效性的方法会加快诊断以帮助 ESRD 患者避免潜在的不必要的等待时间、发病率的升高和可能增加的死亡率。

6.3.1　将科学进展应用于乳腺癌分类以影响移植资格

　　最近，一个小样本病例系列报道了 2 例有乳腺癌病史的 ESRD 患者是如何消除等待时间的[17]。根据基因组表达谱分析（如 Oncotype DX 和 MamaPrint）得出的复发风险评分，这些患者能够立即接受肾移植。使用分子检测结合肿瘤病理能够对患者的乳腺癌复发风险进行个体化分析，这可能会对很多患者产生影响，因为如果基于非个体化数据，这些患者通常是被排除在挽救生命的干预措施之外的。此外，它是最具侵袭性、高风险的癌症，可能是由免疫抑制引起的。例如，在三阴性肿瘤中免疫浸润更为常见，逆转局部免疫抑制可显著提高完全反应的机会 [18]。另一方面，分子学上低风险肿瘤是"冷"的（译者注：免疫细胞抑制型肿瘤），缺乏免疫浸润，不太可能受到免疫抑制的影响。由于复发的风险和时间因分子风险状态的不同而不同，根据乳腺癌的亚型量身定制等待时间是一种更合理的方法，可以避免不必要的推迟移植时间。此外，我们对预后的理解通过结合对治疗的反应得到了提高。指南应反映此类乳腺癌管理的现代方法 [19-20]。

6.3.2　移植医生和肾病学家缺乏标准和共识

此外，一项对来自 14 个国家和 32 个州的 129 例移植医生和肾病学家的调查证实，管理乳腺癌患者肾移植决定的现有指南是不充分的。74.8% 的受访者认为，如果面对一名诊断为乳腺癌的肾移植候选人，目前的指南不足以帮助他们做出决策。在接受调查的医生中，27% 的人不知道有针对这一患者群体的标准指南，9% 的人不清楚指南的推荐意见。此外，对于有乳腺癌病史的患者，移植管理在不同的医疗提供者不同，也因地理位置和对免疫抑制在乳腺癌复发中作用的看法而不同。在器官移植领域缺乏共识导致了乳腺癌患者获得可能拯救生命的器官的途径也多种多样。

6.3.3　对未来的建议和对实践的影响：不是每个问题都需要一项试验

为 ESRD 和乳腺癌患者开展实效性试验可以为该领域提供新的指南，并改善患者的预后。或者，可以设置新的标准并使用真实世界的证据来确定结果。特别是考虑到移植患者已经登记在册，任何有乳腺癌病史的患者都可以被密切随访。5 年的结果足以获得该领域的信息。这是最终的实效性研究。

6.4　I-SPY 试验：针对系列研究的调查利用影像学和分子分析预测治疗反应

实效性试验设计的最后一个例子是 I-SPY 试验，它使用一种适应性策略在高风险环境中能够快速学习，以促进确定治疗患者的最佳药物组合。适应性设计被定义为"一种允许在试验开始后对试验和（或）试验的统计程序进行修改而不影响其有效性和完整性的设计"[21]。其目的是使临床试验更加灵活、高效和快速。肿瘤药物的研发通常聚焦于转移性肿瘤，针对进展性疾病患者在接受早期治疗之前开展Ⅰ期（安全性和剂量发现）、Ⅱ期（提示有效）和Ⅲ期（疗效）试验。目前试验的方法是在患者仍可治愈的时候（复发风险高，但仍处于早期和可治愈阶段），每次测试一种药物。这种方法很慢，而且非常昂贵。一种药物从Ⅰ期研究到标准应用可能需要15~18年。曲妥珠单抗，一种针对HER2原癌蛋白的抗体，就是一个很好的例子，从进行药物测试到常规应用花费了18年。FDA对新的、更有效的试验设计方法非常感兴趣，并鼓励研究者使用适应性设计[22]。I-SPY 2是一项针对高风险早期乳腺癌的适应性研究，其目的是加速在正确的时间为正确的患者找到正确的药物的进程，它的重点是在疾病早期阶段测试药物。

6.4.1　I-SPY 2

I-SPY 2是一项多中心适应性平台试验，已经发展成为一个转化研究平台。目标是推动早期、高风险环境中的药物开发，以挽救更多女性的生命，并迅速了解哪种药物组合最有可能治愈患者。

乳腺癌具有异质性，可从惰性发展到非常有侵袭性。此外，复发风险的时间可能在3~5年到1~20年。高危、进展快速的乳腺癌在分子水平上具有特征[23]，其复发风险主要集中在诊断后的前5年，这些是可从化疗中获益的肿瘤类型。同样，这类肿瘤如果改变治疗顺序，首先进行全身治疗（新辅助化疗），可在患者接受明确的手术治疗时评估其对治疗的反应。这种简单的治疗顺序的改变并不会改变预后，但却能让我们更好地了解什么治疗有效，对谁有效。对于这类癌症，残留肿瘤的程度与预后高度相关。在过去的20年里，我们和其他人确立了早期终点指标，即完全的病理反应（和剩余癌症负荷）[24]，以预测3年无并发症和远期无复发生存期[25]。

几个关键的创新点促进了这个试验平台的成功。第一是使用早期终点指标来加速了解和改变治疗顺序，以便在诊疗过程中能够早期读取（病理来衡量对治疗的反应）。第二是使用生物标志物和影像学指导，以及识别有早期复发风险患者类别的能力，纳入研究。第三是使用一个平台，而不是对每一种需测试的药物进行一个试验。试验的设计是实效性的，同时可测试多个药物/组合，这样试验就可以成为学习的工具。药物进出试验都是通过修改试验方案进行的，与撰写和审查每一种新药的新方案相比，节省了大量时间。第四是使用新工具捕获实时数据。在一项有 300 例患者参加的验证性 1:1 随机新辅助治疗试验中，纵向贝叶斯自适应模型用于预测药物的合格性，即达到 85% 预测成功率阈值。合格阈值的目的是识别那些具有较大可能性的药物，这样我们就可以专注于那些最有可能改善患者预后的药物组合。I-SPY 2 是一项 Ⅱ 期试验，设计的目的是确定在后续 Ⅲ 期试验中最可能成功的项目，并避免肿瘤试验中最大的问题之一，即 70% 的 Ⅲ 期试验都失败了。最后，该试验是合作设计的，从一开始就包括了 FDA、制药和生物技术公司、学术中心及患者。试验设计利用预先竞争标准来调整激励措施及提高效率[26-28]。

已确定一些药物合格，其中最显著的结果之一是将帕姆单抗加入紫杉醇后，病理完全反应（pCR）的效果增加了近 3 倍，这在近期一项后续的 Ⅲ 期试验中已经得到了证实[29-30]。到目前为止，在过去的 10 年中，已有 18 种药物和组合纳入试验，还有越来越多的药物正被纳入[31-33]。目前该网络中有 20 个大型学术网站，另外还有 4 个（包括社区癌症中心网络）计划在 2020 年进入。有超过 20 家公司加入。试验开始时，这是第一次把多家制药公司纳入同一试验。

6.4.2　新辅助治疗下适应性试验的未来

早期终点指标越来越受到监管机构和临床医生的认可，因为它们提供了对患者至关重要的预后信息[34]。实现 pCR 的影响是非常显著的，试验和诊疗已经发展到可以根据对治疗的反应来调节诊疗方案。这促进了临床实践的改变，使标准的随机对照试验变得极其困难。就像 HIV 传播一样，患者和他们的肿瘤医生知道，如果能达到完全反应，他们的预后将会更好。此外，目前很多试验表明，靶向治疗可以增加那些有大量残留病灶的患者的生存机会[31,35]。

实践中的这些改变对患者是有益的。然而，思考如何在新辅助治疗环境下进行临床试验时需要创新。如果将女性患者随机分配到标准治疗组或者试验药物加标准治疗组，但没有获得好的疗效，她们会在手术后继续使用其他的药物，这导致对长期终点的比较变得极其困难。早期终点是推进知识转变的关键。但是，一旦确定了早期终点，临床医生和患者将不会接受较差的结果，而是会且应该寻找机会进一步提高他们获得良好预后的机会。这意味着我们的科学知识和临床试验设计将不得不做出改变。

在项目基金（P01CA210961）和 Quantum Leap 医疗合作方（试验赞助商）的支持下，我们正在设计下一代 I-SPY 2，明确的 5 年目标是使 90% 的患者达到 pCR，并使远期无复发生存率达到 92% 或更高。"I-SPY 2 Plus" 将通过鼓励根据个人反应增加或减少治疗，为临床试验建立一个新的范例。I-SPY 2 Plus 将利用目前 I-SPY 2 的贝叶斯自适应、生物标记物驱动的方法，结合"序贯多重分配随机试验"或"SMART"试验模型，促进同一试验中的多次随机化。在这种混合模型中，对最初被随机化、对治疗无反应的患者可能随后会被第二次（在某些情况下会有第三次）随机化到生物靶向治疗组，作为实现 pCR 的"第二次机会"。进一步的创新包括形成一个额外的验证组，作为从 II 期到 III 期药物研发的无缝过渡——"监管证据形成"组——旨在建立一种更有效的方法来收集药物 / 药物组合监管批准所需的证据。在准备 I-SPY 2 Plus 2020 年的启动时，许多统计和数据采集及管理方面的支持性创新也正在进行中。

事实上，试验设计的方式往往将成功的机会最大化，因为期刊和研究者最感兴趣的是阳性的结果。然而，这并不总是获取新知识的最好机会。在个体化医疗的时代，我们不应该只是因为纳入了大样本的患者而去寻找那些效益小、P 值显著的大型试验。我们应该寻找对某一疾病亚型有最大影响的干预措施。如果风险高且对治疗反应差，我们应该设计试验升级干预措施；而如果风险低且反应良好，则应降低治疗水平。同样，我们应该设计能够快速获得知识的试验，例如更高效的适应性（贝叶斯）试验。如果这些试验利用生物学并且跨疾病特征进行设计，那么其结果就可以提示该领域最有可能成功的干预措施。如果有作为长期预后良好替代的早期终点指标，那么我们就可以高效地设计试验让大多数患者尽可能快地达到最好的早期终点。

I-SPY 试验强调，即使在出现新疗法和诊疗标准不断发展的情况下，也需要制定实效性方案以适应该领域的学习和变化，并能够快速学习。至关重要的是，我们必须在不断变化的环境中设计出成功且具有引领作用的试验。

6.5 结 论

学习的方法有很多，随机试验应该作为推进这一领域的助力工具之一。然而，具有严格纳入和排除标准的试验具有局限性，这些试验的结果通常可能不适用于广泛的人群。此外，需要随机化的试验存在内在的偏倚，因为它只包括那些接受随机分配的人，或那些愿意接受特定医疗方法的人。可以用实效性方式设计试验，纳入更多的人群，包括那些可能被忽视的人群。也有一些方法可以用一种实效性的方式来获取新证据和修改指南，而不需要进行试验，然后使用真实世界的数据来生成确定性的证据。

我们的试验更应该以患者为中心，设计得更高效。我们的试验应该看起来更像实际诊疗，而同时我们的诊疗也看起来更像在进行实效性试验。我们要达到的是在诊疗过程中自然地学习。实效性试验旨在确保我们的发现将为我们服务的患者带来最大的益处。但是，如果我们要达到这一目标，实效性试验本身必须继续发展。

参考文献

[1] Barnett AG, van der Pols JC, Dobson AJ. Regression to the mean: what it is and how to deal with it. Int J Epidemiol，2004，34(1):215–220. https://doi.org/10.1093/ije/dyh299.

[2] Schwartz D, Lellouch J. Explanatory and pragmatic attitudes in therapeutical trials. J Clin Epidemiol，2009，62(5):499–505. https://doi.org/10.1016/j.jclinepi.2009.01.012.

[3] Ford I, Norrie J. Pragmatic trials. N Engl J Med，2016，375(5):454–463. https://doi.org/10.1056/NEJMra1510059.

[4] Roland ME, Barin B, Huprikar S, et al. Survival in HIV-positive transplant recipients compared with transplant candidates and with HIV-negative controls. AIDS，2016，30(3):435–444. https://doi.org/10.1097/QAD.0000000000000934.

[5] Stock PG, Barin B, Murphy B, et al. Outcomes of kidney transplantation in HIV-infected recipients. N Engl J Med，2010，363(21):2004–2014. https://doi.org/10.1056/NEJMoa1001197.

[6] Coffin CS, Stock PG, Dove LM, et al. Virologic and clinical outcomes of hepatitis B virus infection in HIV-HBV coinfected transplant recipients. Am J Transplant，2010，10(5):1268–1275. https://doi.org/10.1111/j.1600-6143.2010.03070.x.

[7] Terrault NA, Roland ME, Schiano T, et al. Outcomes of liver transplant recipients with hepatitis C and human immunodeficiency virus coinfection. Liver Transpl，2012，18(6):716–726. https://doi.org/10.1002/lt.23411.

[8] Esserman LJ, Thompson IM, Reid B. Overdiagnosis and overtreatment in cancer. JAMA，

2013，310(8):797–798. https://doi.org/10.1001/jama.2013.108415.

[9] Esserman LJ. The WISDOM study: breaking the deadlock in the breast cancer screening debate. npj Breast Cancer，2017，3(1):34. https://doi.org/10.1038/s41523–017–0035–5.

[10] Blue Cross Blue Shield Association. Blue cross and blue shield companies seek to personalize breast cancer screening through the WISDOM study. bcbs.com(2018–05–05) [2019-07-01]. https://www.bcbs.com/pressreleases/blue-cross-and-blue-shield-companies-seek-personalize-breast-cancer-screening.

[11] Rosenberg-Wohl S, Thygeson M, Stover Fiscalini A, et al. Private payer participation in coverage with evidence development: a case study//Health affairs(2017–03–14)[2017–04–04]. http://healthaffairs.org/blog/2017/03/14/private-payer-participation-in-coverage-with-evidence-development-a-casestudy/.

[12] eCQI Resource Center. Breast cancer screening eCQMs for 2018 performance period. ecqi.healthit.gov[2019–07–22][2019–08–10]. https://ecqi.healthit.gov/ecqm/ep/2018/cms125v6.

[13] United States Renal Data System. 2018 USRDS annual data report: epidemiology of kidney disease in the United States. usrds.org[2019–08–01]. https://www.usrds.org/adr.aspx. Published 2018.

[14] Wong G, Webster AC. Cancer after kidney transplantation//Chapman JR, editor. Oxford textbook of clinical nephrology. Vol 1. Cancer after kidney transplantation. Oxford: Oxford University Press. https://doi.org/10.1093/med/9780199592548.003.0287.

[15] Penn I. Cancers in renal transplant recipients. Adv Ren Replace Ther，2000，7(2):147–156.

[16] Knoll G, Cockfield S, Blydt-Hansen T, et al. Canadian Society of Transplantation: consensus guidelines on eligibility for kidney transplantation. CMAJ，2005，173:S1–25. https://doi.org/10.1503/cmaj.1041588.

[17] Mukhtar RA, Piper ML, Freise C, et al. The novel application of genomic profiling assays to shorten inactive status for potential kidney transplant recipients with breast cancer. Am J Transplant，2017，17(1):292–295. https://doi.org/10.1111/ajt.14003.

[18] Wolf DM, Yau C, Wulfkuhle JD, et al. Integration of DNA repair deficiency and immune biomarkers to predict which early-stage triple-negative breast cancer patients are likely to respond to platinum-containing regimens vs. immunotherapy: the neoadjuvant I-SPY 2 trial. Chicago, IL，2019.

[19] Esserman LJ, Moore DH, Tsing PJ, et al. Biologic markers determine both the risk and the timing of recurrence in breast cancer. Breast Cancer Res Treat，2011，129(2):607–616. https://doi.org/10.1007/s10549–011–1564–5.

[20] Esserman LJ, Yau C, Thompson CK, et al. Use of molecular tools to identify patients with indolent breast cancers with ultralow risk over 2 decades. JAMA Oncol，2017，3(11):1503–1510. https://doi.org/10.1001/jamaoncol.2017.1261.

[21] Mahajan R, Gupta K. Adaptive design clinical trials: methodology, challenges and prospect. Indian J Pharmacol，2010，42(4):201–207. https://doi.org/10.4103/0253-7613.68417.

[22] Woodcock J, LaVange LM. Master protocols to study multiple therapies, multiple diseases, or both. N Engl J Med，2017，377(1):62–70. https://doi.org/10.1056/NEJMra1510062.

[23] Sparano JA, Gray RJ, Makower DF, et al. Adjuvant chemotherapy guided by a 21–gene expression assay in breast cancer. N Engl J Med, 2018, 379(2):111–121. https://doi.org/10.1056/NEJMoa1804710.

[24] Symmans WF, Peintinger F, Hatzis C, et al. Measurement of residual breast cancer burden to predict survival after neoadjuvant chemotherapy. J Clin Oncol, 2007, 25(28):4414–4422. https://doi.org/10.1200/JCO.2007.10.6823.

[25] Yee D, DeMichele A, Isaacs C, et al. Pathological complete response predicts event-free and distant disease-free survival in the I-SPY2 TRIAL (Abstract GS3–08). Cancer Res, 2018, 78(4 Suppl) .https://doi.org/10.1158/1538-7445.SABCS17–GS3–08.

[26] Woodcock J. Precompetitive research: a new prescription for drug development? Clin Pharmacol Ther, 2010:521–523.

[27] Barker AD, Sigman CC, Kelloff GJ, et al. I-SPY 2: an adaptive breast cancer trial design in the setting of neoadjuvant chemotherapy. Clin Pharmacol Ther, 2009, 86(1):97–100. https://doi.org/10.1038/clpt.2009.68.

[28] Esserman LJ, Barker AD, Woodcock J, et al. A model for accelerating identification and regulatory approval of effective investigational agents. Cureus, 2012, 4(12):e76. https://doi. org/10.7759/cureus.76.

[29] Nanda R, Liu MC, Yau C, et al. Pembrolizumab plus standard neoadjuvant therapy for highrisk breast cancer (BC): results from I-SPY 2 (Abstract 506). J Clin Oncol, 2017, 35(Suppl. 15) .https://doi.org/10.1200/JCO.2017.35.15_suppl.506.

[30] Merck. Merck's KEYTRUDA® (pembrolizumab) in combination with chemotherapy met pri mary endpoint of pathological complete response (pCR) in pivotal phase 3 KEYNOTE-522 trial in patients with triple-negative breast cancer (TNBC). merck. com(2019–07–29)[2019–08–01]. https://investors.merck.com/news/press-release-details/2019/Mercks-KEYTRUDA-pembrolizumab-in-Combination-with-Chemotherapy-Met-Primary-Endpoint-of-Pathological-Complete-Response-pCR-inPivotal-Phase-3-KEYNOTE-522-Trial-in-Patients-with-Triple-Negative-Breast-Cancer-TNBC/default.aspx.

[31] Park JW, Liu MC, Yee D, et al. Adaptive randomization of neratinib in early breast cancer. N Engl J Med, 2016, 375(1):11–22. https://doi.org/10.1056/NEJMoa1513750.

[32] Rugo HS, Olopade OI, DeMichele A, et al. Adaptive randomization of veliparib-carboplatin treatment in breast cancer. N Engl J Med, 2016, 375(1):23–34. https://doi.org/10.1056/NEJMoa1513749.

[33] Esserman L, Hylton N, Asare S, et al. I-SPY2: unlocking the potential of the platform trial. In: Antonijevic Z, Beckman RA, editors. Platform trial designs in drug development umbrella trials and basket trials, 2018：3–22.

[34] Prowell TM, Pazdur R. Pathological complete response and accelerated drug approval in early breast cancer. N Engl J Med, 2012, 366(26):2438–2441. https://doi.org/10.1056/NEJMp1205737.

[35] Masuda N, Lee S-J, Ohtani S, et al. Adjuvant capecitabine for breast cancer after preoperative chemotherapy. N Engl J Med, 2017, 376(22):2147–2159. https://doi.org/10.1056/NEJMoa1612645.

（范倩倩 译，雷翀 审）

第 7 章

临床试验：确保质量和标准化

Mihir M. Shah，*Darren R. Carpizo*

7.1 引　言

　　全球的临床试验数量正在迅速增加。ClinicalTrials.gov 从 2000 年开始运行，当年共注册了 2119 项试验，到了 2019 年，注册项目为 309 531 项，几乎增加了 150 倍[1]。2019 年注册的 309 531 项试验中，244 831 项（79%）为干预性试验，其中 25 857 项（约 11%）涉及外科手术。随着临床试验数量的增加，对以符合伦理的方式进行涉及人类受试者研究的要求更加严格，并且要求数据的收集、分析和报告具有高质量和公开性。为了满足这一需求，从学术中心到进行临床试验的大型联盟，再到美国国立卫生研究院（NIH），各种组织机构现在已经为参与临床试验的所有专业人员实施了培训计划并制定了标准。我们将阐述其中一些标准及临床试验的其他组成部分，以确保质量和标准化。

M. M. Shah
Division of Surgical Oncology, Department of Surgery,
Emory University School, Atlanta, GA, USA

D. R. Carpizo (✉)
Division of Surgical Oncology, Department of Surgery,
University of Rochester, Rochester, NY, USA
e-mail:Darren_Carpizo@urmc.rochester.edu

© Springer Nature Switzerland AG 2020
T. M. Pawlik, J. A. Sosa (eds.), *Clinical Trials*, Success in Academic Surgery,
https://doi.org/10.1007/978-3-030-35488-6_7

7.2 《良好临床实践》（GCP；药物临床试验质量管理规范）

对涉及人类受试者的临床试验设计、实施、记录和报告的各个方面，建立符合伦理和科学的质量标准的一个国际平台。这保护了受试者的权利、安全和利益[2]。

国际协调理事会（ICH）GCP 指南的主要目的是使欧盟、日本和美国的监管机构能够互通临床数据，从而提供统一的标准。这样可以提高临床试验的质量和效率，并在保护受试者的同时产生可靠的结果[3]。

7.3 合作机构培训倡议（CITI）

CITI 计划在研究、伦理、监管监督、研究的责任主导、研究管理，以及与研究项目相关的其他主题方面，提供高质量、同行评审、基于网络的教育课程[4]。定期设计和更新的材料包括：

- 提高研究人员的知识和专业水平。
- 对伦理委员会的成员、管理人员和领导进行教育。
- 在组织中促进伦理研究。

CITI 计划开始于 2000 年 3 月，现在包括 20 多个主题领域（包括研究的生物安全和生物安全保障、利益冲突、GCP、信息隐私和安全，以及开展研究的责任）[4]。每年有数千个组织中的上百万学习者浏览这些材料。许多组织需要 CITI 的培训证书才能进行临床试验，不论是大学还是临床研究组织和 NIH。自 2017 年起，NIH 要求 GCP 培训每 3 年重新认证一次[5]。此外，CITI 计划不仅提供符合 NIH 政策的 GCP 课程，还提供 NIH 资助的研究人员感兴趣的特定主题培训[6]。

7.4 不良事件报告

7.4.1 调查人员责任

不良事件（AE）识别、记录、分级和归因分配的主要责任由临床研究者承担，最终由主要研究者负责及时报告[7]。调查人员必须及时将所有严重不良事件报告给主办方[8]。

7.4.2 主办方责任

主办方应及时向美国食品药品监督管理局（FDA）和所有参与的研究者报告，关于试验新药（IND）或研究性器械豁免（IDE）的任何新的重大不良事件或风险。除了上一年的临床研究总结外，年度报告中还应包括以下内容[7]：

- 最常见和最严重的不良事件。
- IND 和 IDE 安全报告。
- 死亡的受试者（报告死亡原因）。
- 因不良事件相关原因退出研究的受试者（无论是否与药物或器械相关）。

不良事件分级至关重要，必须由直接参与方案受试者临床管理的医务人员记录[7]。分级与不良事件的严重程度相关，以便于报告（表 7.1）。

表 7.1 不良事件的严重程度

分级	描述
0	无不良事件（在正常范围内）
1	轻度：无症状或轻微症状，仅观察（临床或诊断），不需要任何干预
2	中度：需要最小、局部或无创性干预（如包扎、烧灼），符合年龄的工具性日常活动（ADL）受限
3	重度：医学意义重大但不立刻危及生命，住院或住院时间延长，丧失活动能力，ADL 受限
4	威胁生命结局：需要紧急干预
5	死亡（与不良事件相关）

来源：https://ctep.cancer.gov/protocolDevelopment/electronic_applications/docs/ aeguidelines.pdf

越来越多的证据表明，医生低估和低报了不良事件的严重程度和发生率[9-10]。导致这一现象的因素包括：对轻微、主观或预期毒性的关注较少，对疗效以外的毒性的关注较少，患者数量增加，医生时间不足且诊疗数据的来源有限，以及对患者所有毒性信息的收集没有条理或不全面[9-11]。鉴于此，NCI 开发了一种标准化的、以患者为中心的不良事件报告方法。将该方法应用于临床试验有助于改进和补充医生对不良事件的报告[12]。

7.5 标准操作程序（SOP）

定义和标准化临床试验程序的综合说明称为 SOP[13]。主要目的是帮助研究人员和研究团队遵守指导临床研究行为的 GCP。编写和管理良好的 SOP 促使以标准化的方式统一执行研究相关活动。

7.6 病例报告表（CRF）

为记录在临床试验中需要向主办方报告的患者信息而编制的文件[14]。一份设计良好的 CRF 反映了最佳数据收集研究方案的基本内容[15]，包括不良事件和严重不良事件。图 7.1 展示了典型的严重不良事件表格。记录的信息通常包括事件的日期和细节、主治医生和主要研究者的评论、严重不良事件的分类（表 7.1），以及表格中描述的其他细节。与传统的纸质 CRF 相比，现在通常使用电子 CRF 表（eCRF）。eCRF 旨在以最小的误差促进数据获取，当使用经过验证的系统以电子方式收集数据时，监管机构愿意接受提交的数据信息[16]。CRF 对于获取关键数据以进行有意义的分析至关重要。设计 CRF 的指南不在本章阐述，可查阅文献[15]。

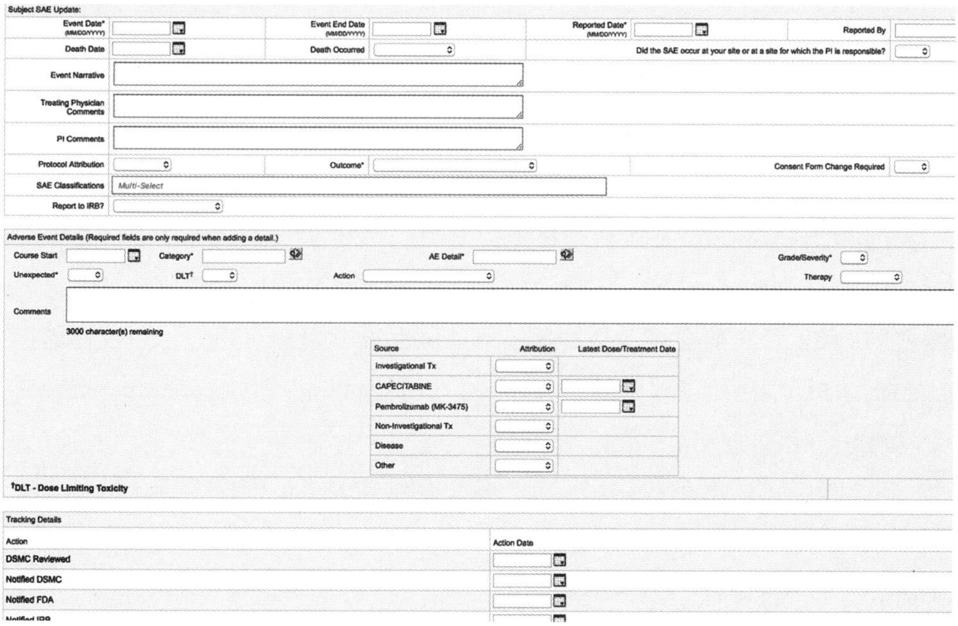
Subject SAE Update:
Event Date* (MM/DD/YYYY)
Event End Date (MM/DD/YYYY)
Reported Date* (MM/DD/YYYY)
Reported By
Death Date
Death Occurred
Did the SAE occur at your site or at a site for which the PI is responsible?
Event Narrative
Treating Physician Comments
PI Comments
Protocol Attribution
Outcome*
Consent Form Change Required
SAE Classifications
Multi-Select
Report to IRB?
Adverse Event Details (Required fields are only required when adding a detail.)
Course Start
Category*
AE Detail*
Grade/Severity*
Unexpected*
DLT†
Action
Therapy
Comments
3000 character(s) remaining

Source	Attribution	Latest Dose/Treatment Date
Investigational Tx		
CAPECITABINE		
Pembrolizumab (MK-3475)		
Non-Investigational Tx		
Disease		
Other		

†DLT - Dose Limiting Toxicity

Tracking Details

Action	Action Date
DSMC Reviewed	
Notified DSMC	
Notified FDA	
Notified IRB	

图 7.1 严重不良事件报告表格

7.7 电子数据管理系统（EDMS）

EDMS 是通过与著名研究机构合作建立的综合标准化系统，以简化研究操作。例如，OnCore 就是这样的一个系统。

OnCore 是管理临床研究数据的一个著名的应用程序。OnCore 不仅具有完善的临床研究管理功能，还充分集成了患者登记、生物样本管理、计费合规性和电子数据获取功能。超过 50 家前沿临床研究机构选择了 OnCore 系统来管理和拓展其临床试验组合[17]。

Complion 是为临床研究人员搭建的另一个平台，是一个云电子监管平台。它提高了研究中心和主办方的效率、依从性和透明度。其目的是以较少的工作量建立最高水平的依从性，因此相关人员可以专注于试验的重要事项[18]。Complion 通常由监管部门控制。

7.8 数据和安全监察委员会（DSMB）

DSMB 的主要作用包括在登记前批准最终方案，并定期审查研究进展的各个方面（患者登记、方案合规性、数据质量和完整性、不良事件和安全性）。此外，DSMB 还对试验的继续、修改或终止提出建议[19]。

DSMB 基本上是强制性的，因为它提高了临床试验中对并发症的关注度，以确保受试者的安全。DSMB 应至少包括一名参与正在研究的疾病或患者群体的临床专家、生物统计学家和伦理学家[19]。

通常，DSMB 会议至少每年举行一次，并可能根据所监察试验的要求增加举行次数。每次的会议包括一次公开会议、一次非公开会议和一次最终执行会议，详细信息可通过链接找到：https://deainfo.nci.nih.gov/grantspolicies/datasafety.pdf.。

为了受试者的安全和数据的完整性，DSMB 必须能够查阅揭盲的数据。一些生物统计学家认为，从最初的数据审查开始，DSMB 就应该揭盲治疗身份信息[20]。只要 DSMB 对试验数据的揭盲要求得到尊重，如果领导试验者希望对某些数据进行屏蔽，也可以接受。

7.9 《临床试验报告统一标准》（CONSORT）

编制 CONSORT 声明的目的是帮助作者报告随机对照试验[21]。该声明提供了临床试验报告的最低标准条款。此外，该声明提高了医学期刊的报道质量[22-25]，得到了数百种期刊的官方认可，包括高影响力期刊和知名主编[26]。建议主要研究者在设计临床试验时参照《CONSORT 声明》，尤其是检查清单和流程图。更多详细信息可在以下链接查看，其中发布了 2010 年《CONSORT 声明》的更新指南：https://www.bmj.com/content/340/bmj.c332。

7.10 临床研究组织（CRO）

多中心临床试验的成功取决于不同参与中心的研究质量。个别中心可能没有实现这一目标的政策和程序，而合作团体、联盟和网络等组织可以满足这一需求。这些组织具有不同的属性，如商业还是非营利、是否与基金会相关，以及是否有特殊地区参与。一些组织提供全面的 CRO 类资源，另一些可能提供"自助式"服务，包括现场管理组织（SMO）模式。

利用这样的组织可以获得许多帮助。他们通常创建了基于不同参与中心通用标准的政策和程序。组织确保这些通用标准符合当地法规要求，并符合研究中心的要求。组织集中提供服务，允许组织根据研究方案收集、编译和确认必要的文件和数据。通常使用临床试验管理系统（CTMS），存储与特定研究相关的各种现场监管文件。不良事件和外部安全报告的集中处理是这种组织确保不同研究中心依从性的另一个例子。

联盟和类似组织对多中心研究进行监察，就像一个机构的临床试验办公室监察自己的单中心研究一样。联盟可以通过系统的方法有效地管理多个中心对 GCP 的遵守情况。通常在临床试验管理系统中，对研究特定数据库建立标准，自动化流程确保整个研究周期的质量[27]。这些工具依据标准操作流程所编写，用于保证临床试验的合规性。

联盟将语言纳入实施多中心研究的协议中。创建 eCRF 供所有中心使用，以进行标准化的数据收集。研究各中心工作人员接受 eCRF 指南的培训。数据查询入口能检查未解决的问题和已获得的信息。按照所需的频率安排查询，并将输出结果发送给联盟和参与中心的负责人员进行解决。这种远程监控确保准确的数据可用于累积和安全追踪。警报程序用于检测中止标准和触发安全报告[28]。联盟使用这样的流程与各中心工作人员共同合作，以确保研究质量[29]。

7.11　临床研究专业人员（CRP）

CRP 在广泛环境及不同组织中工作。大多数中心要求其 CRP 通过临床研究专业人员协会（ACRP）或临床研究协会（SOCRA）等组织提供的各种考试以进行资格认证。这些组织的认证，可以证明 CRP 具备标准的临床研究界公认的知识、教育和经验水平。这些标准促进了临床试验中伦理行为的认可度和持续保持高水准[30]。许多机构要求其 CRP 在晋升之前获得这些认证，以承担更多的责任和具备更好的领导能力。

7.12　结　论

确保如今外科领域临床试验的质量和标准化与药物试验没有区别。这需要对参与研究的所有人进行专门的培训，而不仅仅是研究调查员。现在有许多此类培训的线上资源，也有许多公认的可提供线上认证的组织。在数字时代，创建高质量数据的关键在于构建和使用高质量的软件系统，以满足每个临床试验的需要，并确保输入的数据正确并能定期更新。在一个需要更多多中心研究的时代，学术界和工业界的联盟带来了更大的需求，以确保数据管理系统具有高质量并能满足研究者的需求。这些联盟有不同的做法，外科研究者必须理解，并在试验早期关注这一点，以便在潜在问题发生之前发现它们。尽早发现问题将能够及时对软件进行修改，以确保在后期试验中收集质量最高的数据。

参考文献

[1] Clinical Trials—trends, charts and maps. https://clinicaltrials.gov/ct2/resources/trends.

[2] E6(R2) Good clinical practice: integrated addendum to ICH E6(R1). U.S. Food and Drug Administration. https://www.fda.gov/regulatory-information/search-fda-guidance-documents/ e6r2-good-clinical-practice-integrated-addendum-ich-e6r1.

[3] E6(R2) Good clinical practice: integrated addendum to E6(R1); International Council for Harmonisation; Guidance for Industry; Availability. https://www.regulations.gov/document?D=FDA-2018-D-0719-0001.

[4] CITI program. https://about.citiprogram.org/en/mission-and-history/.

[5] National Institutes of Health—policy and compliance. https://grants.nih.gov/policy/clinical-trials/good-clinical-training.htm.

[6] Policy on good clinical practice training for NIH awardees involved in NIH-funded clinical trials. 2016. National Institutes of Health (NIH). https://grants.nih.gov/grants/guide/notice-files/ NOT-OD-16-148.html.

[7] NCI guidelines: adverse event reporting requirements. https://ctep.cancer.gov/protocolDevelopment/electronic_applications/docs/aeguidelines.pdf.

[8] 21 CFR 312.64b, 21 CFR 812 (code of federal regulation title 21). U.S. Food and Drug Administration. https://www.accessdata.fda.gov/scripts/cdrh/cfdocs/cfcfr/cfrsearch.cfm?fr=312.64.

[9] Di Maio M, Gallo C, Leighl NB, et al. Symptomatic toxicities experienced during anticancer treatment: agreement between patient and physician reporting in three randomized trials. J Clin Oncol, 2015, 33(8):910–915. https://doi.org/10.1200/ JCO.2014.57.9334.

[10] Fromme EK, Eilers KM, Mori M, et al. How accurate is clinician reporting of chemotherapy adverse effects? A comparison with patient-reported symptoms from the Quality-of-Life Questionnaire C30. J Clin Oncol, 2004, 22(17):3485–3490. https://doi.org/10.1200/JCO.2004.03.025.

[11] Montemurro F, Mittica G, Cagnazzo C, et al. Self-evaluation of adjuvant chemotherapy-related adverse effects by patients with breast cancer. JAMA Oncol, 2016, 2(4):445–452. https://doi.org/10.1001/jamaoncol.2015.4720.

[12] Basch E, Reeve BB, Mitchell SA, et al. Development of the National Cancer Institute's patient-reported outcomes version of the common terminology criteria for adverse events (PRO-CTCAE). J Natl Cancer Inst, 2014, 106(9) .https://doi. org/10.1093/jnci/dju244.

[13] Sajdak R, Trembath L, Thomas KS. The importance of standard operating procedures in clinical trials. J Nucl Med Technol, 2013, 41(3):231–233. https://doi.org/10.2967/jnmt.113.121467.

[14] ICH guidance E6: good clinical practice: consolidated guideline. US HHS, US FDA, CDER, CBER, 1996(2013–06–11). http://www.fda.gov/downloads/Drugs/Guidances/ucm073122.pdf.

[15] Bellary S, Krishnankutty B, Latha MS. Basics of case report form designing in clinical research. Perspect Clin Res, 2014, 5(4):159–166. https://doi.org/10.4103/2229–3485.140555.

[16] Good clinical data management practices. Belgium: Society for Clinical Data Management, 2009(2013–06–17).http://www.swaggerinfosolutions.pro/sridevi/New%20Folder/ICRI/GCDMP_complete_OCT2009.pdf.

[17] OnCoreenterpriseresearchCTMS.Forte.https://forteresearch.com/enterprise-research-oncore/.

[18] eRegulatory solution for high-performing clinical research sites. Complion. https://

complion. com/.

[19] Holubkov R, Casper TC, Dean JM, et al. The role of the Data and Safety Monitoring Board in a clinical trial: the CRISIS study. Pediatr Crit Care Med, 2013, 14(4):374–383. https://doi.org/10.1097/PCC.0b013e318274568c.

[20] Piantadosi S. Clinical trials: a methodologic perspective. New York: John Wiley & Sons, 2005.

[21] Begg C, Cho M, Eastwood S, et al. Improving the quality of reporting of randomized controlled trials. The CONSORT statement. JAMA, 1996,276(8):637–639.

[22] Moher D, Jones A, Lepage L; CONSORT Group. Use of the CONSORT statement and quality of reports of randomized trials: a comparative before-and-after evaluation. JAMA, 2001,285(15):1992–1995.

[23] Plint AC, Moher D, Morrison A, et al. Does the CONSORT checklist improve the quality of reports of randomised controlled trials? A systematic review. Med J Aust, 2006,185(5):263–267.

[24] Turner L, Shamseer L, Altman DG, et al. Consolidated standards of reporting trials (CONSORT) and the completeness of reporting of randomised controlled trials (RCTs) published in medical journals. Cochrane Database Syst Rev, 2012,11:MR000030. https://doi.org/10.1002/14651858.MR000030.pub2.

[25] Devereaux PJ, Manns BJ, Ghali WA, et al. The reporting of methodological factors in randomized controlled trials and the association with a journal policy to promote adherence to the Consolidated Standards of Reporting Trials (CONSORT) checklist. Control Clin Trials, 2002,23(4):380–388.

[26] Shamseer L, Hopewell S, Altman DG, et al. Update on the endorsement of CONSORT by high impact factor journals: a survey of journal "Instructions to Authors" in 2014. Trials, 2016,17(1):301. https://doi.org/10.1186/s13063–016–1408–z.

[27] 21 CFR 11. U.S. Food and Drug Administration. https://www.accessdata.fda.gov/scripts/cdrh/ cfdocs/cfcfr/CFRSearch.cfm?CFRPart=11.

[28] 21 CFR 312.32–33. U.S. Food and Drug Administration. https://www.accessdata.fda.gov/scripts/cdrh/cfdocs/cfcfr/CFRsearch.cfm?CFRPart=312.

[29] 21 CFR 312.56. U.S. Food and Drug Administration. https://www.accessdata.fda.gov/scripts/ cdrh/cfdocs/cfcfr/CFRSearch.cfm?fr=312.56.

[30] Cuccia M. How to advance your career through clinical research certification. Forte. https:// forteresearch.com/news/how-to-advance-your-career-through-clinical-research-certification/.

（龚海蓉　译，雷翀　审）

第 8 章

设备和药物开发的步骤：临床试验、相似性和差异

Timur P. Sarac

8.1 人体试验前期工作

8.1.1 想法和记录

新设备和新药物的研发源于未满足的需求。未满足需求的领域各不相同。例如，对于恶性肿瘤可能没有足够的治疗选择，或者对于复杂的升主动脉瘤没有微创治疗技术可用。为了保护知识产权，尽可能地详细描述并将内容记录在注明日期的文件或笔记本中是很重要的。

8.1.2 专 利

获取专利能合法地保护自己的想法不被其他人窃取。获得专利的过程可能非常耗时且成本高昂。美国专利的平均成本约为 20 000 美元，将其扩展到欧盟、亚洲和南美国家联盟的成本可能会超过 100 000 美元。第一步从确认

T. P. Sarac (✉)

The Ohio State University School of Medicine, Wexner Medical Center, The Ross Heart Hospital, Columbus, OH, USA

e-mail:Timur.Sarac@osumc.edu

© Springer Nature Switzerland AG 2020

T. M. Pawlik, J. A. Sosa (eds.), *Clinical Trials*, Success in Academic Surgery, https://doi.org/10.1007/978–3–030–35488–6_8

是否存在相同或类似想法的现有专利开始。在聘请专利律师之前，可以通过美国专利和商标局（USPTO.gov）或谷歌专利（patents.google.com）自行搜索。如果发现已存在"现有技术"，不要气馁，因为您的想法可能有不同的角度。一旦确认想法或发明的独特性，接下来就可以聘请专利律师。专利律师也会研究这个想法，如果你们一致认为没有"现有技术"，那么律师通常会让您提交临时专利申请。这个临时申请设定了专利保护的日期和时间，但不是最终版 [1]。临时申请包括发明的具体描述和附图。理解申请专利的主题可能需要图纸，但不是正式的专利权利要求、发明人宣誓或声明 [2]。美国专利商标局不对临时专利进行正式审查，因此临时申请本身永远不会成为专利。然而，临时专利申请随后可由申请人转换为非临时"实用新型专利"申请，此时该申请作为实用新型申请接受审查 [3]。临时申请也不是"公开"的，而是作为记录的一部分，连同随后引用它的任何非临时申请文件，之后在发布声称其优先权利益的专利时转为"公开"的性质。这让您有 1 年的时间来整理具体描述和论点。这项最终的"实用专利"包括对发明的全面描述、插图和最后的"声明"，这些都是发明的具体内容，具有独特性，受不被其他任何人将其商业化的保护。

提交申请专利后，您可能在 18~24 个月后才会收到 USPTO 的回复。该专利被分配给一名审查员，该审查员是本发明相关领域特定技能部门的一员。审查员甚至可能需要 18 个月才能开始审查专利。一旦审查员审查了专利，他 / 她将再次在美国和其他国家搜索现有技术。完成后，他们将发布一份办公室文件，概述审查员的调查结果。他们通常不会立即颁发专利。更常见的是，他们会给出质疑专利的问题，然后需要您作出回复。经过几轮次、几个月和许多议案，最终得出一个成果。如果您的想法足够唯一，将获取专利。首先 USPTO 发布"许可通知"声明唯一性，从而形成发表的专利。这个过程还需要几项费用。专利的有效期为 20 年，在接下来的 20 年中，您需要为该专利支付维护费。此外，专利审查员认为专利中存在不止一项发明的情况很常见，会要求您将两项发明分开，将第二个发明作为"分项"专利提交。

接下来一个重要的步骤是，当您提交原始专利并继续研究您的发明时，可能会产生新的和附加材料。在这些情况下，您可以通过向 USPTO 提交"延续"或"部分延续（CIP）"申请来增加专利。CIP 申请允许专利申请人将新的主题添加到现已发表的主申请中，同时保留基于原始公开专利优先权日期[4]。CIP 的所有权可以用于新的主题问题、旧的主题问题或两者的组合。相反，"延续申请"继承主申请的首优先权日期，但仅限于专利申请披露。源自原始专利文件之外的新发明不能在延续申请中描述，因为新的主题内容不能添加到延续申请中。但延续申请允许发明人向主申请添加新的声明，只要该申请未被批准或放弃。在延续申请中，发明人可以在不提交全新申请的情况下扩大其申请范围，从而避免丢失原始申请日期。延续申请的一个要点是，他们只能修改声明。

8.1.3 原型、研究、具体细节

在申请专利的同时，开发药物或设备需要基本的原型或理论论证。这为继续或改变当前路径提供了合理性。保存准确的记录非常重要，因为美国食品药品监督管理局（FDA）要求有设计历史文件[5]。

在构建医疗设备和药品的原型之前，制作计算机动画设计并进行有限的原始分析（FEA）是很有帮助的。这允许对疲劳区域进行计算机模拟。传统上，这对于根据 X 射线晶体学设计的新药来说是必要的[6]。FDA 希望在安全性分析期间对此进行审查。接下来是原型阶段，其目的通常是验证理论。获得满意的原型结构后，在进行人体试验之前，还需要进行一些必要的测试。例如，机械强度测试、加速疲劳分析、生物载荷测试及急性和慢性动物研究。对于医疗设备和药物，FDA 已经发布了设备评估办公室的"指导文件"，其中提供了一个要遵循的大纲，这些可以在其网站上找到[7]。值得注意的是，要继续进行新的植入式医疗设备或药物的临床试验时，一旦试验开始，设备或药物的设计就不能改变，这被称为"设计冻结"。任何改变都可能导致发明人需要重复包括新的动物研究在内的几个临床前步骤。

将一种新的医疗设备和新药推向市场的费用非常昂贵。仅仅是临床前工作的花费就可能超过 1000 万美元。临床试验本身的费用甚至更高，因为监管途径非常严格，且需要长期的严格审核。资金来源可以是基金（如 SBIR/STTR）、风险投资或大型科技公司风险部门。合同研究组织（CRO）逐渐演变为管理包括试验在内的程序，其本身价值已发展到数十亿美元。这些公司以合同外包的研究服务形式为制药、生物技术和医疗设备企业提供支持。

CRO 可提供生物制药开发、商业化、临床前研究、临床研究、临床试验管理、X 射线核心实验室和不良后果药物监管等服务。许多 CRO 专门为药物和（或）医疗设备提供临床研究 / 临床试验支持，范围从大型国际全方位服务组织到小型专业团体。专业从事临床试验服务的 CRO 可以为其客户提供关于新药或设备从概念到 FDA/EMA 市场批准的专业服务，而无需药物研发主办人为这些服务配备相关人员 [8]。

所有涉及新医疗设备和药物的试验的一个重要组成部分是建立数据和安全监察委员会（DSMB），这是一个独立的专家组，在临床试验进行期间监察患者安全和治疗效果的数据 [9]。DSMB 的主要任务是保护患者安全。如果试验组比对照组更常发生严重不良事件（SAE），那么 DSMB 将严肃考虑是否终止研究。该评估必须考虑到新疗法的风险和益处。在许多情况下，试验组可能会发生严重的不良事件（如化疗），而试验组生存率提高的获益可能多于不良事件的风险。如果试验组被证明确实优于对照组，DSMB 可能会建议终止试验。这将使主办该试验的公司能够更早地获得监管部门的批准，并允许更好的治疗可以更早地用于患者。但这通常并不多见，因为在研究开始之前，通过预先描述的效力分析，需要非常高的统计证据等级。此外，可能还有其他原因需要继续研究，例如收集更多的长期安全数据。无效性并不像安全性和有效性那样被广泛认可，但它实际上可能是终止试验的最常见原因。例如，假设一项试验已完成一半，但试验组和对照组的结果几乎无差别，则继续进行这项试验可能对任何人都没有益处。在这种情况下，试验很可能提前终止，因为不可能有统计证据来说服监管机构批准该治疗方案 [10]。主办这项研究的公司可以通过放弃这项试验为其他项目节省资金。此外，目前和潜在的试验参与者可以自由选择其他治疗，而不是继续接受这种不太可能使他们受益的试验治疗。

8.2　人体试验：医疗设备

1976 年，美国《联邦食品、药品和化妆品法案》（*Federal Food, Drugs, and Cosemetic Act*）的《医疗设备修正案》（*Medical Device Amendments*）为医疗设备确立了 3 个监管等级。这 3 个等级基于确保各种类型设备安全有效所需的控制程度 [11]。Ⅰ类：该类设备对患者的潜在伤害最小。47% 的医疗设备属于这一类，其中 95% 的医疗设备免于监管程序。如果设备属于 Ⅰ 类豁免设备的通用类别，则在美国上市该设备之前，无需提交上市前批准申请（PMA）和 FDA 批准（见下文）。但是，制造商必须在 FDA 注册其机构并列出其通用产品。例如，创可贴、灌肠设备、手动听诊器和水银温度计。Ⅱ 类：这类设备具有一定风险，但一般来说风险很小。例如，电动轮椅、拐杖和一些非处方测试套件。43% 的医疗设备属于这一类。Ⅲ 类：这类设备被认为是维持和支持生命和肢体所必需的。它们通常被植入体内，或存在潜在的致病或致伤风险。例如，植入式起搏器和支架。10% 的医疗设备属于这一类。这些设备上市前需要 FDA 的批准 [12]。如果制造商希望销售设计不同的新产品或含有与已上市产品不同的新材料，则必须向 FDA 提交上市前批准（PMA）申请。PMA 提交文件中必须提供从临床前和人体临床试验中收集的有效科学证据，证明该设备在其预期用途中是安全有效的。如果您正在研究的设备能够维持生命或存在任何疾病或伤害的潜在风险，您应该搜索 PMA 可发布数据库 [13]。所有美国和许多其他国家的临床试验都需要在 ClinicalTrials.gov 上注册。

PMA 的上市途径遵循 4 种申请途径之一：① 510（k）申请；② 研究设备豁免（IDE）；③ 人道主义设备豁免（HDE）；④ 新药研发（IND）。下文将对每一项进行说明。

8.2.1 510（k）

一旦收集了临床前数据，PMA 过程的下一步可能就是进行人体临床安全性和有效性试验，这将在下文中描述。然而，也有一种更简单的途径，称为"上市前通知 510（k）"递交。510（k）是上市前向 FDA 提交的文件，以显示拟上市的设备至少与另一款被视为基本等同的基线设备一样安全有效。只有一小部分 510（k）需要临床数据来支持申请。另一种情况是，研究用途还包括对当前设备的改善或合法上市设备的新预期用途进行临床评估。在这些情况下，虽然需要进行临床前工作，但不需要像 [PMA 21CR 807.92(a)(3)] 那样获得市场批准 [14]。只有一小部分 510（k）需要临床数据来支持 FDA 的上市许可。根据 510（k）申请，制造商在美国销售医疗设备之前，必须向 FDA 证明其实质上等同于已上市的设备（安全有效）。如果 FDA 认定该设备"实质上等同"，制造商就可以销售该设备。如果您正在研究的设备在 1976 年之前就已经进行了商业销售，或者基本上等同于已上市设备，您可以在 FDA 的 510（k）可发布数据库上搜索 [15]。1976 年后，510（k）是向 FDA 提交的一份上市前提交文件，该文件针对的是一种合法上市的设备 [21 CFR 807.92(a)(3)] [14]，该设备不受限于 PMA。提交者必须将其设备与一个或多个类似的合法上市设备进行比较，并通过临床前数据提出并支持其实质等效性声明。合法销售的等效设备通常被称为"预期设备"。尽管最近通过 510（k）上市的设备通常被选为声称等效的预期设备，但其实任何合法销售的设备都可以用作预期设备。

如果设备与预期设备具有相同的预期用途，则设备基本上是等效的。此外，它必须具有与预期设备相同的技术特征。另一种选择是，它与预期设备有相同的预期用途，但它具有不同的技术特征，不会引起不同的安全性和有效性问题，提交给 FDA 的信息表明，该设备至少与合法销售的设备一样安全有效。实质等效的声明并不意味着新设备和预期设备必须是相同的。实质等效性可表现在预期用途、设计、使用或传递能量、材料、化学成分、制造工艺、性能、安全性、有效性、标签、生物相容性、标准和其他特征方面。

Ⅱ类和Ⅲ类设备的所有制造商（包括规范制定者）及选定的Ⅰ类设备，在其设备开发过程中均需遵循设计对照原则（21 CFR 820.30）[16]。在现场检查期间，510（k）的持有人必须具有可供 FDA 审查的设计对照文件。此外，对设备规范或制造工艺进行任何更改都必须依据质量体系法规（21 CFR 820），并可能需要申请新的 510（k）。更多信息可在网页上找到："Is a new 510（k） required for a modification to the device?[新的 510（k）是否要求对设备调整？]"值得注意的是，FDA 不对 510(k)的规定进行预检设施检查。提交人可在 510（k）授予许可后立即销售该设备。510（k）许可后，制造商应随时准备接受 FDA 质量体系（21 CFR 820）检查 [17]。

8.2.2 研究设备豁免（IDE）

研究设备豁免（IDE）[18] 允许使用作为临床研究对象的研究设备，以收集支持 PMA 申请所需的安全性和有效性数据。除豁免外，所有研究设备的临床评估都必须在研究开始前获得 FDA 批准的 IDE。FDA 不会公开 IDE，因为该信息被视为机密信息。IDE 的申请和过程可能是漫长而艰辛的。幸运的是，

FDA 有一个机制，通过召开"IDE 前会议"帮助医疗设备开发商完成整个过程[19]。IDE 仅将研究设备用地限制在 IDE 申请中确定的场所。除 FDA 要求外，设备的临床研究也由进行临床研究的医院或其他机构的机构审查委员会（IRB）进行监察。IRB 审查的目的是确保患者选择标准遵循伦理原则，并提供充分的知情同意信息以强调患者面临的风险。IRB 作为 FDA 的代理人，监督对参与临床研究的受试者的保护工作。在大多数情况下，由 IRB 确定临床研究和（或）设备的初始风险。IRB 确定设备 / 临床研究是否具有显著或非显著的风险。FDA 可以否决 IRB 做出的任何风险决定。如果 IRB 认定设备或临床研究存在重大风险，申请人必须向 FDA 提交 IDE 申请。FDA 必须在申请人将患者纳入临床研究之前批准申请。如果 IRB 认定临床研究或设备无重大风险，则申请人无需向 FDA 提交 IDE 申请便可以纳入患者。临床研究将由 IRB 根据 21 CFR 812.2（b）[20] 中 IDE 规则的简化要求进行监察。代表性的要求包括所有患者的知情同意书、仅用于试验的标签、对研究的严格和密切监测，以及细致的记录和报告。CRO 可以做到这一点。

经批准的 IDE 允许合法装运设备以便对设备进行试验研究，可不遵循美国《食品、药品和化妆品法》中适用于商业分销设备的其他规定。因此，研发主办人无须在设备试验研究期间提交 PMA 或上市前通知、注册其机构或列出设备。除需要设计对照，IDE 的研发主办人也不受质量体系（QS）规定的约束[21]。IDE 申请没有预先打印的模板；但是，IDE 申请必须包含某些必需的信息。例如，研发主办人必须证明，没有拟行研究对受试者造成的危险超过对受试者的预期获益的证据。其他包括证明在研究中获得的知识的重要意义是科学合理的，并且有理由相信建议使用的设备将是有效的。

一旦提交 IDE 申请，FDA 有 90 天时间批准。然而，在这个周期中，计时可能会中止，因为 FDA 可能会提出几个问题，希望批准继续之前研究负责人解决这些问题。IDE 研究，如后文的"新药研发（IND）"，采用临床试验的分期。医疗器械的临床试验与药物试验不同，因为它只涉及患有该器械设计用于治疗的疾病的患者。它们通常由 3 种不同类型的研究组成[22]：

• 可行性研究——可行性研究是设备开发中进行的第一项人体研究，用于确定设备的初步安全性和有效性。它们还为试验的下一阶段，即关键性研究确定了研究设计。这些试验将重点放在安全性上，研究样本很小。

- 关键性研究——进行关键性研究以证明该设备在特定患者群体中的特定用途是安全有效的。研究样本显著增大，关键性研究的结果用于获得 PMA 的最终监管批准上市该设备。

- 上市后研究——除了满足商业目标外，还将其作为批准的条件。上市后研究类似于Ⅳ期药物临床试验，其目的是更好地了解该设备的长期有效性及与长期使用该设备相关的潜在不良事件。

8.2.3 人道主义设备豁免（HDE）

HDE 适用于因疾病罕见而无法获得足够患者数量以满足审查的临床 IDE 的安全性和有效性的设备。人道主义使用设备（HUD）项目设计的医疗设备如果用于帮助治疗或诊断某种在美国每年不超过 8000 人的疾病或症状，则符合 HDE 的条件。这一概念源自美国 1984 年的《罕见病药物法案》（ODA），该法案将罕见疾病定义为在美国影响少于 20 万人的疾病。目前，美国 7000 种已知罕见疾病中只有一部分获得了治疗批准。因此，很难收集足够的临床证据来保证安全性和有效性以符合 FDA 标准。为了应对这一挑战，美国国会在 1990 年的《安全医疗设备法》中加入了一项条款，针对影响小部分（罕见）人群的疾病或疾病的产品创建新的监管途径，这就是 HDE 项目。HDE 是 FDA 通过的一项批准流程，允许医疗设备在没有有效性证据的情况下上市，但必须保证其组成成分安全。FDA 将以这种方式批准的设备称为"人道主义使用设备"[23]。根据《FD& C 法案》第 520（m）（6）（A）（i）的内容，如果 HUD 拟用于治疗或诊断下属两种类型之一的疾病或症状，则 HUD 只有在获得批准后才有资格出售获利。首先，它发生在儿科患者或儿科亚群中，并且这种设备被标记为用于发生疾病或症状的儿科患者或儿科亚群。其次，它发生在成年患者中的人数非常少，以至于为此类患者开发设备的传统途径是不可能的、非常不可行的或不安全的。可用于营利的 HDE 设备数量仅限于"年度分销数量（ADN）"。如果 FDA 认定 HDE 持有人有资格通过销售该设备营利，FDA 将确定 ADN 并通知 HDE 持有人。ADN 的计算方法是将每年治疗或诊断 1 例患者所需的合理设备数量乘以 8000。例如，如果使用 HDE 设备的常规治疗过程根据其预期用途要求每例患者每年使用 2 个设备，则该 HDE 设备的 ADN 为 16 000（即 2 × 8000）。如果一年内分发的设备数量超过 ADN，研发主办人可以继续销售该设备，但无法在该年剩余时间营利。

8.3 人体试验：新药物

8.3.1 新药研发（IND）

如果药物的研发主办人（通常是制造商）在筛选药理活性的新分子和动物急性毒性潜力后，想要测试其在人类中的诊断或治疗潜力，则 FDA 在新药开发中的作用将开始。此时，该分子在美国《联邦食品、药品和化妆品法案》中的法律意义发生了变化，作为一种新药，必须符合药物监管体系的特定要求。这在 IND 申请后确定。现行的联邦法律要求，所有药品在跨州运输或分销之前都必须经过特定的批准。由于研发主办人可能希望将试验药物运送给许多州的临床研究人员，因此必须寻求法律豁免。IND 是研发主办人从技术上获得 FDA 豁免的途径 [24]。

IND 与 IDE 相似，因为它们需要一个漫长而艰辛的过程，经历多年才能完成临床前和临床工作。FDA 意识到这一点，因此提供了包含所需步骤的指南。指南代表了 FDA 对特定主题的当前考虑 [24]。这些文件为 FDA 审查人员和申请人 / 研发主办人提供了有关申请的审阅、内容、评估 / 批准及受监管产品的设计、生产、制造和测试的指南。他们还制定了旨在实现与 FDA 监管方法一致的政策，并建立了检查和执行程序。对于设备和药物，指南文件不是法规或法律，因此无论是通过管理行为还是通过法院，都无法强制执行。如果指南文件满足要求并与 FDA 协商，则可使用指南文件替代这一方法。指定区域和文件的列表可在其网站上找到 [25-26]。

IND 有两个类别，即商业和研究。这些进一步分为 3 种类型：第一种，研究者 IND 由发起并进行研究的医生提交，并在其直接指导下管理或分配研究药物。医生可能会提交一份研究 IND，计划针对新适应证或新患者群体的未经批准的药物或批准的产品进行研究。第二种是紧急使用 IND，它允许 FDA 授权在紧急情况下使用试验药物，而这种紧急情况没有及时按照特定政策提交 IND（*21CFR, Section 312.23 or Section 312.20*）[27]。它也适用于不符合现有研究方案标准的患者，或不存在经批准的研究方案的患者。第三种是治疗 IND，在进行最终临床工作和 FDA 审查时，提交的试验药物在临床试验中针对严重或立即危及生命的状况能显现出治疗潜力。

在新药的早期临床前开发过程中，研发主办人的主要目标是确定该产品在人体初次使用时是否合理安全，以及该化合物是否具有证明商业开发合理的药理活性。当一种产品被确定为进一步开发的可行候选产品时，研发主办人将重点收集必要的数据和信息，以确定该产品在有限的早期临床研究中使用时不会使人类面临不合理的风险。考虑到该过程的复杂性，同样与 IDE 类似，FDA 提供了一种通过 IND 前会议促进简化过程的方法 [28]。可能需要召开多次会议，FDA 可以针对申请是否充分或是否需要额外的临床前工作提供指导。审查部门通常按照治疗类型进行组织，每个部门都可以通过在线网站联系。此外，任何生物产品都可申请 IND，即使是一种设备，也应寻求关于需要哪种途径的指导 [29]。

IND 申请必须包含以下三大领域的信息，这与医疗设备要求非常相似：

• 动物药理学和毒理学研究——这是临床前数据，可用于评估该产品在人体初步试验中是否合理安全。还包括以前在人体内使用该药物的所有经验（通常在除美国之外的其他国家使用）。

• 制造信息——这是与用于制造药物原料和药物产品的成分、制造商、稳定性和对照有关的信息。对这些信息进行评估，以确保公司能够充分生产和供应批次一致的药物。这类似于医疗设备的 QA 申请。

• 临床方案和研究者信息——这为拟定的临床研究提供了详细的方案，以评估初始阶段试验是否会使受试者暴露于不必要的风险。在此过程中，对开展试验的医生的能力进行全面评估。最后，还包括获得研究对象的知情同意，获得 IRB 对研究的审查，以及遵守研究新药法规的承诺。

一旦提交 IND，研发主办人必须在开始任何临床试验前等待 30 个工作日。在此期间，FDA 有机会审查 IND 的安全性，以确保研究对象不会承担不合理的风险。但是，如果 FDA 有疑问，30 天期限中断，直到 FDA 满意对问题的答复。

与 IDE 申请相似，IND 安排研究者进行临床试验。新药临床试验分为 4 期：

• Ⅰ期——在一小部分健康人群身上测试药物。用于确定适当的剂量、人类对药物的反应及可能的不良反应。这一阶段与医疗设备不同，因为植入物不在健康患者身上进行。

• Ⅱ期——给更多的人服用药物，通常分为两组：一组接受试验药物，另一组接受安慰剂。这部分研究使研究人员能够确定该药物的相对安全性和有效性。同样，这与医疗设备不同，因为医疗设备试验中没有安慰剂组。

• Ⅲ期——在更大的人群（数百至数千人）中测试药物，以确认其有效性、获益、与其他治疗方法的比较及可能的不良反应。当Ⅲ期完成时，制药公司可以请求 FDA 批准将该药物上市。

• Ⅳ期——通常被称为上市后监测试验，与医疗设备相似，Ⅳ期研究是在药物被 FDA 许可后进行的。在此阶段，制药公司可以将其药物与市场上的其他药物进行比较，并监测药物的长期疗效。

8.3.2　新药加速流程：罕见疾病药物申请 [30]

在极少数情况下，不能通过传统的途径获得新药批准，或潜在的重要治疗产品被保留。FDA 有另一种途径来全面评估这些"罕见疾病药"，类似于医疗设备的 HDE。罕见疾病产品开发办公室（OOPD）的使命是推进产品（药物、生物制品、设备或医疗食品）的评估和开发，以证明其在诊断和（或）治疗罕见疾病或症状方面的前景。OOPD 对研发主办人提交的科学和临床数据进行评估，以确定和指定有希望治疗罕见疾病的产品，并进一步推动此类有前景的医疗产品的科学开发。该办公室还与医疗和研究团体、专业组织、学术界、政府机构、企业和罕见病患者群体合作解决罕见病问题 [31]。

OOPD 为研发主办人开发罕见疾病产品提供激励措施。自 1983 年以来，该项目已成功开发和上市了 600 多种罕见疾病药物和生物制品。相比之下，1973—1983 年间，只有不到 10 种产业支持的此类产品进入市场。罕见疾病基金计划已被用于 60 多种产品获得市场批准。人道主义使用设备计划是第一步，批准了 70 项人道主义设备豁免。罕见疾病药物指定计划为药物和生物制品认证罕见疾病，定义这些药物和生物制品用于安全有效的治疗、诊断或预防罕见疾病/异常，在美国影响少于 200 000 人或超过 200 000 人但预计不会收回开发和上市治疗药物的成本。另一个组成部分是罕见儿科疾病优先审查凭证计划。该计划允许获得"罕见儿科疾病"药物或生物制剂批准的研发主办人有资格获得相关凭证，可以获取不同产品后续上市申请的优先审查资格。OOPD 管理 3 项机构外资助计划：罕见疾病产品临床试验资助计划，该计划为临床研究提供资金测试药物、生物制剂、医疗设备和医疗食品对于罕见疾病或症状的安全性和有效性；罕见疾病产品自然史资助计划支持通过研究罕见疾病和症状的自然史特征来促进罕见疾病医疗产品开发的研究；以及儿科设备联合会（PDC）资助计划，该计划为发展非营利联合会提供资金，以促进儿科医疗设备的发展（表 8.1）。

表 8.1　新设备和新药审批途径的比较

	IND	IDE	510(k)
临床前			
动物实验	是	是	可变
药理学和毒理学	是	是	是
设计对照	是	是	是
设计历史文件	是	是	是
临床			
PMA 申请	是	是	可变
FDA 前会议	是	是	是
分期	4	3	可变
健康志愿者测试	是	否	否
关键试验中的安慰剂	是	否	否
罕见疾病	罕见药物	HDE	HDE
DSMB	是	是	否
需要 ClinicalTrials.gov 注册	是	是	是

资助计划 [32]

参考文献

[1] Pressman D. Patent it yourself. Berkeley, CA: Nolo Press, 2006; 56. ISBN: 1–4133–0516–4.

[2] https://www.bitlaw.com/source/35usc/113.html.

[3] Chisum D. Volume 4A, Chapter 14. Priority by foreign filing, § 14.02 historical development// Chisum D, editor. Chisum on patents. Seattle: Matthew Bender LexisNexis, 2010.

[4] http://patentattorneycionca.com/PatentInformation/DivisionalPatent.

[5] Harnack G. Mastering and managing the FDA maze: medical device overview. Milwaukee, American Society for Quality. ISBN：9780873894555，1999.

[6] Giacovazzo C. Herbert Hauptman (1917—2011) Mathematician whose theories reveal the shapes of molecules from scattered X-rays. Nature，2011，479:300.

[7] https://www.fda.gov/medicaldevices/deviceregulationandguidance/guidancedocuments/default.htm.

[8] https://www.statista.com/statistics/732804/top-clinical-research-organizations-by-revenue/.

[9] Herson J. Data and safety monitoring committees in Clinical Trials. Boca Raton, FL: CRC，2009. ISBN：978-1-4200-7037-8.

[10] Snappin S, Chen MG, Jiang Q, et al. Assessment of futility in clinical trials. Pharm Stat，2006，5(4):273-281.

[11] https://www.fda.gov/medicaldevices/resourcesforyou/consumers/ucm142523.htm.

[12] https://www.fda.gov/medicaldevices/deviceregulationandguidance/howtomarketyourdevice/premarketsubmissions/premarketapprovalpma/.

[13] https://www.accessdata.fda.gov/scripts/cdrh/cfdocs/cfPMA/pma.cfm.

[14] https://www.fda.gov/medicaldevices/deviceregulationandguidance/howtomarketyourdevice/premarketsubmissions/premarketnotification510k/default.htm.

[15] https://www.accessdata.fda.gov/scripts/cdrh/cfdocs/cfpmn/pmn.cfm.

[16] https://www.fda.gov/medicaldevices/deviceregulationandguidance/howtomarketyourdevice/premarketsubmissions/premarketnotification510k/ucm134575.htm.

[17] http://www.gmppublications.com/Part820.htm.

[18] https://www.fda.gov/MedicalDevices/DeviceRegulationandGuidance/HowtoMarketYourDevice/InvestigationalDeviceExemptionIDE/.

[19] https://www.fda.gov/MedicalDevices/DeviceRegulationandGuidance/HowtoMarketYourDevice/InvestigationalDeviceExemptionIDE/ucm046164.htm#pre_ide.

[20] https://www.accessdata.fda.gov/scripts/cdrh/cfdocs/cfcfr/cfrsearch.cfm?fr=812.2.

[21] Kalb S. 2014. https://www.fda.gov/downloads/Training/CDRHLearn/UCM421763.pdf.

[22] Phases of medical device IDE trials.

[23] https://www.fda.gov/MedicalDevices/DeviceRegulationandGuidance/HowtoMarketYourDevice/PremarketSubmissions/HumanitarianDeviceExemption/default. htm.

[24] https://www.fda.gov/drugs/developmentapprovalprocess/howdrugsaredevelopedandapproved/approvalapplications/investigationalnewdrugindapplication/default.htm.

[25] https://www.fda.gov/Drugs/GuidanceComplianceRegulatoryInformation/Guidances/default. htm.

[26] https://www.accessdata.fda.gov/scripts/cdrh/cfdocs/cfcfr/CFRSearch.cfm?CFRPart=312.

[27] https://www.accessdata.fda.gov/scripts/cdrh/cfdocs/cfCFR/CFRSearch.cfm?CFRPart=312&showFR=1&subpartNode=21:5.0.1.1.3.2.

[28] https://www.fda.gov/drugs/developmentapprovalprocess/smallbusinessassistance/ucm069906.htm.

[29] https://www.fda.gov/Drugs/DevelopmentApprovalProcess/HowDrugsareDevelopedandApproved/ApprovalApplications/InvestigationalNewDrugINDApplication/ucm226358.htm.

[30] https://www.accessdata.fda.gov/scripts/cdrh/cfdocs/cfcfr/CFRSearch.cfm?CFRPart=316.

[31] https://www.fda.gov/forindustry/developingproductsforrarediseasesconditions/default.htm.

[32] https://www.mastercontrol.com/gxp-lifeline/medical-device-clinical-trials-how-do-they-com-pare-with-drug-trials-/.

（龚海蓉　译，雷翀　审）

第 9 章

统计学：设计阶段

M. Abdullah Arain, Adil H. Haider, Zain G. Hashmi

9.1 引　言

本章介绍了一些需要在项目计划阶段必须考虑到的临床试验设计的统计学基本概念。

临床试验中的前瞻性试验是将受试者分配至一个或多个干预组，以评估这些干预对各种预设健康结局的影响[1]。开展临床试验旨在明确回答临床相关问题，并克服观察性研究的许多局限性。在循证医学（EBM）层面，临床试验的结果被认为是推动临床实践的最高质量证据[2]。然而，研究设计、方法学、数据分析及结果解读的缺陷可能会影响这些研究的价值，并降低在临床实践中的适用性。本章介绍了一些需要在项目计划阶段必须考虑到的临床试验设计的统计学基本概念。接下来，我们将深入阐述外科试验中研究设计、随机化、分配序列、分配隐藏及盲法，同时也会介绍非临床试验、实效性试验、优效性及劣效性试验。最后，将同时讨论统计误差、研究效

M. A. Arain · A. H. Haider (✉)
Aga Khan University Medical College, Karachi, Pakistan
e-mail:adil.haider@aku.edu

Z. G. Hashmi
Department of Surgery, Sinai Hospital of Baltimore, Baltimore, MD, USA
e-mail:mhashmi@lifebridgehealth.org

© Springer Nature Switzerland AG 2020
T. M. Pawlik, J. A. Sosa (eds.), *Clinical Trials*, Success in Academic Surgery,
https://doi.org/10.1007/978–3–030–35488–6_9

能和样本量。

9.2 设计阶段

临床试验设计阶段有两个重要考量：①提出重要的临床问题；②设计一个统计上合理的研究来帮助回答该问题。在临床设计的每个阶段都需理解统计学细节，若在设计阶段被忽略，将会造成灾难性的后果。从这个角度上说，只有经过严密设计、可推动临床知识进步的试验，才能证明高成本和资源集中是有价值的。

临床试验一般可分为5个阶段：计划、实施、记录、分析和发表。医学文献中经常使用的术语"研究设计"指为研究分配合适的类型，然而其实际上包括了研究设计5个阶段的总体规划，最终获得全面的发表物[3]。由于实施临床试验需要集中资源且耗费时间，如果因为在设计阶段未给予足够重视而导致最终结果不理想，无疑很令人失望。

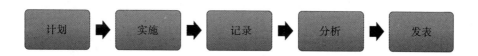

《临床试验报告统一标准（CONSORT）声明》是1996年首次发表的一系列指南，主要目的是标准化试验设计及实施。这一声明包括一个清单和一个流程图，旨在标准化临床试验汇报，以及指导作者如何完成清楚、完整、透明的报告。经过过去10年的多次修改，这一指南不仅有助于报告信息，同时还能帮助读者、审稿人及科学杂志编辑理解试验的设计、实施、统计分析、解读及批判性地看待发表物。这一清单已成为报告试验数据的标准，现已被500多家医学期刊采用。该声明还为临床试验文献提供了一致性标准，以便研究人员选择可靠、相关和有效的研究纳入系统综述和meta分析[4]。

试验设计的统计方面包括设计的类型、样本量、数据收集及结局/终点事件的测量[5]。

9.3 试验设计

临床试验属于分析性研究的试验部分，探索干预对研究人群的影响。合理设计、实施和报告的随机对照试验，代表了最严格的假设检验方法，也是评估医疗干预效应的金标准。然而，这些试验的结果可能存在残余偏倚，尤其是在方法学无法确保的情况下[6]。此外，尽管随机化很大程度增加了研究的有效性，但并非所有临床试验都可以随机化。这对于外科试验尤其如此，因为当有手术适应证时，患者可能并不愿意由随机结果来决定是否接受外科手术[7]。设计不当的试验结果不仅会误导医生在个体层面为患者做出的治疗决策，还会误导国家公共卫生政策的制定者[4]。为避免这一问题，充分了解随机和非随机试验非常有必要。

9.4 随机化

随机化是指所有研究参与者均有同等机会被分配至试验组或对照组。通过随机化患者的特征，不仅消除了可能影响结局的选择偏倚，而且还平衡了所有混杂因素，获得与治疗组几乎完全一致的对照组。任何组间不成比例分配，都会引入有意识和无意识偏倚而影响结果，最终得出无效结论。因此，两组之间结果的任何差异都需经过概率论和显著性水平的评估，方能明确组间差异是因为干预不同导致，还是偶然发生[2,7-8]。随机化还可实现对研究者、受试者和评估者等涉及干预各方人员多水平设盲[8]。

随机化受试者的方法很多。每个方法均旨在限制偏倚，产生组间相似的队列，因此随机化应仅在受试者同意参与该研究时进行，以确保该过程的纯度。

9.4.1 固定分配的随机化

固定分配的随机是指分配到不同组是基于预先设定的概率。通常分配比例相等（1:1），但某些情况允许甚至需要不均等的分配比例（2:1）。一些研究者认为，不均等的分配比例与随机对照试验（RCT）中真正的均势不同，有可能为结果引入偏倚；但另一些研究者则认为，2:1的分配比例在样本量固定时对研究的效能影响很小，但可显著降低试验成本。事实上，若试验资金固定，可采用更大的样本量增加研究效能[7,9]。例如，斯堪的纳维亚辛伐他汀用于冠心病预防的研究，样本量固定，分配比例为2:1，效能降低了3%，但节省了34%的成本[10]。

9.4.1.1 简单随机化

简单随机化被认为是最基本的随机化方法。与掷骰子或抛硬币一样，简单随机保留了每次随机分配的绝对不可预测性，预防偏倚产生，优于其他任何分配的方法（无论其复杂程度如何）。但当样本量很小时，这种不可预测性将遭受挑战，因为在偶然概率下，分配结果使组间不均衡的可能性更高。这种不均衡随着样本量的增加而减小[2,8]。

抛硬币、掷骰子和洗牌是手动抽签方法的例子。虽然理论上这些方法是理想的随机分配干预方法，但实际上容易受到非随机沾染的影响。产生相同结果的一系列投掷可促使研究人员对投掷结果进行干预，因为他们认为这些随机的结果是非随机的。这些方法也难以实施，且不会留下以供核查的记录，因而不被推荐用于随机抽样。相反，通过随机数字表或计算机生成的随机数序列可靠、不可预测、可重复，且易于追溯，推荐用于试验随机抽样[8]。

许多研究人员对随机化的理解并不透彻，且常把一些非随机方法错认为是随机的，如交替分配和偶然抽样。"准随机"是一个术语，通常指基于干预前测试分配干预组，虽然该术语包含"随机"一词，但其实是一种完全违背随机化原则的错误术语。基于医疗记录编号或出生日期（奇数为一组，偶数为另一组）或交替分配（如 ABABAB）是非随机分配，却在大多数时候被误认为是随机分配。系统抽样同样不应被视为随机抽样，因为从理论和实践上讲，其结果的发生并非仅基于偶然。任何未详细说明其随机化过程或采用非随机方法进行随机化的研究都应谨慎开展[8]。

9.4.1.2 限制随机化

限制随机化（也称为区组随机化）可使需要组间样本量相等的研究受益。它通过影响可导致组间样本量不一致的分配序列来限制组间样本量的严重失衡。最常用的限制随机化的变化是通过等大区组的随机组合。例如，每次在含有 4 个个体的区组对受试者进行分配。使用该规模的区组将产生 2 个 A 和 2 个 B 的 6 种可能组合（AABB、BBAA、ABAB、BABA、ABBA、BAAB）。然后，利用随机数字表从 6 种组合中选择 1 个，最先入组的 4 个受试者按照特定区组的分配顺序进行干预。随后，将再次随机选择这 6 种组合中的 1 个，接下来的 4 个受试者遵循该组合分配顺序，依此类推[2,8]。这种方法的缺点是，一些研究可通过设定极其严格的排除标准，以保持人群的可比性，但最终会显著影响受试者的入组及结果的可推广性[7]。随机分配规则是可实现每组样本量相等的限制随机化的另一种形式。通常，在总样本量确定后，一个亚组被分配至 A 组，其余分配至 B 组。该方法可被解释成在一个碗中放入 100 个标有 "A" 和 100 个标有 "B" 的球，总样本量为 200。然后，无放回的随机抽取一个球，受试者根据球的标记分配至对应组别[8]。

9.4.1.3　分层随机化

在尽量消除选择偏倚时，随机化往往会出现不希望发生的因偶然导致的不均衡。将人群按照预后因素（如吸烟者和非吸烟者）进行分层可避免发生不均衡。然后，将这些在不同的层内进行区组随机化，最终在不同预后因素组合分层内获得单独的区组随机序列。没有区组的分层没有任何意义。尽管它是控制因偶然发生不均衡有效和有用的方法，过于复杂的分层过程对大规模研究毫无益处，此时随机选择最终会自然产生均衡分配的效果。复杂的分层过程可能极大地影响受试者的纳入，甚至有时成为合作的限制因素。分层随机化的可能益处是多中心试验中按中心分层。对于小型试验，分层不仅可让样本组之间获得适当的平衡，还可以提高研究的精度和效能[2,7-8]。

9.4.2　适应性随机化

适应性随机化允许分配给干预组的概率随时间发生变化。小型试验通常面临的一个问题是简单随机化（不管是否按照重要预后因素分层）导致干预组间协变量分布不均衡。这最终导致对研究结果的不当解读[7,11-12]。

基线适应性随机化，与协变量适应性随机化（最小化）一样，尽管本身具有非随机性质，但在这种情况下是一种可接受的、有效的随机化替代方法。在试验开始之前确定所有重要预后因素（协变量），每一个新的受试者被依次分配到特定的干预组，通过将他们的协变量与提前确定的协变量联系起来，同时记住之前各组的分配。该方法根据数量和协变量实现组间均衡[7,11-12]。

反应自适应随机化允许通过评估对干预反应来调整不同组的分配。其中，"赢者"设计是根据上一个受试者对干预的反应来分配下一个受试者。若是阳性反应则将下一个受试者分配至相同组，若是阴性反应则将下一个受试者分配至另一组。在 "双臂赌博机（two-armed bandit）" 设计中，随着每个受试者的结局被添加到计数中和越来越多的受试者进入更优干预组，阳性结果

的概率被不断调整 [7]。

9.5　分配隐藏

按照分配序列对研究人群随机后，下一个关键步骤是通过隐藏序列以实现公正和无偏倚的方式使用分配序列直到患者分配至干预组。分配隐藏是避免预先知道分配结果，从而保护纳入的受试者不受预先知道分组的影响 [4]。未进行分配隐藏的研究违背了随机化的全部目的。分配隐藏是一个常被误解的概念。许多研究者在讨论随机化方法时对其进行了深入探讨，有些人则认为其与盲法有关。这两种观点都不正确。事实上，分配隐藏的对象是随机化生成的分配序列。参加研究的个人（研究者）应在不了解受试者干预组分配的情况下进行受试者招募。任何对分配结果的了解均可能引入偏倚并夸大治疗效果，从而产生比预期更大的异质性结果 [2,13]。分配隐藏的常用方法包括使用不透明信封来分配组别，这个方法并不被广泛推荐。或者使用距离随机，即分配序列由中央随机化服务处理，纳入每一个患者后调查员与中央随机服务联系，受试者招募员和组别分配者之间设置一定的间隔 [2]。

9.6　盲　法

随机后，将有一组接受（新）干预，另一组作为对照，对照可能是已经存在的标准治疗或安慰剂。临床试验总是存在一种风险，即利益相关者（如受试者、研究者、分析者）因了解干预的益处而给研究引入偏倚，严重影响试验结局，导致结果不可接受。若受试者被告知所接受的干预措施且事先了解该干预措施的优点，他们更可能报告阳性结果，即使他们并未感到有所不同。如果研究者知晓干预组且先前对干预措施的潜在缺点有所了解，他们更可能记录阴性结果，即使其缺点实际上并不存在。若数据分析者知道他们正在分析的组别，事先对任何一个组的倾向性都可能导致过度分析或分析不足，产生与他们倾向一致的结果。知道分组结果可能会改变对任何一组的诊疗照护，以根据他们所遭受的设想局限进行调整。

为防止这种可能的偏倚，试验可以设盲。防止受试者、研究者和数据分析者知道受试者具体分组，从而防止利益相关者将其预期结局投射至实际结果。

单盲，组中受试者不知道自己被分配干预的细节；双盲，受试者和研究者都不知晓干预结果；三盲，除受试者和研究人员外，数据分析者也不知道分组结果。在研究的设计中，为应对可能出现的任何严重不良反应，允许快速揭盲[2,14-15]。

区分分配隐藏（随机开始之前，减少选择偏倚）和盲法（随机化之后，减少测量偏倚和实施偏倚）很重要。使用分配隐藏比使用盲法更能降低整体偏倚，最好的方法是在进行研究时两种方法都用[2,16]。

9.7 非随机研究

在非随机分配的对照研究中，对两组进行对比分析，一组接受新的干预，另一组则为对照组。这与RCT非常相似，只是以非随机的方式进行分组。当大规模研究的实际管理存在障碍，或标准RCT后勤保障需求无法满足，对成本的考虑和患者的主观选择成为限制因素时，可以进行这种研究。但被评估的研究组需具有可比性。

当评估大量的混杂变量，终点是多因素，或者缺乏对结局预期的证据时，不鼓励进行非随机研究。如果研究者能识别混杂因素并相应地对分析进行调整，考虑到在类似情况下开展RCT的限制，这些研究产生的证据可被接受。

9.7.1 非随机试验的优点

即使在非随机研究中，对照组存在的益处也不会被低估。对照组通过消除时间趋势的影响（疾病和诊疗的其他方面），向均值回归（随时间推移离群值变弱），外科医生研究结局学习曲线帮助维持研究的内部有效性，并促进研究者在研究设计过程中处理这些因素。使用非随机对照还可通过招募来自多个单位的异质性人群来提高研究的普适性。

9.7.2 非随机试验的缺点

非随机试验最基本的缺点是混杂偏倚。这种偏倚方向多变且不可预测。因选择性纳入更健康或疾病更严重的患者而引入的偏倚可分别导致结果对干预有利或不利。因此，如果可能，应该避免对受试者进行任何"手工挑选"。这些研究也未考虑到可能对结局有影响的社会、文化、经济及临床变量。为使研究具有更好的内部和外部有效性，它必须具有可重复性，同时还可根据不同的临床场景进行调整以产生预期效应[17]。

9.7.3 非随机试验的例子

历史性对照研究是非随机试验的一个例子，将干预组与之前评估的历史对照组进行比较。在这种方法中，每个人都接受干预治疗。然而，它们可能受到诊断或治疗方法随时间变化的限制，因此产生固有偏倚。例如，很难将死亡率的差异归因于冠状动脉疾病患者与历史对照组的干预措施。

戒断研究包括让受试者停止治疗，以评估一种治疗的实际益处，这种治疗从未被证明有益，但在某种程度上是实践中常用的方法。然而，只能选择治疗效果最稳定的患者进行研究[7]。

同期试验包括交叉设计，受试者作为自身的内部对照。所有受试者接受两种治疗，一次接受干预，一次接受对照治疗。对治疗顺序进行随机。这种方法的主要优点考虑了配对比较，减轻了由于个体之间的不同产生的差异。延续效应是交叉研究的重要考虑因素。前一个干预的效应"延续"至下一次干预。为消除这种影响，研究需确保对后续和之前的干预措施"洗入"和"洗脱"期。通常，若要比较不止一种干预措施，则需使用拉丁方矩阵（$n \times n$）来确保每个后续干预措施之前或之后任何其他干预措施仅发生一次。这种固定串联可以比随机化更好地控制延续效应[14]。

析因设计通常涉及两个干预措施，与对照组比较进行评估，2×2 设计是常用的析因设计。这些研究做出的重要假设是干预措施 X 和 Y 彼此独立，无交互作用[7]。

对照	X+Y
X+ 对照	Y+ 对照

9.8 外科试验的特殊考虑

外科试验可分为评估外科技术的微小变化、重大变化，或外科治疗与非外科治疗的对比试验[7]。在所有这些情况下，一个共同的误差来源可归于实施手术过程中固有技术的差异性，必须努力减轻和考虑这些效应。这对于新手术尤其适用，因为试验人员必须考虑"学习曲线"，这需要外科医生对新手术的经验，这将影响患者选择、手术技能、术后管理和额外的药物治疗。防止这种情况发生的一个方法是推迟开始此类试验，直至获得足够的专业度。不这样做可能会导致不良反应风险增加，最终结果发生不利于新干预措施的潜在偏倚[18]。

均势的基本原则是必须存在干预效应的真正不确定性，才能体现临床试验的合理性，这对于外科试验来说更为重要。许多患者担心被纳入外科试验，特别是那些涉及新型外科手术的试验。仔细解释基于均势原则的试验的意图和目的往往有助于缓解这些担忧，并始终在知情同意时使用。

此外，在外科试验中保持盲法可能并不具备可行性。例如，开放与微创技术的比较可能很难设盲。然而，手术技术的微小变化可通过不同方法设盲。此外，数据分析团队不接触临床实施可能有助于在某些情况下维持盲法。无论如何，必须特别注意尽可能实施和维持盲法。

9.9　实效性试验和疗效比较研究

开展随机对照试验，以评估在严格控制条件下干预是否具有生物学影响。这些试验旨在证明治疗的"潜力"。实效性对照试验（PCT），也称为有效性试验，用于测量治疗在真实世界中的效应。这些试验旨在最大程度地增加结果的普适性，同时确保结局的差异是干预的结果，而非偶然或混杂因素造成的。换言之，PCT努力保持较高的外部和内部有效性[16]。

解释性试验（RCT）和实效性试验之间的区别是，RCT证实生理或临床假设，而实效性试验通过提供干预措施在真实世界临床实践的证据来指导临床或政策制定。人们意识到许多试验不能提供足够的信息指导实践，因为这些试验是为了确定效力（efficacy）而不是效应（effectiveness），此时区分这两者很有必要。由于开展RCT时通常样本量相对较小，在经验丰富的研究者对受试者高度选择的场所进行，可能会高估收益而低估伤害。

实效解释性连续指标摘要（PRECIS）工具试图明确实效性的概念，并为试验的实用性特征提供指南、评分系统及图形表示。变量包括研究者和受试者的招募、干预及其实施、随访，以及结局的性质、判定和分析。大多数试验至少在其中一个维度上可以被认为是实效性的，很少有试验在所有方面都是实效性的[19]。

在实效性试验中，为确保普适性，对纳入标准限制很少以反映一般患者群体中存在的差异。需要更大的样本量来满足人群特征的异质性。这些试验通常将新治疗与现有的标准治疗进行比较而非安慰剂，因此是外科试验的优选方案，外科试验中使用安慰剂或假干预被认为是不合伦理的。实效性试验允许外科医生灵活地（在真实世界的限制下）对不同的患者使用他们自己的方法，同时对随机分配的患者实施试验中的干预。实效性研究的灵活性使学术型外科医生能够在进行常规实践的同时在明确的范围内进行研究。与 RCT 中测量替代和客观结局不同，实效性试验注重以患者为中心的结局，例如生活质量（QoL）改善，并对患者进行更长时间的随访。外科试验往往具有解释性试验和实效性试验的特征，因此存在于这两种设计的组合中。最终帮助临床医生为患者做出最佳决策的试验，将会被证明是最有用的[16]。

疗效比较研究（CER）与临床试验（尤其是实效性临床试验）的不同之处在于这是证据的运用和产生，它结合了观察性和实验性研究的结果，包括 RCT，以比较不同干预措施的收益和危害，在日常环境中预防、诊断、治疗和监测临床状况，并帮助改善医疗护理。临床试验本身并不是 CER，但 CER 使用临床试验的结果来为临床治疗提供信息。总的来说，CER 旨在帮助消费者、临床医生、购买者和政策制定者做出明智的决定，并改善患者个体和患者群体的健康结局[20]。

9.10　优效性试验 / 非劣效性试验

所进行的 RCT 类型取决于试验本身的目的。如果目的是证明干预（E）优于对照（C），则将其视为优效性试验，实施统计检验是优效性检验。如果结果显著，得出干预的结局明显优于对照的结论。而不显著的结果很难分类，因为它们没有显示出优效性，但也不能表明干预措施与对照不同。事实上，当两种治疗方法不一样时，效果总是会存在微小差异，但主要效果可能非常相似。不同的干预措施也可能有相同的主要效果，但一些次要质量上可能分优劣，正是这种情况导致了非劣效性试验（NIT）的出现。如果设立安慰剂组不符合伦理，则可以进行 NIT，这是在外科试验中经常遇到的问题。如果预期组间的主要结局相似，但预期次要结局或安全性指标在新干预措施更好，或者新治疗更便宜和（或）更易于给药，更有可能适用于现实生活，则 NIT 也是一种可行的选择 [21]。

9.11 结 局

RCT 对各组进行比较分析以评估反应变量或终点（结局）。RCT 通常需要评估一系列不同的变量，研究者必须在研究的设计阶段定义和明确每个变量的重要性。每个变量可以是三类被测量的反应变量其中一种：二分类变量（测量事件发生率）、连续变量（测量平均值）和时间事件（测量危险率）[4,7]。

主要终点是预先确定的反应变量，对所有相关方（患者、研究者、资助者和政策制定者）都具有最大意义，并且是主要用于计算样本量的治疗效果变量。一项试验可能评估多个主要变量，但这也带来了结果解读问题，因此并不推荐。被评估的所有其他结局都被称为次要结局，这些结局可以是预期和观察到的结果，也可以是那些没有预料到但被观察到的结果。应始终重视不良反应，无论其是作为主要结局或次要结局。变量的定义应使阅读研究的第三方能够理解并使用相同的变量。建议适当使用先前验证的指南或量表，以提高测量质量并可能使将来进行比较成为可能。

任何计划外的偏离最初批准方案的行为都必须报告。对选择标准、干预措施本身、数据记录、分析调整和报告结局的所有变化都应明确报告 [4]。

9.12 误差类型及统计效能

统计学的考虑必须在临床试验的计划阶段尽早进行，以便真正理解结果并避免样本量计算、效能及统计显著性方面的错误。通常，使用适当的统计检验来检验原假设，即两个（或多个）组之间无法观察到差异。在解读这些结果时，可能会发生以下几种错误。

9.12.1 I 类错误（α）

这是在事实上不存在差异的情况下检测到统计学上显著差异的概率，即出现假阳性结果的可能性。

9.12.2　P值和显著性水平（α）

P值是 I 类错误的概率，即在原假设（Ho）为真的情况下，发现与观察到的实际差异一样大（或更大）的差异的概率。显著性水平（α）是指事先决定的概率，而 P 值是指统计检验后获得的计算值。通常，如果 P 值小于所选的 α，则拒绝原假设。α 通常可随意决定，但一般设为 0.05（1/20 的错误概率）或 0.01（1/100 的错误概率）。通常，α 越小，所需的样本量就越大。

9.12.3　II 类错误（β）

这是事实上存在差异的情况下未检测到统计学上显著差异的概率，即出现假阴性结果的可能性。

9.12.4　检验效能（1−β）

效能是指当差异真正存在时检测到统计学上显著差异的概率，或者当原假设为假时拒绝该假设的概率。简单来说，效能量化了研究发现真正差异的能力。β 取决于 α、样本量和变量间真实差异的测量（δ）。一般来说，效能越大，所需的样本量越大。通常，α 设为 0.05 或 0.01，β 设为 0.90 或 0.95，而 δ 和样本量可变。δ 通常基于先前研究结果，并设置在组间差异具有临床意义的最小水平。

统计检验结果	原假设（H₀）	
	正确	错误
拒绝原假设（H₀）	I 类错误（α）	检验效能（1−β），正确结果
不拒绝原假设	正确结果	II 类错误（β）

9.13　样本量的考虑

临床试验应具有足够的样本量，以确保检测出干预措施具有统计学显著性和有临床意义的效果（如果它确实有的话）。最终目标是确定最保守的样本量，以避免高估（未能纳入，高成本）和低估（无效结果）。

样本量计算的具体细节不在本章讨论的范围。但是，我们需要了解一些基本的概念，以便清楚地了解其机制。如前所述，在计算样本量时，β 和 α

通常是按照惯例设定的，而 δ 则是根据先前研究估计的。δ 越大，检测真实差异所需的样本量就越小。这些差异通常使用双侧检验来检测任一方向的差异（因为新疗法的表现可能比标准治疗 / 安慰剂更好或更差）。双侧检验用于样本量计算的显著性水平是单侧检验的 2 倍，因此假设检验的选择影响样本量计算。临床试验样本量计算的另一个设计考虑是组间分配比例。大多数研究人员在试验选择 1∶1 分配，这意味着分配给两组的概率是相等的。虽然 1∶1 的分配比通常使试验效能最大化，而 2∶1 的分配会最低限度地降低效能 [4,22]，需要更大的样本量。最后，许多临床试验通常要求进行期中分析，以作为早期预警系统。如果治疗非常有效或有害，或者没有产生预期的差异，由于安全问题或为节约资源，试验可能需要提前终止。在进行期中分析时，必须仔细考虑样本量和最初的显著性水平并进行调整，因为错误拒绝原假设的概率会更大。

9.14 结 论

如果计划和实施正确，临床试验是确定新治疗干预措施的临床收益或危害的最佳策略之一。在临床试验的早期设计阶段，严谨和预先关注不仅可以节省宝贵的资源，而且还能促进临床治疗的进步。

参考文献

[1] Winter K, Pugh SL, editors. An investigator's introduction to statistical considerations in clinical trials. Urologic oncology: seminars and original investigations. Amsterdam: Elsevier, 2019.

[2] Akobeng AK. Understanding randomised controlled trials. Arch Dis Childhood, 2005, 90(8):840–844.

[3] Rohrig B, du Prel JB, Blettner M. Study design in medical research: part 2 of a series on the evaluation of scientific publications. Dtsch Arztebl Int, 2009, 106(11):184–189.

[4] Moher D, Hopewell S, Schulz KF, et al. CONSORT 2010 explanation and elaboration: updated guidelines for reporting parallel group randomised trials. Int J Surg, 2012, 10(1):28–55.

[5] Van Belle G, Fisher LB. Biostatistics: a methodology for the health sciences. 2nd ed. Hoboken: Wiley, 2004：15–19.

[6] Schulz KF, Altman DG, Moher D. CONSORT 2010 statement: updated guidelines for reporting parallel group randomised trials. BMJ, 2010, 340:c332.

[7] Pawlik TM, Sosa JA. Success in academic surgery: clinical trials. 1st Edition. Springer, 2014. Pg 14, section 2.3. ISBN：978-1-4471-4679-7.

[8] Schulz KF, Grimes DA. Generation of allocation sequences in randomised trials: chance, not choice. Lancet，2002，359(9305):515–519.

[9] Peckham E, Brabyn S, Cook L,et al. The use of unequal randomisation in clinical trials—an update. Contemp Clin Trials，2015，45:113–122.

[10] Torgerson DJ, Campbell MK. Use of unequal randomisation to aid the economic efficiency of clinical trials. BMJ，2000，321(7263):759.

[11] Suresh K. An overview of randomization techniques: an unbiased assessment of outcome in clinical research. J Hum Reprod Sci，2011，4(1):8.

[12] Scott NW, McPherson GC, Ramsay CR, et al. The method of minimization for allocation to clinical trials: a review. Control Clin Trial，2002，23(6):662–674.

[13] Schulz KF, Grimes DA. Allocation concealment in randomised trials: defending against deciphering. Lancet，2002，359(9306):614–618.

[14] Spieth PM, Kubasch AS, Penzlin AI, et al. Randomized controlled trials—a matter of design. Neuropsy Dis Treat，2016，12:1341.

[15] Kendall JM. Designing a research project: randomised controlled trials and their principles. Emerg Med J，2003，20(2):164–168.

[16] Farrokhyar F, Karanicolas PJ, Thoma A, et al. Randomized controlled trials of surgical interventions. Annal Surg，2010，251(3):409–416.

[17] Axelrod DA, Hayward R. Nonrandomized interventional study designs (quasi-experimental designs). Clinical research methods for surgeons. New York: Springer，2006：63–76.

[18] Thoma A, Farrokhyar F, Bhandari M, et al. Users' guide to the surgical literature. How to assess a randomized controlled trial in surgery. Can J Surg，2004，47(3):200–208.

[19] Ford I, Norrie J. Pragmatic trials. N Engl J Med，2016，375(5):454–463.

[20] Chang TI, Winkelmayer WC. Comparative effectiveness research: what is it and why do we need it in nephrology? Nephrol Dia Transplant，2012，27(6):2156–2161.

[21] Lesaffre E. Superiority, equivalence, and non-inferiority trials. Bull NYU Hosp Jt Dis，2008，66(2)：150-154.

[22] Schulz KF, Grimes DA. Sample size calculations in randomised trials: mandatory and mystical. Lancet，2005，365(9467):1348–1353.

（闫云 译，雷翀 审）

第 **10** 章

临床试验：数据处理

Douglas S. Swords，*Benjamin S. Brooke*

10.1 引　言

　　临床试验在回答有关不同外科干预措施的效用问题方面发挥着关键作用，包括新治疗和需要进一步研究或比较的和已知的干预方法。随机化对于辨别疗效中等乃至几乎没有疗效的手术干预措施的真实效果是必要的。该过程是在研究人员控制的条件下，预先对受试者随机施加一项或多项干预措施，然后评估这些干预措施对健康、行为和患者报告的临床结局的影响。为了开展临床试验并解释结果，外科研究人员需要理解方法学的所有细微差别，包括如何处理数据和评估可能影响分析的问题。本章综述了设计、解读和报告临床试验常用方法学的注意事项。

10.2 假设检验

　　开展临床试验是为了提供有助于回答未知真相科学问题的数据。然而，在开展回答这个问题的试验之前，研究者必须首先陈述其科学假设，即他们

D. S. Swords · B. S. Brooke (✉)
Utah Interventional Quality and Implementation Research (U-INQUIRE) Group, Department of Surgery, University of Utah School of Medicine, Salt Lake City, UT, USA
e-mail:Douglas.Swords@hsc.utah.edu;Benjamin.Brooke@hsc.utah.edu

© Springer Nature Switzerland AG 2020
T. M. Pawlik, J. A. Sosa (eds.), *Clinical Trials*, Success in Academic Surgery,
https://doi.org/10.1007/978-3-030-35488-6_10

认为基于现有证据的真相是什么。假设检验是一种在两个相互竞争的可能性之间进行选择的方法，是统计推断的核心。重要的是，它使用概率的方法而不是简单地依赖主观判断，为决策提供了一个客观框架。

在比较两组或两组以上临床试验的结果时，假设各组之间的结果没有差异，这种假设被称为原假设（H_0）；与之相对的科学假设称为备择假设（H_1），它指定了组间的差异及收集哪些数据来验证这一假设。为了检验 H_1 是否正确，研究人员需要证明观测数据满足 H_0 的概率是一种小概率事件或不可能事件。但是偶然概率下会得出有关原假设错误的结论，有两种类型的随机错误：I 类错误和 II 类错误。

10.2.1 I 类错误

当研究人员错误地拒绝无效假设时，就会发生 I 类错误，也称为 α 错误。具体来说就是实际上两组之间没有差异却被推断成有差异。这被认为是一个错误的结果。统计检验用于量化在预设检验水准下发生 I 类错误的可能性。P 值表示观察到的组间差异是因为偶然概率导致的可能性。换句话说，这种差异可能不是由被测试干预措施的效果所引起的。统计显著性的阈值通常设定为 0.05，这意味着观察到的差异可能仅仅是由于偶然导致 100 次检验中发生了 5 次。虽然 5% 的可能性不足以完全确定，但这个置信水平作为科学证据已被普遍被接受并且在科学文献中被使用。

当研究问题和分析没有事先规定显著性水平（α）时，或者当多个亚组研究中进行了多个统计检验时，可能会发生 I 类错误。例如，当 α 设置为 0.05 时，一项超过 20 次比较的研究就会至少有一次假阳性的发现。当给定的研究需要 20 个或更多的比较时，可以使用 Bonferroni 校正或 Hochberg 序贯方法来防止 I 类错误的发生。Bonferroni 校正的工作原理是在显著性水平上检验每个假设，此时的显著性水平由 α（即 P 值）除以比较或假设检验的次数决定。例如，一个临床试验在 α 为 0.05 的水准上计划检验 20 个不同的假设，Bonferroni 校正将在 0.05/20=0.002 5 的水准上检验每个假设以确定统计学显著性。

然而，除了临床试验中的多重比较之外，关于以 α =0.05 来确定统计显著性和 I 类错误的问题还存在很多争议。最近一封由 800 多名科学家署名给

《自然》(*Nature*)杂志的信中提出，仅仅因为 α 超过一个阈值（如 0.05），或置信区间包含 0 就断定临床试验中没有"差异"或"没有联系"是不恰当的 [1]。这些作者认为将统计显著性二分类化是不合逻辑的，因为在现实中这是一个连续变量。John Ioannidis 博士曾就生物医学中的重复性危机撰写过大量文章，他认为这种方法促进了偏倚的产生，并使制药公司利用微弱的有益提示来推销他们的产品 [2]。他建议将 α 从 0.05 降低到 0.005[3]，这将使大约 1/3 具有统计学显著性的生物医学文献结果从"显著"变为"提示"[4]。虽然这个争论不太可能被明确解决，但重要的是参与临床试验的外科医生要意识到这两种观点的优点。

10.2.2　Ⅱ类错误

Ⅱ类错误（β），发生在研究人员错误地认同了原假设。也就是说，实际上存在差异，但我们推断出的结果却没有差异。这被认为是一个假阴性结果，当样本量不足以检测出微小但有临床意义的差异时，常常会出现这种结果。当一项研究的样本量太小，导致无法识别两组之间结果的差异时，被认为缺乏足够的统计效能。但是，一旦研究完成，再多的分析也无法纠正统计效能不足的问题。在开始一项前瞻性研究之前，研究人员应进行效能计算，包括确定结局中最小的有意义差异，然后计算显示这种差异所需的样本量。大多数临床试验的样本量是以 80%~90% 的效能计算的，这意味着即使存在差异，也有 10%~20% 的可能发现不了（即 β）。外科医生在评估阴性结果的研究时应特别谨慎，尤其是在没有明确报道效能计算的情况下。

10.2.3　置信区间

统计推断的另一种表示方式是置信区间。置信区间是研究者可以确定包含了真实总体均值的范围。置信区间也可以被定义为，如果同样的研究被无限次重复所期望观察到的差异的范围。例如，95% 的置信区间包含了重复研究中 95% 的研究能发现差异。影响置信区间宽度的因素包括样本量大小、置信水平和样本的变异。当所有其他因素都相当时，较大的样本量将有助于我们更好地估计总体参数。

10.3　偏倚和误差

评估临床试验的内部有效性，需要了解偏倚和随机误差对研究结果的潜在影响。偏倚是指在研究对象的选择或评估中出现的系统误差，导致对比组之间结局差异的估计不准确。随机误差指的是不可预知的随机事件，这些事件可能会误导研究数据的分析。在临床试验中，偏倚和误差的潜在不利影响会使研究人员对某一特定干预措施的有利或有害影响做出错误的结论。

10.3.1　偏倚的来源

对临床试验产生影响的偏倚分为两大类：选择偏倚和观察者偏倚。这两类偏倚都可能产生于研究者的主观态度和意识，进而对研究的设计和分析造成影响。因此，研究者应尽可能采取方法去控制以上两类偏倚。

选择偏倚是指在选择研究对象的过程中存在的任何缺陷。根据特定的纳入和排除标准，研究队列可能纳入了非典型目标人群的受试者。这可能是研究结果外部有效性或普适性的一个限制因素。临床试验中的选择偏倚可带来过高或过低地估计暴露因素作用（关联强度）的结果。例如，在一项临床试验中，对某一特定疾病进行手术与药物治疗的比较，患者的随访率可能会因每个治疗组患者的特点而有所不同。与主要结局相关的原因造成某组别的随访时间减少或退出率增加就会产生选择偏倚。

在临床试验中使用限制随机化方法，如分层随机化或区组随机化，如果研究者猜测到下一次随机分配结果的可能性超过 50%，也可能产生选择偏倚的问题。例如，通过限制随机化以确保每个试验组中分配到相同数量的患者时，下一次分配的概率将取决于先前的分配。在这种情况下，研究者猜到纳入的下一个受试者将被分配到哪一组的概率很高。相比之下，不根据研究中心进行分层随机化时，研究人员就无法计算下一个治疗组分配的概率。

观察者偏倚，也被称为检出偏倚或确定性偏倚，是一种测量偏倚，指的是在临床试验中，由于获取结果或其他相关数据的方式而产生的问题。测量偏倚的来源可能比选择偏倚更加不易发觉。例如，与医院流行病学家或未参与试验的人员报告的手术部位感染（SSI）发生率相比，外科医生对他们自己患者进行 SSI 评估时出错的概率更大。盲法是控制测量偏倚最常见的方法之一，在这种情况下，受试者和评估者都不知道进行了哪种干预。使用主观测量方法的临床试验，如损伤严重程度评分，也容易受到观察者偏倚的影响。在这种情况下，控制观察者偏倚的方法是有客观和标准化的研究结局标准。

10.3.2　随机误差

随机误差是由不同因素导致测量差异而引起的另一种误差，也被称为变异性（即随机变异）或"研究人群噪音"的程度。在临床试验中，研究对象的群体异质性可能导致研究结果在均值周围出现波动幅度较大的随机变异或准确度下降。研究人员在分析数据时应该考虑到这些随机误差的影响。

在临床试验中，随机误差通常可以通过对大量观察结果进行平均化来解决。换句话说，这确保了对比组有足够的样本量。由于随机误差没有方向偏好，它最终产生的净效应为零。

10.4　临床试验设计的要素

10.4.1　随机分配

每个参与临床试验的患者都应该有平等的机会被分配到干预组或对照组。最简单的方法就是随机分配，等同于抛硬币的方式。在临床试验中，随机化过程通常包括两个步骤：①生成不可预测的随机序列；②隐藏序列，使患者在被正式分配到临床试验的干预组之前不知道分配情况。

可以通过不同方法生成一个随机序列用于随机分配。简单的随机分配可能包括使用随机数字表或生成随机序列的计算机软件程序。然而，这些方法可能会仅仅由于偶然性而导致干预组和对照组样本量大小不一致，特别是当样本量很小的时候。为了确保试验组和对照组均衡可比和统计效能最大化，可以使用区组随机化或分层随机化。

10.4.2　分层随机化

随机化通常倾向于产生基线资料均衡可比的群组。然而，重要的预后变量在随机化过程中可能分配并不均衡，尤其是在样本量较小的时候。因此，随机化过程中的协变量不均衡是随机对照试验（RCT）中的一个重要问题，尤其是在样本量较小的试验中。协变量调整和分层分析是可用于处理预后因素不均衡的"事后"方法。另外，分层随机化可以用来避免这个问题。

分层随机化要求研究者希望用于分层的预后因素在随机化或随机化之前被测量。总层数是每个分层变量与每一层内亚组（数值）数的乘积。例如，如果一个人希望按性别和年龄分层（定义为 20~30 岁、31~50 岁和 51~70 岁），就会有 6 个层。分层随机化包括在随机化之前将每个参与者分配到一个层，然后在该层内进行随机化。

10.4.3　区组随机化

随机排列区组随机化，也称为区组随机化，是另一种在大型临床试验中使患者均衡分配的常用技术。在这项技术中，每个"区组"都有一个随机排列且区组大小确定的治疗分配方案，患者按顺序被随机分配。例如，在一个临床试验中，比较治疗方案 X 和 Y，区组大小为 4，一个区组内有 6 种可能的治疗分配方案：XXYY，YYXX，XYXY，YXYX，XYYX 和 YXXY。区组原理是通过将试验单元分成区组，在不同的区组中将组间差异集中，来增加治疗比较的检验效能。当受试者的特征随着时间的推移而发生变化时，区组随机化更为重要。

10.4.4　分配隐藏

分配隐藏是临床试验中随机化过程的另一个关键组成部分。这意味着研究者和受试者都不知道下一个纳入的符合标准的受试者将接受治疗还是对照干预。分组结果应该被隐藏，直到参与者准备接受干预，以防止选择偏倚。例如，当研究者知道患者将被分配至对照组，而研究者对被研究的治疗方法有偏好时，研究者可能决定不将某一患者纳入研究中。在无法对干预设盲时，这种情况变得非常重要。

10.4.5　盲　法

RCT 中设盲的目的是减小潜在的选择偏倚。如果研究人员知道受试者的受干预情况或者受试者自己知道干预与否，这种情况下就会有信息偏倚。理想情况下，临床试验会设计双盲。然而，这一点很难做到，尤其是在外科干预的临床试验。尽管如此，了解不同盲法的优势和局限仍非常重要。

在非盲法（即开放）试验中，受试者和研究者都知道受试者被分配到哪个组。虽然这种设计比其他类型的研究更容易进行，但也更容易受到多种来源的偏倚影响。如果被分配到对照组的受试者（或研究者）对每个治疗组的获益有先入为主的想法，则对照组受试者可能比干预组受试者退出率更高。当结局是主观标准时，对治疗分组的了解可能会影响结局测量。此外，非盲试验的各组在补充治疗上容易有差异。也就是说，研究者可能会给予对照组受试者额外的治疗以"补偿"他们没有获得兴趣干预。

单盲研究中受试者不知道试验分组情况，但研究者知道。与非盲试验相似，这种研究设计的主要优点是比双盲研究简单易行。除此之外，由于了解治疗分组导致的每组受试者退出率不相同和受试者报告主观结局的偏倚也最小化。然而，研究者固有偏倚仍然会影响数据的收集和结局的评估。最后，单盲研究也容易受到补偿治疗的影响，如上文所述。

双盲研究被认为是 RCT 测试治疗效应的金标准。双盲研究中，试验结束前受试者和研究团队均都不知道干预分组情况。这种设计的主要优势在于偏倚风险最小化，因为受试者和研究者的先入之见被最小化了。

三盲研究是双盲研究的拓展。这种设计中，负责监察结局的委员会成员对分组也不知情。这一设计的理论优势是如果监察委员会成员不了解治疗组分配，就可以更客观地评判结局。然而，这种设计可能会减弱监察委员会减少受试者伤害的伦理职责中的作用。若采用三盲设计，监察委员会成员必须被赋予在任何时候都能对受试者分组揭盲的权利，如果担心有发生不良事件的趋势。

10.4.6 确定结局指标

临床试验的主要结局指标和次要结局指标需要在实施试验前确定。为了避免测量偏倚，预先确定的结局指标应尽可能由对试验分组不知情的独立观察员收集。当干预措施不能掩藏时，如手术切口或伤口等，这一点尤为重要。同样重要的是在所有随机化受试者中收集结局指标，应设法尽可能使缺失值数量最小化。样本数据的高损耗将导致结果可信度降低和有偏估计，尤其是临床试验不同分组中缺失程度不同时。

10.5 结局的统计学分析

10.5.1 选择统计检验

用于分析临床试验首要结局和次要结局合适的统计检验应根据以下因素选择：①试验分组数；②待分析结局指标的数据类型；③数据是否相互关联；④每个比较组中观测的数量。

最常见的临床试验类型涉及两个治疗组的比较，即双臂试验，这是本文讨论统计检验的重点。然而，关于三臂或三臂以上试验的分析的几个问题也值得一提。首先，在解读三臂或三臂以上试验时，重要的是理解是否展现了"组间两两"或"所有组间"比较。所有组间比较是很难解释的，特别是如果只对其中一对两两组间比较感兴趣，组间两两比较能提供的信息更多。其次，数据集中增加分析次数可能会增加发生 I 类错误的概率。在比较 A 和 B 的双臂试验中，只有一种可能的比较。然而，在比较 A、B 和 C 的三臂试验中，有 3 种可能的比较（A 和 B，A 和 C，B 和 C）。正如本章 10.2.1 部分所描述，可以用 Bonferroni 校正来解决 I 类错误增加的概率。但是，这种方法并不是万能的，它可能增加 II 类错误的概率。

统计检验方法的选择依赖于已经确定的结局变量的数据类型。常见数据类型见表 10.1。分类变量资料又被称为定性资料，可进一步分为二分类变量、无序分类变量和有序分类变量。二分类变量仅有两种类型或等级，如"是"与"否"，"男性"和"女性"；无序分类变量资料有两种或两种以上的类型，但没有顺序或等级；有序变量也有两种或两种以上的类型，但有顺序和等级。连续变量也称定量变量，可进一步分为区间尺度或比数尺度变量。区间尺度指一个测量与下一个测量相当的数据（如血压），而比数尺度指的是用数值作为度量值的数据（如体重指数）。

相关数据结构通常指以下两种情况之一。第一，临床试验可能希望对同一患者进行重复测量。例如，一项临床试验，旨在测量受试者的基线体重和分配到锻炼计划与常规照护组后的体重。这时必须考虑一个事实，即受试者在随访时的体重更接近其基线体重，而不是其他受试者的体重（即数据是相关的）。第二，患者可能"聚集"在诊所、医院或同一场所等单元，如果每个单元内的患者互相之间的相似程度超过与总样本的相似度，则数据结构也可以被认为是相关的。这种情况在集群随机临床试验中很常见。

表 10.1　结局变量类型和举例

数据类型	举例
二分类变量	30 天再入院率 院内死亡率
无序分类变量（即名义变量）	教育干预的职业结局（如工程、医药、口腔、法律、足疗等） 看广告后购买的汽车品牌（如雪佛兰、福特、斯巴鲁、 吉普等）
有序分类变量	用利克特（Likert）量表结局 教育完成的程度（如高中未毕业、高中毕业、大学未毕业、 大学毕业）
连续变量	血压 体重
有删失的时间事件变量	总体生存期 无复发生存期

通过了解数据类型及是否存在相关数据结构，可以选择适当的统计检验，如表 10.2 所示。只要满足最小理论频数规则，分析二分类和无序分类变量资料首选卡方检验。在处理二分类结局时，如果样本例数 $n<20$，不应使用卡方检验；如果 $20<n<40$，且所有理论频数小于 5，不应使用卡方检验。当 $n \geq 40$，3 个单元格理论频数至少为 5，一个单元格的理论频数可以小到 1。当分析无序分类变量结局，有 >2 个结局数值时，不超过 20% 单元格的理论频数 <5 且没有任何一个单元格理论频数 <1 时可以使用卡方检验。如果无法满足最小理论频数规则，则应分别对二分类和无序分类变量资料使用 Fisher 精确检验和 Fisher-Freeman-Halton 检验。

表 10.2　用于比较不同变量的统计检验方法

数据类型	两独立分组	两关联样本
二分类变量	卡方检验或 Fisher 精确检验	McNemar 检验
无序分类变量	卡方检验或 Fisher-Freeman-Halton 检验	Stuart-Maxwell 检验
有序分类变量	Wilcoxon-Mann-Whitney 检验	Wilcoxon 秩和检验
连续变量	独立样本 t 检验	配对 t 检验
有删失的时间事件变量	log-rank 检验	共享脆弱 Cox 回归

10.5.2　时间事件结局分析

在分析受试者随访时间不同的临床试验时，生存分析方法是必不可少的。当每个受试者的随访时间不同时，简单地比较事件发生率是不合适的。生存曲线可以用于比较所有受试者的随访经历，同时考虑随访时间和失访。

理解用于生成生存曲线的标识是非常重要的。必须记录每个受试者是否发生了结局事件。此外，还需记录每个受试者的随访时间。由于受试者入组时间不同，通常最容易记录的是入组日期和最后一次随访的日期。分析时用最后一次随访日期减去入组日期来计算随访时间。在最后一次随访前没有发生结局事件的称为删失。

Kaplan-Meier 估计（即乘积极限估计）使用条件概率估计的概念来评估具有删失值的生存曲线。Kaplan-Meier 法举例见表 10.3。在这个案例中，50 名受试者的入组时间是 2015 年 1 月 1 日，另外 50 名的入组时间是 2016 年 1 月 1 日。因此，在 2017 年 1 月 1 日进行数据分析时，两组的随访时间不同。利用两组数据计算的 1 年生存率为（40+35）/（50+50）× 100%=75%。2 年生存率仅使用 2015 年纳入的人群数据（即 2016 年纳入的患者被忽略）。2 年生存率是 1 年生存率和第 2 年生存率的乘积：75% ×（30/40）=56%。

试验方案应该确定时间事件结局将采用总体曲线比较还是逐个点比较。log-rank 检验是比较总体生存曲线或总体生存经历的统计检验方法。试验可以指定终点是随机化后某个特定时间点的存活率（即 2 年存活率）。一般不建议逐点比较，除非有特殊原因。即使生存曲线在随访期的大部分时间分得比较开（反之亦然），但在某个时间点，通常会逐渐靠拢。整个曲线比较代表了所有可用的随访数据。

表 10.3　用 Kaplan-Meier 法评估随访

随访年份		入组时间	
		2015 年 1 月 1 日	2016 年 1 月 1 日
1 年	入组的受试者人数（例）	50	50
	第 1 年死亡人数（例）	10	15
	第 1 年生存人数（例）	40	35
2 年	入组的受试者人数（例）	40	
	1 年死亡人数（例）	10	
	1 年生存人数（例）	30	

10.5.3 相对效应指标

研究者通常希望在原始结局数据和显著性检验结果之外，呈现一个相对效应指标。二分类结局可以用优势比（OR）和相对风险比（RRR）来表示。事件的 OR 指发生结局的概率与不发生概率的比值。如果死亡率为 20%，死亡率的 OR 为 0.2/（1−0.2）=0.25。当概率很小时，OR 与概率将非常接近。例如，概率 0.07，OR 是 0.07/（1−0.07）=0.075 3。OR 是医学文献中最常见的相对效应指标。OR 的优点是可以衡量关联的统计强度。logistic 回归检验参数（OR 的对数）是否等于 0，与 OR 是否等于 1.0 相对应。OR 通常与 95% 置信区间（CI）一起报告，如果 95% CI 不包括 1.0，则 OR 在 $P<0.05$ 时被认为是有统计学意义的。

虽然 OR 是最常用的相对效应指标，但也有局限性[5]。首先，尽管 OR 是根据比值而不是概率来定义事件的，但临床医生通常将 OR 误解读为 RRR。虽然对于罕见的结果（发生率小于 10%），OR 近似于 RRR，但对于更常见的结果，OR 会夸大相对风险的估计。例如，治疗组发生率为 50%，对照组发生率为 33%，其 OR 为 [0.5/(1−0.5)]/[0.33/(1−0.33)]=1/0.493≈2.0。相应的 RRR 为 0.5/0.33≈1.52。

OR 另一个不太容易理解的局限性与这样一个事实有关，这一效应的大小由一个任意因子（二分类结局中未解释部分的方差的平方根）度量[5-6]。因此，在 logistic 回归模型中加入更多可解释变量能人为增加治疗变量的 OR，因为度量因素变小。这意味着无法比较进行不同协变量调整模型间的 OR，这给开展 meta 分析造成了困难。出于这些原因，许多人呼吁作者报告 RRR 而不是 OR。这可以通过许多方法来实现，但我们更倾向于使用边际标准化。在这种技术中，先拟合一个 logistic 回归模型，然后运行一个事后估算命令来获得具有 95% CI 的 RRR。Stata 中的 adjrr 包很好地做到了这一点[7]，其他统计软件包也提供类似的功能。

危险比（HR）是结局变量特定时间间隔内或"瞬时"的风险。Cox 回归并不假定每个受试者的随访时间相同，而是允许随着随访时间延长，风险人数（分母）减少。事实上，HR 是特定时间范围内 HR 的加权平均。在未经调整的 Cox 回归中得到的 P 值不同于 log-rank 检验得到的 P 值（尽管它们数值通常很接近）。因此，在时间事件结局分析中，即使是额外计算了 HR，仍然应该报告 log-rank 检验的 P 值。

10.5.4　绝对效应指标

在临床试验中，除了相对效应指标之外，绝对效应指标有助于读者对结局的理解。无论是仅用相对效应测量还是仅用绝对效应指标都不能完整地描述效应及其意义。仅报告相对效应指标，许多读者会倾向于高估效应大小。此外，OR 和 RRR 的大小依赖于发生率，而调整后的风险差异（ARD）则不依赖于发生率。在拟合 logistic 回归模型后通过使用事后估算命令可以很容易计算未经调整和调整后的 ARD。

对于时间事件数据也有一个相应的绝对效应测量。限制平均生存时间（RMSTD）的差异比较了两组固定时间点之间的平均生存时间 [8]。RMSTD 的问题是接受干预的受试者在一个固定的时间范围内平均还能多活多久。在 RCT 中，同时报告 HR 和 RMSTD，结果更可能被正确解读 [9]。

10.6　意向性治疗分析

意向性治疗分析（ITT）是一种用于 RCT 的方法，按照初始随机分组对患者进行比较。不管他们实际接受的治疗是什么，也不管他们是否退出研究或违反研究方案。换句话说，ITT 基于患者最初随机分配的结果，而不是实际接受的治疗（活性药物或安慰剂）进行分析。ITT 分析允许对治疗改变的效益进行真实性评价，而不是仅仅对患者获得预先分配的治疗的潜在效益进行评价。只有在所有患者的所有结果都可用的情况下，才能完全应用 ITT。

在优效性试验中，ITT 分析被认为是最重要的分析。ITT 分析与符合方案分析（PP 分析）相对立，后者根据受试者实际接受的干预进行分析。除受试者退出研究外，ITT 分析和 PP 分析的主要区别是依从性。患者实际上通常不会接受他们被随机分配的所有干预，因为状态变差或不能耐受整个干预过程。因此，PP 分析容易发生选择偏倚，而 ITT 分析不存在该问题。虽然 PP 分析很重要，但 ITT 分析被认为是在试验条件下干预效果的真实测量。

10.7　协变量调整

随机的目的是实现研究组之间除了兴趣干预之外各方面均衡可比。尽管如此，在偶然的情况下也可能产生重要预后因素不均衡的研究组。协变量调整可以用来减少组间协变量不均衡的影响。必须强调的是，在大多数情况下，协变量调整不可能完全消除协变量不均衡的影响。一般来说，只有在研究开始时测量的基线协变量才应该进行调整。如果结局是二分类变量，多变量 logistic 回归模型可以用来获得调整后的效应估计。同样，多元线性回归和多元 Cox 比例风险模型可以分别用来获得连续变量和时间事件结局的调整后的效应估计。无论使用何种类型的回归模型，协变量的数量都不应超过受试者数量的 1/10。例如，在一项纳入 100 例患者的研究中，调整的协变量不应超过 10 个。更多变量的调整会造成模型过拟合的问题。重要的是要认识到，分类变量的每个值都计入协变量的数量。例如，在一项研究中，希望调整"种族 / 民族"的变量，其可能值有白人、黑人、西班牙裔、亚洲人和其他人种。在这种情况下，调整人种 / 民族实际上算作 5 个协变量而不是一个。

除了协变量调整外，在临床试验中何时调整也很重要。一种方法是只调整经随机化后治疗组和对照组不均衡的基线协变量。另一种方法是使用专业知识来决定哪些协变量对预后具有重要性，并仅对这些协变量进行调整。

一篇 2009 年发表的临床试验综述显示，约有一半的试验对主要结局进行了调整分析，要么单独分析（29%），要么与未调整分析一起进行（21%）[10]。在进行调整分析的案例中，其中 47% 的案例发表的试验和方案分析计划不同[10]。虽然关于是否以及如何进行协变量调整有许多合理的方法可以采用，但是预先确定主要分析的策略是至关重要的。通过系列不同协变量组合的调整可以改变结局效应的方向和大小。任何未预先指定的二次分析都应明确标注，并解读为比预先指定的分析结果更不可靠。

10.8　亚组分析

在亚组分析中，研究者着眼于特定的亚组而不是整个研究队列，以检查不同亚组对干预是否有不同的反应。亚组分析之所以具有吸引力，是因为其与"精准医学"的理念相符，或者尝试根据患者的独特特征进行个体化定制治疗。人们可能希望知道，在一个阳性试验中干预是否对特定亚群患者更有效；或者在阴性试验中，发现干预措施对某些亚组患者有效也非常有吸引力。基于这些原因，超过 25% 的 RCT 报告了亚组分析[11]。然而，许多 RCT 在进行亚组分析时并没有采用最佳实践，因此得出的结论不能被亚组分析所支持[11-12]。

临床试验随机化之前，应在研究方案中预先规定亚组分析。研究者应在每个亚组分析中明确假设和预期效应的方向。亚组分析的数量应受到限制，并应考虑进行多重比较调整，以减少假阳性的风险。如果进行了多个亚组分析，通常可能会产生研究者先见的结果和偏倚。因此，读者解读未预先指定的亚组分析应了解其更容易产生偏倚。提前计划重要的亚组分析也可以通过分层随机化确保亚组内每个治疗组中分配相同数量的受试者。如果在亚组中不能平等地随机分配受试者，亚组内不同治疗组间混杂因素的影响就会很大。最后，重要的是要认识到，亚组中具有统计效应并不构成亚组效应的证据。建立亚组检验的合适方法是交互检验[13]。尽管如此，只有少数报告统计学意义的亚组分析试验进行了交互检验[12]。

10.9　处理缺失数据

在大多数临床试验中，某些受试者数据会有部分缺失或数据质量较差，必须作为缺失数据处理。首先必须强调的是，处理缺失数据的最佳方式是在试验设计和实施过程中尽量减少其发生。处理缺失数据的方法包括不同的插补方法，如末次观测值转结法、完整案例分析法，以及平均值或中位数插补和多重插补（MI）。正确处理缺失数据的方法选择取决于数据缺失的模式。

10.10　数据缺失模式

数据缺失有 3 种主要模式：完全随机缺失（MCAR）、随机缺失（MAR）和非随机缺失（MNAR）[14]。缺失值发生的概率与观察到和未观察到的患者观察值无关，即为 MCAR。MCAR 假设是最不可能的，很少被满足。但如果满足 MCAR 假设，完整案例分析将获得无偏结果。完整案例分析是指排除任何存在缺失数据的案例。如果出现缺失数据，大多数常见的统计软件包默认执行完整案例分析。完整的案例分析也会因样本量的减少而降低效能。如果使用完整的案例分析但不满足 MCAR 假设（非常可能的事件），获得的估计结果存在偏差，且偏倚的方向不可预测[14]。

MAR（或可忽略缺失）机制假定观测值可以用来预测缺失值是什么[14-15]。这种假设比 MCAR 更实际，多重插补必须做出这个假设。最后，若缺失值依赖于未观察到的或未知因素，则出现 MNAR 模式。当 MNAR 发生时，没有统计方法可以处理。

10.10.1　单一插补法

在复杂的插补方法出现之前，通常使用单一插补法，例如将最后一个观测值结转或用一个可能的值替换缺失值，如平均值、中位数或众数插补。这些方法会人为地减小方差，因为许多观测值被同一个值插补。方差减小可以提高精度，使 P 值变小、置信区间变窄。

10.10.2　多重插补法

采用热卡插补和多重插补（MI）可以获得更好的点估计和不确定指标。热卡插补，缺失值被最相似病例中的未缺失值插补。然而，当许多观测都存在数据缺失点时，这种方法的表现则不尽如人意[16]。

MI 是一种基于数据集中观测变量的分布和关系创建合理数字对缺失值进行插补的技术[17]。与上面讨论的单一插补方法相比，使用 MI 技术对缺失数据多次插补，为每个缺失值生成几个合理的值。这个过程分两个阶段完成。首先，生成替换值（"插补"），产生替换了缺失信息的多个数据集。缺失数据集的数量由分析人员设定。对于要使用多少插补数据集没有绝对标准，但是通常情况下越多越好。Graham 等研究结果表明，插补数据集数量越小，发现结果的微小差异的效能越低[18]。他们认为，当 50% 的观测存在缺失时，使用至少 40 个插补数据集，可保证与没有缺失数据的分析相比，检验效能衰减控制在 1% 以内。第 1 个阶段完成后，在每个插补数据集中进行数据分析（t 检验、回归分析等）。最后，将每个插补数据集中的兴趣治疗效应估计联合。报告的标准误和置信区间允许由于缺失数据而造成不确定性[17]。

10.11　临床试验中的其他指标

用于估计临床试验结果的其他指标包括需治数（NNT）和脆弱指数（FI）。NNT 的计算是绝对风险降低的倒数，是一种治疗效益的综合衡量，代表为防止某一事件（结局）发生需要治疗的患者数[19]。重要的是了解 NNT 与基线风险变化成反比[20]。因此，即使干预非常有效，NNT 在低风险人群中的数值也不理想。连续性结局变量不能计算 NNT，它最适合于随访时间短的二分类结局变量。在二分类时间事件结局（即生存）的情况下，考虑到随着时间的推移竞争风险的重要性逐渐增加，NNT 不太可能保持不变[20]。

FI 是 RCT 结果稳健性（或脆弱性）的度量。FI 是指若患者的状态从未发生事件（没有经历主要结局）转变为发生结局后，研究失去统计学意义的患者数[21]。FI 是衡量试验中报告的统计差异依赖于多少事件的指标，FI 越小，临床试验越脆弱。线上计算器可用于 FI 计算[22]。FI 适用于二分类结局但不适用于连续变量结局。可应用于时间事件二分类变量结局，但可能不适用于每组事件数相似但发生时间不同的情况（即在试验的两组患者死亡率相同，但是干预组患者存活时间更长）。绝大多数外科和创伤试验的 FI 都很低[21]。

10.12　报告临床试验结果

报告临床试验结果是外科研究者最重要的职责之一。提供所有关于外部和内部有效性的必要信息是很重要的，这使读者能够评价研究结论。提供全面和完整的数据可以让读者确定研究结果是否真实有效，并可以应用到他们自己临床实践中管理的患者。此外，标准化报告允许研究者将研究结果与其他已发表的研究进行比较，并有助于后续结果的联合。

为了获得临床试验结果报告的最高标准，1996 年美国制定了《临床试验统一报告标准》（CONSORT），并分别在 2001 年和 2010 年对其进行了修订[23-24]。CONSORT 标准的制定是为了提高 RCT 研究报告的质量，现在已被研究者作为发表临床试验文章的通用指南。目前，大多数前沿医学期刊都要求使用 CONSORT 25 项检查清单和流程图来向读者展示该临床试验是如何设计、分析和解读的（http://www.consort-statement.org/）。

国际医学期刊编辑委员会(ICMJE)也处理了临床试验中常见的报告问题。ICMJE 已经发布了指南，涵盖了临床试验报告的伦理原则和公开注册相关内容。具体而言，ICMJE 建议所有医学期刊编辑将第一个患者纳入时或之前在公共试验登记处注册临床试验作为考虑文章发表的条件。这包括在 http://clinicaltrials.gov/ 或 WHO 国际临床试验注册平台（ICTRP）注册。ICMJE 还鼓励研究者在临床试验结果发表后在这些注册网站更新期刊全文。

临床试验注册的主要目的之一是防止选择性发表和选择性报告研究结

局。发表偏倚指的是只选择有"阳性"结果的研究发表，而"阴性"结果的临床试验从来不被发表。要求临床试验公开注册的其他优点包括：防止不必要的重复研究工作，帮助受试者和公众了解他们可能想要参与的正在计划或正在进行的试验。

10.13 结 论

前瞻性 RCT 为决定外科干预的价值提供了最佳证据，可以对患者管理产生直接影响。然而，由于大多数外科干预措施是复杂和多因素的，外科临床试验在设计、分析和报告方面对研究者提出了特殊的挑战。对于外科研究者来说，清楚地理解开展和实施临床试验所需的临床试验方法和工具至关重要。本章概述了如何在临床试验的不同阶段处理数据，包括随机化过程的常用方法，分析中应用的统计技术，以及报告试验结果使读者可以准确解读研究结果。

参考文献

[1] Amrhein V, Greenland S, McShane B. Scientists rise up against statistical significance. Nature，2019，567(7748):305–307.

[2] Ionnidis JPA. Retiring statistical significance would give bias a free pass. Nature，2019，567(7749):461.

[3] Ioannidis JPA. The proposal to lower P value thresholds to .005. JAMA，2018，319(14):1429–1430.

[4] Chavalarias D, Wallach JD, Li AHT, et al. Evolution of reporting P values in the biomedical literature, 1990—2015. JAMA，2016，315(11)：1141–1148.

[5] Norton EC, Dowd BE, Maciejewski ML. Odds ratios: current best practices and use. JAMA，2018，320(1):84–85.

[6] Norton EC, Dowd BE. Log odds and the interpretation of logit models. Health Serv Res，2018，53(2):859–878.

[7] Norton EC, Miller MM, Kleinman LC. Computing adjusted risk ratios and risk differences in Stata. Stata J，2013，13(3):492–509.

[8] Uno H, Claggett B, Tian L, et al. Moving beyond the hazard ratio in quantifying the between group difference in survival analysis. J Clin Oncol，2014，32(22):2380–2385.

[9] Weir IR, Marshall GD, Schneider JI, et al. Interpretation of time-to-event outcomes in randomized trials: an online randomized experiment. Ann Oncol，2019，30(1):96–102.

[10] Saquib N, Saquib J, Ioannidis JP. Practices and impact of primary outcome adjustment in

randomized controlled trials: meta-epidemiologic study. BMJ，2013，347:f4313.

[11] Kasenda B, Schandelmaier S, Sun X, et al. Subgroup analyses in randomised controlled trials: cohort study on trial protocols and journal publications. BMJ，2014，g4539:349.

[12] Wallach JD, Sullivan PG, Trepanowski JF, et al. Evaluation of evidence of statistical support and corroboration of subgroup claims in randomized clinical trials. JAMA Intern Med，2017，177(4):554–560.

[13] Oxman AD, Guyatt GH. A consumer's guide to subgroup analyses. Ann Intern Med，1992，116(1):78–84.

[14] Newgard GD, Lewis RJ. Missing data: how to best account for what is not known. JAMA，2015，314(9):940–941.

[15] Little RJA, Rubin DB. Statistical analysis with missing data. 2nd ed. Wiley: Princeton, NJ，2002.

[16] Royston P. Multiple imputation of missing values. Stata J，2004，4(3):227–241.

[17] Peng L, Stuart EA, Allison DB. Multiple imputation: a flexible tool for handling missing data. JAMA，2015，314(18):1966–1967.

[18] Graham JW, Olchowski AE, Gilreath TD. How many imputations are really needed? Some practical clarifications of multiple imputation theory. Prev Sci，2007，8:206–213.

[19] Laupacis A, Sackett DL, Roberts RS. An assessment of clinically useful measures of the consequences of treatment. N Engl J Med，1988，318:1728–1733.

[20] McAlister FA. The "number needed to treat" turns 20—and continues to be used and misused. CMAJ，2008，179(6):549–553.

[21] Tignanelli CJ, Napolitano LM. The fragility index in randomized clinical trials as a means of optimizing patient care. JAMA Surg，2018.

[22] ClinCalc LLC. Fragility index calculator(2018–04–02). http://clincalc.com/Stats/FragilityIndex.aspx.

[23] Schulz KF, Altman DG, Moher D, et al. CONSORT 2010 statement: updated guidelines for reporting parallel group randomised trials. BMJ，2010，340:c332.

[24] Begg C, Cho M, Eastwood S, et al. Improving the quality of reporting of randomized controlled trials. The CONSORT statement. JAMA，1996，276(8):637–639.

（朱守强 译，雷翀 审）

第11章

数据和安全监察委员会

Rachael A. Callcut

11.1 数据和安全监察委员会（DSMB）

数据和安全监察委员会（DSMB），又称数据监察委员会或数据审查委员会。DSMB 的总体目的是保证临床试验研究的完整性和安全性[1-3]。尽管这些委员会尚无普遍认可的定义，但 2006 年由美国食品药品监督管理局（FDA）发布的指南确定了 DSMB 的范围[3]。FDA 指出，DSMB 是指一组拥有相关科学专业知识的专家，定期审查正在进行的临床试验期中研究数据[4-5]。该小组针对试验的安全性、持续有效性和科学价值向研究的申办方和（或）研究人员提供建议。虽然 DSMB 目前已被普遍应用，但仍然没有单独的机构负责监督这些团体，并且这些委员会的运作情况可能会有所不同。

11.2 历 史

在过去 50 年，随着研究的发展，监察临床试验安全性的需求也有所增加[1,6]。试验监管起始于 20 世纪 60 年代初，当时美国国立卫生研究院（NIH）

R. A. Callcut (✉)
Department of Surgery, University of California San Francisco, San Francisco, CA, USA
e-mail:Rachael.Callcut@ucsf.edu

© Springer Nature Switzerland AG 2020
T. M. Pawlik, J. A. Sosa (eds.), *Clinical Trials*, Success in Academic Surgery,
https://doi.org/10.1007/978-3-030-35488-6_11

开始资助多中心临床试验。由 Bernard Greenberg 代表 NIH（前国家心脏研究所）领导特别工作组，并于 1967 年发表了他们的报告 [6-7]。该报告在很大程度上被认为是 DSMB 的来源 [4]，其中最重要的建议是呼吁成立独立的专家小组对研究机构试验的实施提供建议 [7]。具体地说，所有小组成员都不能直接参与正在监督的试验。虽然这份报告是 1967 年提交的，但直到 1988 年才在科学文献上发表 [6]。

1988 年的报告发表以后，企业申办的试验，尤其是制药领域的试验，增加了 DSMB。NIH 还在 20 世纪 90 年代加强了对 DSMB 的指导，并在 1994 年明确规定，联邦基金资助的每一项试验都需要一个数据监察计划。1998 年，NIH 强制要求所有联邦资助的多中心试验都设有 DSMB [3,8]。21 世纪初，采用 DSMB 成为企业试验的常见现象 [4]。2005 年 DAMOCELS 研究小组提出 DSMB 的章程 [5,9]，2006 年 FDA 发布了临床试验的正式指南，沿用至今 [4]。

目前，如果研究涉及任何风险，NIH 要求所有Ⅲ期多中心试验和盲法试验都要有 DSMB [3]。重要的是，各个研究机构的政策细节各不相同 [7-8]。目前普遍认为即使在没有联邦资助的情况下，干预性随机对照试验（治疗与安慰剂对照，或比较两种治疗），高风险研究（出于安全考虑），以及早期新疗法的研究（缺乏安全数据），都需要有 DSMB [7]。重要的是，即使不需要 DSMB，所有由 NIH 资助的临床试验也需要一个数据安全监察计划 [8]。至于何时需要 DSMB 或者只需要数据安全监察计划，建议咨询当地的机构审查委员会（IRB）。

11.3　DSMB 的目标

DSMB 是确保安全、伦理和科学地实施临床试验的一个基本组成部分。该小组独立运作，为研究申办方或研究者提供咨询服务 [2]。他们任务艰巨，既要确保患者的安全，又要尽可能保持研究的有效性，而安全是第一要务。这些组织在优化试验持续时间方面也起着关键作用。随着试验中数据的积累，DSMB 进行期中审查。小组建议达到无效的试验和一种干预显著优效的试验可以提前终止，试验进一步招募被认为是不符合伦理的。这些委员会审查试验违反方案的情况和退出率，并对试验数据进行期中分析。

11.4 DSMB 章程

DSMB 的目标、组织和预期通常通过"DSMB 章程"来规定。应在试验开始前起草章程，确定 DSMB 的成员、职责、会议的时间表、安全监察计划、数据分析计划、期中终止标准、利益冲突程序、沟通计划和保密声明 [1-2,6,8,10]。章程还规定了投票程序。虽然有些委员会采用正式的投票程序，但是最好各委员会达成共识 [2]。重要的是，应该事先确定启动计划外审查和决定数据完全揭盲的标准（如果适用）[8]。

理想情况下，这些文件还应该告知 DSMB 成员参与委员会的法律风险，以及他们是否会得到试验申办方的报酬。在过去，DSMB 成员会被要求就与研究参与者的试验风险有关的法律问题作证 [2,6]。在大多数企业申办的研究试验中，只要成员在其职责的法律和道德范围内行事，企业将代表他们并保障补偿他们不承担任何个人责任 [6]。但是，联邦申办的试验不包含这种补偿，DSMB 的准参与者应该考虑这一点 [2]。DSMB 成员通常要签署一份加入专家组的合约，他们可以在这些合约中协商获得补偿和报酬的内容 [2]。

11.5 DSMB 成员资格和培训

在启动研究之前，选择 DSMB。委员会没有标准的规模或组成。通常，这些小组至少包括 3~7 名成员 [1]，但对于复杂的试验，可能需要更多成员。委员会成员通常由申办者或首席研究员挑选 [4]。DSMB 专家组成员应至少包括一名经验丰富的生物统计学家（最好有临床试验背景），该研究领域的临床专家，以及至少一名其他专业的科学家 [1,6,8]。通常这些委员会都有一名医学伦理专家 [8]，甚至可以有一名患者代表 [1]。最佳组成是同时包含一个性别和种族多样性委员会 [4]。成员不能有利益冲突或者或不得与试验的任何个人、组织、机构或申办者有牵连 [2,8]。他们不得参与研究的任何其他方面，并且必须同意始终保密 [2]。

对 DSMB 成员没有正式的培训，在最近的一项调查中发现，只有 8% 的委员会成员接受过正式培训 [2]。从历史上看，当所需 DSMB 的数量较少时，成员的平均经验是可靠的。然而，随着监管需求的增加和试验数量的增加，对愿意在 DMSB 服务的人员的需求超过了目前所有的数量 [2-3]。这已经成为资深临床试验专家关注的问题 [6]。特别是对更大或更复杂的试验，所投入的时间更多 [7]。专家们呼吁在正式出版物中增加对委员会成员的认可（如果个人愿意的话）[7]。

11.6 DSMB 流程

DSMB 有一系列预先指定的会议，至少最后一次会议是线下面对面召开的，特别是在大型临床试验。第一次会议是组织会议 [4]。在这次会议上审查章程，重点讨论成员的职责、设计安全监察方案和统计分析计划。申办者和研究者通常在第一次会议上都会出席。这些为 DSMB 成员在研究招募前发现和解决关键问题提供了机会。

一旦招募开始，大多数 DSMB 都会进行早期的安全审查。这项审查可以帮助发现招募的早期问题，早期违背方案则需要解释研究程序，并解决质量控制问题 [11]。随后的会议往往与计划的期中分析相一致。期中分析的次数和研究终止的标准在章程中是预先确定的，并在章程中规定。期中分析通常是在 DSMB 知道哪些患者是治疗 A 或 B 组的情况下进行的 [1]。这使他们能够做出独立的决策。虽然委员会有时会知道将患者分配到治疗 A 或 B 组，但他们的会议报告应该只标明 A 或 B 组 [6]。DSMB 可能知道也可能不知道 A 或 B 组具体代表什么治疗，必要时可以请求完整的揭盲数据，以协助评估试验的安全性 [5]。然而，FDA 主张 DSMB 使用未揭盲的数据。期中会议也侧重于研究的实施，包括审查严重不良事件报告和单个中心的表现 [3]。

主要研究者通常向委员会提供一份进度报告，在提出任何建议之前，委员会的任务是判断所提供的信息是否足够确定研究参与者的安全和福利 [6]。委员会也审查到目前为止的研究效能。虽然通常没有说明，但该小组还必须考虑除了正在进行的试验外，是否在该领域取得了影响试验结果的进展 [4]。这些进展可能是一项类似研究的报告，显示缺乏疗效或存在明显的益处，因此正在进行的试验不再符合均势标准。

在监督的每个阶段，DSMB 都可以提出不同的建议。对于安全问题，这些可以集中在修改研究方案、提前终止部分或全部研究，或者纠正一个或多个研究中心的行为 [6,12]。他们还有一个艰巨的任务，就是向申办者和监管机构提出关于提前终止研究的建议 [3]。这可能发生在有利的情况下，如研究终点已经达到，其有益效果比研究最初用于估计效能的效果更明显，因此进一步的患者招募不太可能改变研究结果。DSMB 必须考虑"临床重要差值或最小程度治疗效益要大到足以抵消治疗危害[10]"。这需要使用贝叶斯概率统计分析而不仅仅是简单的统计分析[10]。

通常更有争议性的是，委员会可以决定一项研究是否应该因为无效而终止[11-12]。因无效而终止试验是一项艰难的决定。章程应事先列出提前结束试验的具体标准[6,10]。当根据期中分析确定治疗组之间不太可能显示出显著差异时，通常会达到阈值[10]。也就是说，试验数据将不太可能拒绝原假设[13]。

所有 DSMB 都会举行最后一次收尾会议。这种情况发生在研究按计划终止后，或发生在提前终止一项试验的决定之后。委员会将向研究申办者提交一份含有汇总建议的最终报告。虽然 DSMB 的职能独立于正在进行试验的机构审查委员会，但不良事件需要同时报告给 IRB 和 DSMB[3]。DSMB 功能是对所有研究中心进行全面的安全监察，而 IRB 则对单个研究中心进行监察。此外，DSMB 还可能与 FDA 等组织在 FDA 的指南和独立的试验医学监察下进行互动。

11.7 数据安全监察计划

DSMB 的一项关键职能是确保数据安全监察计划在试验开始前已准备充分，并会在整个试验过程中得到遵守。虽然安全计划没有标准的格式，但在进行试验时，有一些基本的原则需要考虑。该计划应明确说明如何监察试验进展，还应包括参与者面临的风险、如何保护参与者免受伤害、如何评估参与者的安全、报告异常或不良事件的步骤、如何检查数据的准确性，以及利益冲突的管理策略。还应定义方案的依从性。此外，还必须包括期中分析将审查哪些信息、期中分析的时间、终止标准及多中心研究的沟通程序。即使不需要 DSMB，也应在所有临床试验研究中使用监察计划[11]。联邦法规要求此类监察 [45 CFR 46.111（a）（6）；21 CF 56.111（a）（6）] 用于最小风险或高于最小风险的研究[8]。

参考文献

[1] Calis KA, Archdeacon P, Bain RP, et al. Understanding the functions and operations of data monitoring committees: Survey and focus group findings. Clin Trials，2017，14(1):59–66.

[2] Fleming TR, DeMets DL, Roe MT, et al. Data Monitoring Committee: promoting best practices to address emerging challenges. Clin Trials，2017，14(2):115–123.

[3] Levinson DR. Data safety and monitoring boards in NIH clinical trials: meeting guidance, but facing some issues. Washington, DC: Department of Health and Human Services, Office of the Inspector General，2013. (OEI–12–11–00070).

[4] FDA. Guidance for clinical trial sponsors: establishment and operations of clinical trial monitoring committees，2006. www.fda.gov. Accessed 28 Mar 2019.

[5] Marston L, McKenzie DR, Freemantle N. Pursuit of truly independent data monitoring committees in research. BMJ，2016，353:i2309.

[6] DeMets DL, Ellenberg SS. Data monitoring committees—expect the unexpected. NEJM，2016，375(14):1365–1371.

[7] Gewandter JS, Kitt RA, Hunsinger MR, et al. Reporting of data monitoring boards in publications of randomized clinical trials is often deficient: an ACTTIION systematic review. J Clin Epidemiol，2017，83:101–107.

[8] Bierer B, Winkler S, Bernstein H, et al. Data safety monitoring guidance. Harvard Catalyst, Regulatory Foundations, Ethics, and Law Program. Boston, MA: The Harvard Clinical Translational Science Center，2018.

[9] DAMOCLES Study Group. A proposed charter for clinical trial data monitoring committees: helping them do their job well. Lancet，2005，365(9460):711–722.

[10] Tyson JE, Pedroza C, Wallace D, et al. Stopping guidelines for an effectiveness trial: what should the protocol specify? Trials，2016，17(240):1–4.

[11] Ellenberg SS, Culbertson R, Gillen DL, et al. Data monitoring committees for pragmatic clinical trials. Clin Trials，2015，12(5):530–536.

[12] Swedberg K, Borer JS, Pitt B, et al. Challenges to data monitoring committees when regulatory authorities intervene. NEJM，2016，374(16):1580–1584.

[13] Harrington D, Drazen JM. Learning form a trial stopped by a Data and Safety Monitoring Board. NEJM，2018，378(21):2031–2032.

（刘仁怀　苏斌虓　译，雷翀　审）

第12章

数据监察和稽查计划

Benjamin K. Poulose

12.1 《良好临床实践》(GCP; 药物临床试验质量管理规范)

　　临床试验中有关数据监察和审查的标准已经建立。图 12.1 总结了数据收集的 3 个核心。这些标准是由国际协调理事会（ICH）的人类使用药品技术要求制定的，美国食品药品监督管理局（FDA）于 2018 年推荐其作为 GCP 的一部分[1]（表 12.1）。

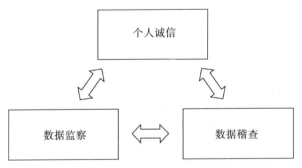

图 12.1　数据收集的 3 个核心：个人在记录和收集信息方面的诚信对于寻求真相至关重要

B. K. Poulose (✉)
Division of General and Gastrointestinal Surgery, Center for Abdominal Core Health, The Ohio State University Wexner Medical Center, Columbus, OH, USA
e-mail:benjamin.poulose@osumc.edu

© Springer Nature Switzerland AG 2020
T. M. Pawlik, J. A. Sosa (eds.), *Clinical Trials*, Success in Academic Surgery,
https://doi.org/10.1007/978–3–030–35488–6_12

表 12.1　ICH GCP 的核心原则 [2]

1. 临床试验应符合《赫尔辛基宣言》伦理原则，并符合 GCP 和适用管理要求的法规。

2. 在试验启动之前，应权衡个体试验对象和社会的可预见风险、困难和预期收益。只有在预期收益大于风险的情况下，才应启动和继续试验。

3. 受试者的权利、安全和健康是最重要的考虑因素，应优先于科学和社会利益。

4. 关于试验用药品的现有非临床和临床资料应足以支持提出的临床试验。

5. 临床试验应具有科学性，并有清晰、详细的试验方案。

6. 试验应按照事先研究机构审查委员会（IRB）、独立伦理委员会（IEC）批准或赞成的方案进行。

7. 为受试者提供的医疗照护和作出的医疗决策应始终由有资质的医生负责，或在适当时由有资质的口腔医生负责。

8. 参与试验的每个人都应接受一定的教育、培训，并具有经验，才能完成各自的任务。

9. 在参加临床试验之前，应获得所有受试者自主签署的知情同意书。

10. 所有临床试验信息都应以允许其准确报告、解释和验证的方式记录、处理和存储。

11. 对可识别受试者信息的记录应保密，并根据适用的管理要求尊重隐私和保密规定。

12. 试验用药品应按照适用的《良好生产规范》（GMP；药品生产质量管理规范）生产、处理和储存。试验药品应按照已批准的方案使用。

13. 应当建立确保试验各方面质量的程序系统。

核心原则 10、11 和 13 是确保数据收集完整性的基础。这些原则主要适用于临床试验的实施，但许多概念也被用于研究和质量改进的注册数据收集。

12.2　数据监察

数据监察是指持续监管临床试验数据积累的行为或出于其他原因（如质量改进）的数据收集行为。此过程发生在数据收集开始时指定的例行程序中，以确保始终遵守这些程序。在风险较高的临床试验中，还会成立正式的数据和安全监察委员会（DSMB/DSMC）以定期检查对方案的依从情况，评估安全事件，并在试验完成时停止数据收集。

FDA 提供了对研究进行常规数据监察的最佳总结之一 [3]。监察的 3 个目标包括：①与研究中心工作人员沟通；②审查中心流程、程序和记录；③源数据验证（图 12.2）。通常，监察分为现场或集中监察。现场监察是在进行研究或数据收集的中心进行的。如果涉及申办方，现场监察的优点是可以最大限度地减少申办方和中心研究者之间的沟通差，有助于建立两

```
┌─────────────────────────────┐
│            沟通              │
│                             │
│          审查流程            │
│                             │
│         源数据验证           │
└─────────────────────────────┘
```

图 12.2　*数据监察目标*

者之间的联系。另外，现场监察需要花费大量时间和人力。

集中监察具有提高效率和节省时间的优点，尤其是在使用电子健康记录的情况下。临床试验的总体趋势是使用效率更高的集中监察。在数据安全和隐私实践方面需要对人员进行良好的培训，以最大程度降低泄露大量受保护健康信息相关的风险。监察程序的频率和深度因所收集信息的严格要求、可用资源及预期用途而有所不同。

为进一步提高效率、减轻监察负担，其他替代监察技术不断出现。如具有针对性的基于风险或基于统计学的方法。在基于风险的方法中，被视为高风险的中心或个人需要被更密切地监察。高风险是指已知或怀疑存在违反方案、数据收集错误，甚至伪造数据的中心或个人。在这些高风险情况下，明确错误是发生在源文件中（如健康记录中未记录并发症）还是在完成数据报告过程中至关重要。后者通常很容易确定，前者则很难确定。基于风险的方法还可以将数据监察的重点放在研究或程序中的关键变量（暴露、结局、已知重要的混杂因素）。合理使用基于风险方法取决于调查人员和（或）申办者。应严格避免不适当地针对某一中心、有问题的变量，或对潜在阴性结果进行有偏见的监察。这些问题可能很微小以至于难以发现，且发现了也很难解决。基于统计学的方法可用于监察特定的数据点、个人或中心，并警示数据监察团队潜在的问题。这些技术通常由监管临床试验的正式 DSMB 或 DSMC 小组使用。此外，统计学方法可用于检测异常数据分布、异常值、数据完整性和非预期变异（过多或过小）。使用这些方法时需与经验丰富的生物统计学家合作，以减少偏倚，并在需要时适当解释监察过程本身。

12.3　数据稽查

与数据监察相比，数据稽查通常涉及对监管程序及遵守法律和标准的第三方审查。与数据监察等常规操作不同，数据稽查通常涉及让人焦虑的、需要立刻安排的突击检查。这可能会对负责收集数据的团队产生负面影响，尤其是当发现严重缺陷或监管失误时。仅要求稽查就可能对研究者产生负面影响。不幸的是，任何独立体（甚至是竞争机构或公司）都可能触发监管机构的突击稽查。机构管理者应该认识到这种可能，特别是在竞争日益激烈的财政和学术环境中。应对这些情况的最佳办法是遵守方案和程序，仔细记录并为稽查团队提供便利。Weiss 等将稽查准备简明地总结为 3 点（图 12.3）[4]。

对个体患者的审查是数据稽查的关键组成部分，涉及可预计的项目（表12.2）。

```
┌─────────────────────────────┐
│                             │
│     IRB 监管                 │
│                             │
│   处理研究的药品或设备          │
│                             │
│     患者病例审查              │
│                             │
└─────────────────────────────┘
```

图 12.3 *数据稽查的重要组成*

表 12.2 数据稽查中涉及患者病例的审查项目 [4]

1. 完成知情同意书签署，并注明日期。
2. 方案纳入标准。
3. 方案导向的治疗。
4. 验证治疗反应。
5. 记录不良反应。
6. 数据记录和提交的准确性。

实施稽查的后勤方面也很重要。应主动提供稽查员的身份，并确认稽查工作的必要文件。应立即通知机构管理者。具有稽查经验的机构代表协助整理和提供信息是非常有帮助的，即使此人没有直接参与被稽查的研究或过程，也应该为稽查团队提供工作场地，关键人员应随时能到位。后者的重要性怎么强调都不为过。在此过程中，临床、管理和个人日程安排都需要改变，对稽查员展现出全力配合的诚意。保持详细记录检查，即使记录是以电子方式保存的，最好在稽查过程中使用用心整理的纸质文件。在这种情况下，应为所有患者打印关键文档，归入不同的文件夹，呈现给稽查员。此外，还需提

供一台电脑以便在需要时交叉检查。

突击稽查，尤其是来自 FDA 的稽查中最令人焦虑的是在整个过程中不知道被稽查的原因。团队应遵守基本原则：依从方案和程序，仔细记录文档，且整个数据收集过程具备高度完整性和组织性。在这种关键时刻，若已明确遵循合适的方案和程序、仔细记录文档，并且团队以最高水平的诚信行事，就不用因稽查而担忧。

12.4　实践中的数据监察和稽查

有几种常见的场景，外科医生可以体验到数据监察和稽查的各个方面。下面的例子体现了实践中的这些概念。

12.4.1　研究者发起的研究

研究者发起的研究（通常没有资金资助）占外科文献中研究的绝大多数。没有数据监察标准，数据稽查极为罕见。这些研究中数据的真实性完全依靠研究者的诚信。

12.4.2　临床试验

临床试验范围从企业赞助的研究到多中心、联邦政府资助的随机试验。数据监察流程稳定，包括数据输入的错误检查机制、过程和方案的确认及源文件的验证。通常使用基于风险或基于统计学的方法对数据进行抽样监察（10%~20%）。在高风险试验（如试验性器械的豁免试验）中使用 DSMB/DSMC，审查高达 80% 的数据。对风险较高的企业赞助的试验，稽查更为常见。

12.4.3　临床注册数据

临床注册数据的使用有所增加，以弥补单纯评估医疗记录无法提供的知识差距。一些团体对注册数据的启动、维护和管理标准提出了极好的建议[5-7]。数据监察策略对注册数据的完整性至关重要。注册项目的建立可出于研究目的和常规的医疗卫生保健操作，如质量改进。注册项目的数据监察通常包括完成度和准确性评估。在数据完成度方面，需作出决定，确保预期类型的患者实际上被注册登记，病例的输入无偏移。这可以通过将账单记录与特定医生在特定时间段内输入到注册登记本身的记录进行比较来实现。数据的准确性通过手动记录审查的方式进行，比较输入到注册登记系统中的数据与健康记录。为提高效率，可使用基于风险或统计学的方法针对性地进行。通常，3%~10% 的记录是滚动审查的，目的是在特定时间段内对每个点至少审查一次。这带来一个有趣的难题，因为数据经常被输入详细的临床注册登记系统中，而不一定需要将相同的信息输入患者的健康记录中。鉴于这一趋势，应寻求解读"源文件"的新方法。

12.4.4　基于注册的临床试验

基于注册的临床试验提供了一种创新和高效的临床试验方式，同时大大降低了传统临床试验的成本并提高了效率。这类试验的基础是一个稳定的注册等级基础设施，在此基础上可进行临床试验"叠加"。在这种情况下，通常要求每个参与试验的中心在过去一年内进行数据保证审查（涉及完整性和准确性）以维持注册标准。根据试验类型，建立用于临床监察的标准记录审查水平。

12.5　研究者和临床医生的诚信

成功和真实的数据收集、呈现的关键在于研究者和临床医生。在临床文件方面应格外谨慎，特别是在电子健康记录的时代，错误很容易传播至多个文档。记录为帐单和法律目必需的最低限度的文件，需要平衡出于研究和质量改进目的对源文件更全面的文件记录需求。再多的数据监察或数据稽查，都无法取代研究者、临床医生及团队致力于收集真实信息的同时严格遵守可靠的标准和方案。

参考文献

[1] E6(R2) (2018) Good clinical practice: integrated addendum to ICH E6(R1) guidance for industry E6(R2) good clinical practice: integrated addendum to ICH E6(R1) guidance for industry procedural contains nonbinding recommendations. OMB control No. 0910–0843 Expiration Date 09/30/2020.

[2] Vijayananthan A, Nawawi O. The importance of good clinical practice guidelines and its

role in clinical trials. Biomed Imaging Interv J，2008，4:1–4.

[3] FDA. Guidance for industry oversight of clinical investigations—a risk-based approach to monitoring guidance for industry oversight of clinical investigations—a risk-based approach to monitoring. Clin Investig，2011，2019. OMB control No. 0910–0843 Expiration Date 09/30/2020.

[4] Weiss RB, Tuttle SS. Preparing for clinical trial data audits. J Oncol Pract，2006，2:157.

[5] PCORI. Category 6: standards for data registries(2019–03–29). https://www.pcori.org/ research-results/ research-methodology/methodology-standards-academic-curriculum/ category-6-standards.

[6] The Pew Charitable Trusts. Next steps to encourage adoption of data standards for clinical registries(2019–03–29).https://www.pewtrusts.org/en/research-and-analysis/fact-sheets/2016/11/next-stepsto-encourage-adoption-of-data-standards-for-clinical-registries.

[7] Registries for evaluating patient outcomes: a user's guide: 3rd edition. Effective Health Care Program(2019–03–29).https://effectivehealthcare.ahrq.gov/topics/registries-guide-3rd-edition/research.

（闫云 译，雷翀 审）

第13章

预 算

Shuab Omer，Faisal G. Bakaeen

13.1 预 算

美国生物医学研究的主要申办方有：①联邦政府；②州和地方政府；③包括基金会在内的私人非营利实体；④企业[1-2]。

2003—2007 年，美国的研究经费由 755 亿美元增长至 1011 亿美元，但经通货膨胀调整后，仅为 902 亿美元。同样，调整通货膨胀后，2003—2007 年美国的资助经费年复合增长率仅为 3.4%，而 1997—2003 年的年增长率为 7.8%[2]。2020 财政年度，美国总统为美国国立卫生研究院（NIH）提出的生物医学研究预算仅为 344 亿美元，自 2017 年起该预算基本持平[3]。2011 年，R01 资助率为 18%，与 2010 年的 22%、1993—2003 年的 25%~32%、1962—1966 年的 45%~58% 形成鲜明对比[4-6]。2018 年，NIH 收到了 28 072 份 R01 资助申请，其中只有 5003 份获得批准，资助率仅为 17%[7]。

S. Omer
Advanced Cardiopulomary Therapies and Transplantation, University of Texas Health
Science Center, The McGovern Medical School, Houston, Teaxs, USA

F. G. Bakaeen (✉)
Department of Thoracic and Cardiovascular Surgery, The Cleveland Clinic Heart and
Vascular Institute, Cleveland, OH, USA
e-mail:fbakaeen@bcm.edu

© Springer Nature Switzerland AG 2020
T. M. Pawlik, J. A. Sosa (eds.), *Clinical Trials*, Success in Academic Surgery,
https://doi.org/10.1007/978-3-030-35488-6_13

造成经费减少的因素较多。申请数量在增加，而现有的经费向先前资助的研究项目投入也在增加，2010 年 NIH 经费中的 158 亿美元中有 75% 花费在对现有项目的额外资助[5]。随着蛋白质组学、基因测序、干细胞和其他技术的快速发展和进步，NIH 资助的这种惨淡局面与现有的新兴研究途径形成鲜明对比[4-6]。

从前面的讨论中可以明显看出，生物医学研究的资助没有净增长，与申请这些经费资助的研究人员数量相比，资源也没有增加。因此，在目前的经济环境下，重要的是不仅要有一个科学合理的项目，而且要有一个经济上可行的项目。明智而完善的预算非常重要。在本章中，我们将主要讨论美国生物研究的两个主要资助者，即企业和 NIH 的预算编制过程。

13.2 NIH 赞助资金预算

预算的目的是提出并证明为实现项目目的和目标所需的所有花费的合理性。制定预算具有挑战性，但任何机构的行政官员和经验丰富的同行可以使这一过程更容易，特别是对第一次开展研究的研究者而言。事先明确机构的基础设施很重要，包括直接和间接成本、附加福利率、研究生津贴率、设施和管理成本等，因为这些成本因机构而异。为了提交预算，必须经过一些符合逻辑的步骤（图 13.1）。对于多机构研究申请，必须为每个参与机构提交单独的预算。

13.3 符合联邦成本原则

NIH 批准一项拨款，要求不仅要在科学上合理，而且还要符合管理成本原则。这些成本原则在 NIH 的拨款政策中规定了允许和不允许的成本[8]。为了让 NIH 批准预算，无论资金来源如何，获得资助的拟议费用必须是允许的、可分配的、合理的、必要的，并且始终适用。如果不符合这些成本原则，那么提案很可能会被拒绝[9]。

13.3.1 资助机会公告（FOA）

除了所有其他信息外，FOA 还详细说明了不同类型费用的限额，如总体与所在机构的行政管理人员沟通。
获取所在机构的直接和间接成本率、附加福利率、研究生津贴率、设施和管理成本。
确保预算遵循联邦成本原则，是被允许的、可分配的、合理的、必要的和一致的。
与之前经历过这一过程的同事交谈以寻求指导。
阅读资助机会公告（FOA），了解预算标准和限制。

不包括联营管理 / 分包合同费用，直接成本是否 < 250 000 美元 / 年？
基金是否是 R01、R03、R15、R34?
该研究者的机构是否设在美国？

是　　　　　　　　　　　否

提交模块化预算
要求一次总金额为 25 000 美元，每年不超过 250 000 美元。

从总直接成本中减去 F&A 成本。

提交详细的预算
核算所有研究和支持人员。
计算每人每月的工作量。
不能要求超出工资上限的工资。
提交预期的差旅费、设备费和培训费。
预计动物成本、材料和供应、出版费用、顾问服务、ADP/ 计算机服务、改建和翻新（A&R）、研究患者护理成本学费、其他成本等的预算。
为每个联营提交单独的预算。
避免不被允许的成本。
要求提供经常性费用的增长因子。

图 13.1　提交 NIH 预算的步骤

资助限额、允许建设和差旅费用上限 [9]。在开始项目之前，请仔细阅读关于预算标准的 FOA，并据此制定预算。

不要低估或高估预算，因为这会暗示审查者您不了解所涉及的工作范围，从而对您的提案造成不利影响。审查员会牢记"合理金额原则"，以确定所申请的资金是否符合您的目的和目标。

13.4 成本分摊

成本分摊意味着赞助项目的一部分费用从主要赞助者以外的来源获取。在大学里，这种成本分摊指的是不向赞助者收取将参与项目的人员成本和时间成本。

有时一个项目需要成本分摊，如大型设备奖励，这被称为"必要的成本分摊"。当成本分摊是可取的但不是必需的时，它被称为"自愿成本分摊"。尽可能在预算要求中最小化。在组织和 NIH 之间的这种成本分摊安排通常不影响对提案的评估[9]。

13.4.1 允许的设施和管理成本（F&A 成本或间接成本）及允许的直接成本

直接成本：可以直接、简单而准确归因于项目的成本。

F&A 成本或间接成本：与提供和维护支持研究（建筑、维护、图书馆、卫生间等）的基础设施相关的成本，这些不能简单地说与某个特定项目相关[9]。

"设施"指的是折旧和使用补贴，与某些建筑、设备和设备改进有关的债务利息，以及运营和维护费用。"管理"是指一般行政管理及费用、院系行政及学院管理、资助项目管理，以及未列出的不少于设施子类别的所有其他支出。

F&A 费用是与美国卫生和公众服务部的审计员一起为每个机构确定的。对于营利组织，F&A 成本由成本分摊处（DCA）、收购管理和政策办公室的财务咨询服务处（DFAS）和 NIH 共同协商[9]。F&A 成本是通过将组织协商的 F&A 费率应用于直接成本基础来计算的。一般来说，对于大多数机构，协商的 F&A 费率将使用一个调整后总直接成本（MTDC）基数，其中不包括设备、学生学费、研究患者照护成本、租金和获得者费用（第一个 25 000 美元之后）[9]。

同样应该知道的是，直接成本申请等于或大于 500 000 美元时，需要事先得到 NIH 研究所 / 中心的批准，才能提交申请。对于许多小型企业创新研究 / 小型企业技术转移（SBIR/STTR）受资人来说，调整后 40% 的总直接成本是一个常见的 F&A 费率，尽管各组织的费率可能有所不同。

13.4.2　NIH 预算提交格式

成功的策略是提交更简单的项目和更少的经费预算需求，因为审查者对较大的资助请求审查更严格。向 NIH 提交的预算申请可以分为两类：①模块化预算；②详细预算。

对于一个新的主要研究者（PI），优选模块化预算，除非无法避免，如当项目需要 >250 000 美元 / 年或机构没有设在美国。

13.5　模块化预算

如果直接成本低于 250 000 美元 / 年，不包括联营 / 分包合同的管理费用；基金是 R01、R03、R15 和 R34；研究者的机构设在美国；则可提交模块化预算格式。

申请拨款总额为 25 000 美元。所要求的模块数是通过从直接成本的总费用中减去管理费用，然后四舍五入到最接近的 25 000 美元来计算的。模块化预算不会自动调整未来几年的通货膨胀，所以必须在一开始就计划好整个预算。每年要求相同数量的模块，除非有特殊需求，如设备。

即使在使用模块化预算时不是必需的，为您自己的机构创建一个详细的预算也是值得的，包括工资、设备和耗材所需资金。即使这些详细的费用不需要提交给 NIH，它们在计算管理费用和审计时也是有用的。

13.6　详细预算

当研究者的直接成本减去管理费用开支大于 250 000 美元 / 年，申请基金不是 R01、R03、R15、R21 或 R34 时，需使用详细预算格式。当研究者机构不是设在美国时，也使用这种预算格式。

顾名思义，使用这种格式，研究人员需要详细说明以下预算情况：①所涉研究和支持人员成本；②设备、差旅、培训费用；③其他直接成本；④联营 / 分包的成本。

13.6.1　研究和支持人员

预算中应提及研究者组织中参与项目的所有研究人员的基本工资和付

出，无论他们是否要求工资支持。

研究和支持人员要求的经费是按人月计算的。百分比转换为按人月是很简单的，这是通过将人事工作的百分比乘以任用的月数来实现的。

例如，10 个月任期中 10% 的工作 =1.0 人月（10×0.10=1.0）。这部分要解决的其他问题包括薪资上限、附加福利和高级 / 关键人员，包括博士后助理、研究生和其他人员。

薪资上限：NIH 使用薪资上限来补偿提案中的研究和支持人员。要求高于薪资上限的薪资将会适得其反，因为它会导致总资助金额的减少。如果在接下来的几年里，NIH 提高了薪资上限，研究人员可以重新预算，以便人员按照新的薪资上限获得薪资[9]。

应该提到为该项目付出重大努力的高级 / 关键人员，而那些贡献相对较少的"其他重要贡献者"则不应包括在内。这种常见的重要贡献者的例子包括：①负责全面领导的机构首席执行官，但他们没有直接的科学研究贡献；②K 类受资助者的指导老师，为受资助者提供建议和指导，但不直接为研究项目工作。不受雇于研究者机构的顾问或助理不应作为高级 / 关键人员列入，而应列入顾问预算的部分，或者列入联营 / 分包预算。

博士后助理和研究生应按投入工作百分比写入预算论证部分。当证明人们工作内容相同时，如"实验室助理和技术员"，应指出具体人员数量，加总的所有人月数，最后加薪资总额。秘书和办事人员的工资一般被视为管理费用；如果包含在单独的成本中，他们的参与应该与项目直接和显著相关[9]。

13.6.2 设备、差旅和培训人员成本

NIH 将设备定义为购置成本在 5000 美元或以上（除非该组织已制定较低水平）、预期使用寿命超过 1 年、可独立运行且功能独立的设备[9]。有时更换的零件和制造的设备可以视为这个标准定义的例外。一般来说，设备不包括在设施和管理成本中，所以设备的使用寿命很短（小于 1 年），即使它的价格超过 5000 美元，也最好把它附加在"日常用品"类别中。

常规设备，如可能用于其他项目或个人使用的计算机，不应列在直接成本中，而应列在 F&A 成本中，除非这些设备将仅用于计划项目的实际实施。

即使申请没有要求，新设备的报价也应包括在预算提案中，这可以极大地帮助评估支持项目的设备成本。

当需要昂贵的设备时，明智的策略是先确认这些设备是否可以共享，这样可以减少成本，并更有可能通过审查，取得成功。如果该设备至关重要但是目前尚未获得，那么需要充分证明其必要性，并证明它将专门用于该项目。

研究项目可能需要团队成员出差，这必须在预算申请中充分描述，说明出差人数、日期、停留时间等。必须证明出差与所提议的研究项目密切相关。如果机构没有具体的差旅政策，那么可以采用美国联邦政府的相关政策。

13.6.3　其他直接成本的预算

①材料和用品；②动物成本；③出版费用；④咨询服务；⑤计算机服务；⑥改建和翻新（A&R）；⑦研究患者照护费用；⑧学费；⑨其他费用。

13.6.3.1　材料与用品

包括开展项目花费或消耗的物品，如实验室玻璃器皿、试管、化学品和试剂。明确每一件物品的需要量，但花费低于1000美元的类别不必逐项列出。

13.6.3.2　动物成本

如果研究涉及活体动物，可以列在"材料和用品"项，包含更多关于如何计算对动物成本估计的具体细节是非常实用的。包括计划使用的动物数量，购买动物的价格（如果需要购买），以及动物相关设施的每日护理频率（如果有的话）。如果动物照护成本很高或很低，细节就变得非常有用。例如，如果计划随访动物的时间比较长，但不包括每天的费用，评审员会认为动物成本预算太多，可能会建议削减预算[9]。

13.6.3.3　出版费用

研究的目标是传播知识，促进发展。一项研究发现经发表和审查，才会产生影响。这可能需要高昂的费用，因此，在提案中包含出版费用很重要。对于新的申请，可以将出版费用放至后续的预算周期，当已获得可分享的数据后[9]。

13.6.3.4　咨询服务

根据项目可能需要顾问的支持。对于NIH来说，顾问不同于联营之处在于他们可以提供建议，但不能为研究的方向做决定[9]。顾问通常收取固定的费率（包括直接和 F&A 成本），因此，不需要单独报告顾问的直接和 F&A 成本。但是，必须提交顾问的差旅费用预算。此外，顾问不受工资上限限制，但任何咨询费都应符合机构对"合理性"的定义 [9]。

13.6.3.5 特定计算机服务

有别于机构提供的一般计算机和专业支持，这包括专门的超级计算机和软件费用，如果需要，应该在预算请求中提到。

13.6.3.6 改建和翻新（A&R）

建立实验室的基础设施费用可能很高，为新设备腾出空间这样简单的操作都会使预算紧张。幸运的是，您可以在改建和翻新的预算中列出这些费用。A&R 不包括一般维护，这些属于管理开销，而项目超过 500 000 美元则被视为"建设"项目。如其他费用一样，您需要证明费用合理，并分类逐项列出。如果 A&R 成本超过 300 000 美元，则需要进一步限制，并要提供额外的文件 [9]。

13.6.3.7 研究患者照护成本

这类费用包括仅因患者参加研究项目而需要的检查和程序费用，因此不属于常规医疗照护的一部分。一般来说，只有少数 NIH 预算要求患者照护费用。如果项目同时涉及住院和门诊费用，应该提到提供治疗的医院或诊所。还需要提供详细的治疗时程、纳入的患者数量、治疗和诊断测试的费用等。如果同时申请住院和门诊费用，则需要分别提交信息 [9]。

13.6.3.8 学 费

如果有研究生为项目工作，必须提供学校学费费率。基于所在机构的津贴和学费率，可能有时不得不预算低于所在机构的全额学费率，以满足研究生补偿［相当于国家研究服务奖（NRSA）零级博士后津贴水平］[9]。

13.6.3.9 避免不允许的成本

NIH 拨款政策中有一份不允许的存疑条款清单。建议提前识别并删除，因为如果 NIH 发现了这些条款，他们将从总资助中扣除。

13.7 联营 / 分包合同费用

有些研究项目是由大学 / 学术机构和企业联合进行的。在这方面，NIH

通过 STTR 项目或 SBIR 提供资金支持[9-11]。在这种情况下使用详细预算格式时，包含在联营的所有机构都必须填写独立的预算表格。另外，无论什么样的成本原则适用于上一级受资助者，该联营都应遵循其各自的成本原则的标准。在决定申请是否可以使用模块化格式（每年的直接成本 <250 000 美元）或决定是否需要事先批准提交申请（其他任何一年的直接成本为 500 000 美元或以上）时，联合体 F&A 费用不包括在直接成本中[9]。

如果联营为美国之外的机构或国际组织，联营的 F&A 上限为 8%。如果联营是营利性实体（如小企业），在可以收取 F&A 成本之前，该组织必须有一个协商的 F&A 率。默认的小型业务率（40%）仅适用于 SBIR（R43 & R44）和 STTR（R41 & R42）申请。此外，每个联营都应在详细的预算后提供预算的理由。该合理性论证应在主要受资助提交的合理性论证的基础上加以补充，并针对与联营具体相关的事项[9-11]。

13.8　对未来几年的预测和规划

NIH 不要求预算能准确预测几年后的支出。然而，他们确实希望能诚实地估算出开支。可以依据所在机构的政策，根据 NIH 的预算拨款，要求经常性费用的增长因子。NIH 通常为未来每年的经常性成本提供高达 3% 的增长因子。一般来说，NIH 受资助者允许在预算类别内和类别之间重新编制预算，以克服不可预见的需求，并进行其他类型的受资助后变更。只要在 NIH 规定的范围内，受资人可以自行决定是否进行一些改变。在其他情况下，NIH 需要事先书面批准[10]。

13.9　企业赞助临床试验的预算

企业赞助的临床试验和研究是生物医学研究的关键贡献者。每年全球约有 60 亿美元企业赞助的临床试验经费，其中，33 亿美元流向了美国研究者[12]。由于潜在的巨大金钱利益，美国大约 3/4 临床药物试验的资金是由企业而不是 NIH 资助的[13]。因此，企业资助的研究为越来越多的临床研究人员提供了关键的资金来源[12-14]。

13.10　了解您与赞助者之间的意识形态差异

赞助者和研究者对提议研究的看法截然不同。赞助者总是希望通过以最快速和最廉价的方式开展研究，试图从中获得最大收益，这可能会破坏许多重要的细节。赞助者认为临床试验合约是一个固定费用的协议，所以研究者有义务执行合约中描述的任务，即便超出了最初提议的预算。因此，为企业资助临床试验的开展进行成功的预算需要对所有可能发生的情况进行全面的了解[15]。记住这一点，我们试图解释如何最好地编写这样的预算。

13.11　直接成本和间接成本分析

与 NIH 拨款的预算类似，计算所在机构的直接和间接成本同样重要，因为这在不同机构和国家差别很大（表 13.1，表 13.2）。为了全面了解在特定机构开展临床研究相关的直接和间接成本，研究者应该始终独立于赞助者提议预算的内部成本分析。

在大多数研究机构中，间接成本作为一种强制性的固定费用，通常占总直接成本的 20%~40%[15]。

表 13.1　企业资助研究通常产生的直接费用

员工薪资和福利（研究者、护士、顾问等）	设备和用品
培训费用	邮寄和快递费用
机构审查委员会（IRB）费用	研究药物或设备准备费用
研究启动费用	筛选失败、延迟或退出的意外费用
FDA 审计和不良结果报告产生的费用	科学会议及差旅费用
数据存储成本	患者随访费用

表 13.2　企业赞助研究产生的间接成本

会计费用	设备磨损
建设维护	管理费用
实验室和办公室空间的维护和租金	共用设施

13.11.1　机构审查委员会（IRB）费用

在美国启动任何调查性研究之前，都需要得到 IRB 的批准。这个过程花费了研究者大量的时间和精力，如果没有在预算中加以说明，很容易被申办方忽视或低估。此外，对于企业赞助申办的试验，在临床试验开始后，申办者修改研究方案的情况并不少见，这需要重新提交额外的 IRB 申请。在整个研究过程中，研究者还需要将所有严重不良事件（SAE）的发生报告给 IRB（即使它们发生在研究者所在机构之外），这导致了额外的费用。因此，研究者要求所有与 IRB 提交、修改和不良事件报告相关的时间和人工费用很重要[15]。

13.11.2　设施和管理成本（机构管理费用）

与 NIH 资助的研究类似，大多数主要的学术中心要求的机构管理成本约占研究总直接成本的 20%~40%。如果研究者在一个机构不强制收取间接费用，他／她仍然应该预算机构的管理费用，因为这笔钱将用于支付间接费用，如租金、建筑维修、设备折旧和基本公用设施[15]。

13.11.3　实验室测试费用

所有主要机构都为进行内部测试的研究者提供较低的研究费率。然而，这些成本通常只覆盖实施测试，因此，请确保为这个过程中产生的所有其他额外费用做预算，如样本的收集、存储和运输[15]。

13.11.4　与设备或药物制备相关的成本

药物和器械研究可能涉及各种费用，包括准备、储存、分配和计账。培训辅助人员准备和操作新设备的经费也应编制预算[15]。

13.11.5　员工薪资和培训费用

预算中所要求的主要费用是工作人员薪资和培训。需要记住的两点是，这部分预算经常被高估或低估，费用因各个州而异。工作人员的范畴从顾问到研究者和护士。所要求的薪资应与双方所投入的专业知识和贡献相称。研究越复杂，预期的劳动力需求就越大，无论是从工作人员的数量还是受薪工时来看。也应该预估不可预见的费用，如工作人员在可能适用加班费的非常规时间收集临床数据。此外，还应预估设备或药物准备等费用，这些费用可能需要昂贵的咨询服务，如果没有提前预估，可能会导致财务问题[15]。

要求申办方支付研究启动的即时费用也是合理的。

13.11.6 一般设备和用品成本

这包括静脉切开术用品、离心机、冷冻机、计算机、软件及复印机或传真机。除了直接的设备和用品成本外，还应该预算间接成本，如设备折旧、延长服务合约、确保患者记录的存储[15]。

13.11.7 患者随访

由于大多数临床试验严重依赖患者随访数据，因此有必要协商患者随访的费用，如患者的交通、餐饮和停车费用。虽然这些费用可能发生在研究后期，但最好在一开始就解决[15]。

13.12 研究合约的预算考虑

企业赞助的临床试验研究合约对项目的成功率有着重要影响。因此，研究合约应解决几个重要问题（表 13.3）。

表 13.3 企业赞助研究合同中需要解决的重要问题

1. 详细说明机构纳入患者的数量限制。
2. 制定一个付款时间计划。
3. 指定启动付款。
4. 确保患者随访费用。
5. 研究提前终止时的应急措施。
6. 确保为筛选失败提供资金。
7. 美国食品药品监督管理局（FDA）应急稽查基金。
8. 要求对持续时间较长的研究收取通货膨胀调整费用。

13.13 启动费用

研究合约也应指定一笔资金来支付研究者在方案启动时的即时成本（如

员工培训），要求申办方预先全额提供 1~3 个已完成的患者的资金，以支付研究启动的即时费用（即在第一个患者被纳入之前支付给研究者的费用）并不罕见[15]。

13.14　研究突然终止、延迟和退出后备计划

研究合约还应规定一些细节，例如，如果研究在第一个患者纳入之前终止，研究者所在的机构将得到补偿，以弥补启动成本，在适当的书面通知后立即支付。同样，如果由于不可预见的原因或筛选失败导致研究启动延迟，有必要进行补偿，筛选失败是指患者被纳入研究但随后被禁止、退出或无法参与研究［例如，一名患者被纳入了一项为进行目标治疗接受左心室辅助装置（LVAD）植入的研究，但患者最终接受了心脏移植］。

13.15　确保需要纳入的合理患者数量

按照研究合约的规定，确保所在机构允许纳入适当数量的受试者。如果期望纳入数量超过所在机构的预期工作量，将无法满足合约的预期，反之，如果允许的受试者数量太少，那么就不值得继续。从组织的角度来看，无论招募的是 10 例还是 100 例患者，前期投入的精力并没有太大的不同[15]。

13.16　报销时间表

提前确定合约中规定的报销时间表非常重要，应该说明按照特定的时间间隔还是在完成研究后支付。这一点很重要，因为如果有患者失访，将无法持续到完成研究，那么就需要处理这种偶发事件。此外，如果预算需求在不同的时间间隔有所不同，那么补偿中应该反映这一点。

如果研究支付依赖于完成特定的里程碑事件，还应该要求申办方支付患者返回研究机构的费用或者在长期随访中派遣一名护士至患者家中进行随访[15]。

13.17　稽查费用

FDA 没有稽查绝大多数的研究。但是那些进行过决定性研究、在试验中

纳入大量患者或参与了同一研究的不同期的研究者更有可能被稽查[15]。因此，最好在合约中制定一个条款来处理此类事件。

13.18 持续多年研究的通货膨胀调整

对于预计持续时间超过 1 年的研究，还建议研究合约中包括通货膨胀调整，因为提供医疗保健服务的成本可能会随着时间的推移而增加。

在未解决本章所讨论的问题的情况下执行研究合同，可能会对原本构思良好的研究的长期预算目标产生重大负面影响。

13.19 结　论

计划好预算并尽力预估未来的需求，将是研究项目中最重要的部分之一。如果没有资金支持，再好的想法可能也不会有任何成果。因此，花一些额外的精力来制定项目预算的所有细节是值得的。这需要与您所在机构的管理部门沟通，更需要与其他已经经历过这一过程的同行沟通。一旦完成了前几个项目，那么这个过程就会变轻松，因为您会知道它如何运作，更重要的是，评审者会更加认真地对待您的提案。希望这个讨论能让读者更好地了解准备预算提案时可能面临的挑战。

参考文献

[1] Campbell EG. The future of research funding in academic medicine. N Engl J Med，2009，360(15):1482–1483. nejm.org.

[2] Dorsey ER, Roulet JD, Thompson JP. Funding of US biomedical research, 2003—2008. JAMA，2010，303(2):137–143.

[3] National Institutes of Health, Office of Budget, FY 2020 Presidents Budget, NIH website(2019–05). https://officeofbudget.od.nih.gov/index.htm.

[4] Hormos R, Abkowitz JL, Keating A. Facing the NIH funding crisis, how professional societies can help. JAMA，2012，308(22):2343–2344.

[5] Moses H III, Dorsey ER. Biomedical research in an age of austerity. JAMA，2012，308(22)：2341–2342.

[6] Office of Budget, National Institutes of Health (NIH). Price indexes. HIH website(2019–05–16). https:// officeofbudget.od.nih.gov/gbiPriceIndexes.html.

[7] National institutes of Health. Research portfolio online reporting tools report, funding,

research project success rates by type and activity(2019–05–16). https://report.nih.gov/
success_rates/ Success_ByActivity.cfm.

[8] NIH Office of Extramural Research, Grants and Funding. NIH Grants Policy statement.
NIHWebsite(2019–05–16). https://grants.nih.gov/grants/policy/nihgps/HTML5/section_7/7_
cost_consideration.htm.

[9] US Department of Health and Human Services. Office of Extramural Research, NIH,
Grants process Overview, Developing on your Budget. National Institutes of Health
Website(2019–05–13). https://grants.nih.gov/grants/how-to-apply-application-guide/format-
and-write/develop-your-budget. htm.

[10] National Institutes of General Medical Sciences. The research funding, STTR program
(R41/42). NIH website(2019–05–16). https://www.nigms.nih.gov/research/mechanisms/
pages/STTR.aspx.

[11] National Institutes of General Medical Sciences, Health, Research Funding. SBIR program.
National Institutes of Health Website(2019–05–16). https://www.nigms.nih.gov/research/
mechanisms/pages/SBIR.aspx.

[12] Bodenheimer T. Uneasy alliance: clinical investigators and the pharmaceutical industry. N
Engl J Med，2000，342:1539–1544.

[13] Staropoli JF. funding and practice of biomedical research. JAMA，2003，290:112.

[14] Nathan DG. Clinical research: perceptions, reality, and proposed solutions: National
Institutes of Health director's panel on clinical research. JAMA，1998，280:1427–1431.

[15] Beal K, Dean J, Chen J. Budget negotiation for industry sponsored clinical trials. Anesth
Analg，2004，99:173–176.

（唐军　苏斌虓　译，雷翀　审）

第14章

人类受试者研究的监管考量

H. Richard Alexander Jr., *Howard S. Hochster*

14.1 引 言

　　生物医学研究可以广义地定义为系统收集和分析数据，其目的是产生减轻痛苦和治愈疾病的新知识。我们知道，现如今人类受试者研究必须遵守美国联邦法规，以确保所有研究都符合伦理要求，并遵循历史文献中阐述的相关原则，如《纽伦堡法典》（*Nuremberg Code*）、《赫尔辛基宣言》（*Helsinki Declaration*）和《贝尔蒙特报告》（*Belmont Report*）。对于涉及药物或设备的研究，研究人员还必须遵守美国食品药品监督管理局（FDA）的有关规定。本章将回顾这些法规制定的历史背景，概述当前受试者研究必须满足的监管要求，并为新的学术研究者提供一些实际参考。

H. Richard Alexander Jr. (✉)
Rutgers Cancer Institute of New Jersey, New Brunswick, NJ, USA

Division of Surgical Oncology, Department of Surgery,
Rutgers Robert Wood Johnson Medical School, New Brunswick, NJ, USA
e-mail:Richard.Alexander@Rutgers.edu

H. S. Hochster
Rutgers Cancer Institute of New Jersey, New Brunswick, NJ, USA

Division of Surgical Oncology, Department of Surgery,
Rutgers Robert Wood Johnson Medical School, New Brunswick, NJ, USA

Division of Medical Oncology, Department of Medicine,
Rutgers Robert Wood Johnson Medical School, New Brunswick, NJ, USA

© Springer Nature Switzerland AG 2020
T. M. Pawlik, J. A. Sosa (eds.), *Clinical Trials*, Success in Academic Surgery,
https://doi.org/10.1007/978–3–030–35488–6_14

14.2 历史进程

人类受试者生物医学研究已经进行了几个世纪。也许最著名的前瞻性对照临床研究例子是由苏格兰医生 James Lind 于 1747 年在 HMS Salisbury 船上开展的。坏血病是一种由维生素 C 缺乏引起的疾病，当时长期在海上航行的水手因为获取不到抗坏血酸主要来源的新鲜水果和蔬菜，非常容易罹患此病。Lind 对改善英国水手的健康状况有着浓厚的兴趣，并开展了一项针对该疾病的各种治疗措施的研究。他将 12 名患有晚期坏血病的水手分成 6 组，每组 2 名。据推测，这些皇家海军服役的水手，没有人签署口头或书面的知情同意。他们都接受同样的饮食，但每个队列每天接受不同的治疗方案，分别是 1 夸脱（容量单位；1 夸脱 =0.946 L）苹果酒，1 勺硫酸，6 勺食醋，1 杯海水，1 杯大麦水，或者 2 个橘子加 1 个柠檬。试验持续了 1 周直到水果被吃完，此时最后一组水手的症状已经显著改善。虽然这项研究展现了临床研究可以如何开展，以及某些偶然的发现消除痛苦和治愈疾病的例子，但还有其他一些不幸的临床研究，它们是在不合伦理甚至是极其恶劣的情况下进行的，促进了我们当前监管基础机制的发展。

自 1932 年开始，美国公共卫生服务部门为了观察未经治疗的梅毒的"自然史"特征，对亚拉巴马州梅肯县（Macon County, Alabama）600 名贫困且教育程度低的黑人开展了一项为期 40 年的临床研究。研究者告知参与者将从美国政府获得免费医疗保健、饮食和免费葬礼保险，从而吸引受试者。研究者从未告知受试者患有梅毒。最违反伦理道德的是，即使在 20 世纪 40 年代早期证实青霉素可以有效治疗梅毒后，研究者仍故意不给予受试者治疗。甚至，尽管青霉素在 20 世纪 40 年代晚期已成为广泛的梅毒标准治疗，但研究者仍然不给予受试者治疗，并极力阻止受试者从该地区的其他卫生机构获得青霉素治疗。

另一个令人震惊的例子是，1946—1948 年，美国公共卫生部门与危地马拉（Guatemalan）卫生当局合作开展了一项研究，在没有获得受试者知情同意的情况下，故意让该国的囚犯、士兵和精神病患者感染梅毒和其他性传播疾病。尽管受试者一旦感染就会接受治疗，但从未有任何治愈记录（www.wikipedia.org/wiki/Guatemala Syphilis Experiment，2019 年 3 月 25 日获取）。

14.2.1 《纽伦堡法典》和《赫尔辛基宣言》

第二次世界大战后，纽伦堡军事法庭举行了会议。它们由 12 个美国军事法庭组成，起诉对德国纳粹领导人成员的战争罪，这些成员对战俘犯下的罪行中包括残忍的医学试验。1946—1949 年，第二次世界大战的盟军获胜后，这些军事法庭在纽伦堡法庭开庭。《纽伦堡法典》作为审判结果的一部分，是一套研究的伦理学规范，为人体试验定义了广泛的指导原则。《纽伦堡法典》包括知情同意和不胁迫，合理制定科学试验，对研究受试者有利等原则。表 14.1 列出了《纽伦堡法典》的 10 个要点（history.nih.gov/research/downloads/nuremberg.pdf，2012 年 12 月 27 日获取）。

表 14.1　《纽伦堡法典》的要点

1. 人类受试者的自愿同意是绝对必要的。当事人应具有同意的法律行为能力；应处于能够行使自由选择权的情况下，不受任何武力、欺诈、欺骗、胁迫、越权或其他隐蔽形式的约束或胁迫的干预；并应充分了解和理解所涉及主题要素的各方面内容，以使其能够作出理智和明智的决定。后一种要素要求在试验对象接受之前，必须让其了解试验的性质、持续时间和目的，实施的方法和手段，合理预期的所有不便和风险，以及参与试验可能对其健康或人身造成的影响。确定同意书质量的责任与义务取决于发起、指导和参与试验的每个人。这是一种个人义务和责任，不能随意地委托他人。

2. 试验应该为了社会利益而产生富有成效的结果，不能用其他方法或研究手段获得，而且在本质上不是随意和不必要的。

3. 试验的设计应基于动物实验的结果和对疾病自然病史或研究中其他问题的了解，从而使预期的结果能够证明开展试验的合理性。

4. 试验在实施过程中应避免一切不必要的身体和精神伤害。

5. 若开始试验前已有证据证明将发生死亡或致残伤害时不应进行试验，除非在那些试验中试验医生也是研究对象。

6. 所要承担的风险程度绝不应超过由试验所要解决的问题的人道主义重要性所决定的程度。

7. 应做好适当的准备并提供足够的设施以保护试验对象，即使受伤、残疾或死亡的可能性极小。

8. 试验只能由具有科学素养的人员进行。在进行或参与试验的所有阶段，他们都要具备最高程度的技能水准和谨慎程度。

9. 在试验过程中，如果受试者的身体或精神状态已达到他认为不能继续进行试验的状态，他有权随时退出试验。

10. 在试验过程中，负责的科学家必须做好在任何阶段终止试验的准备。基于善意、高超的技能和谨慎的判断，如果他认为继续进行试验可能会导致受试者发生伤害、残疾或死亡，他可以随时终止试验。

随后，在 20 世纪 60 年代，世界医学会根据《纽伦堡法典》制定了《赫尔辛基宣言》，作为医学界关于人体试验的伦理原则。它被广泛认为是人体研究伦理的基础文件。虽然《赫尔辛基宣言》不具有法律约束力，但它已被用作包括美国在内的许多国家监督人体研究的法律法规的基础。该宣言最初于 1964 年 6 月在芬兰赫尔辛基（Helsinki, Finland）通过，此后经过多次修订。

在 1947 年的《纽伦堡法典》出现之前，没有广泛确立的指导原则来解决人体研究的伦理问题。《赫尔辛基宣言》在《纽伦堡法典》中首次阐明的原则的基础上做了一些修改。例如，《赫尔辛基宣言》对知情同意的必要性做出了更广泛的定义，从《纽伦堡法典》的"绝对必要"到"尽所有可能"；允许在无受试者知情同意下获得替代的知情同意，如法定监护人的知情同意。

14.2.2 《贝尔蒙特报告》

1974 年 7 月 12 日，作为 Tuskegee 研究的结果，在《赫尔辛基宣言》的影响下，美国国会签署《国家研究法案》作为法律。该法案授权成立保护生物医学和行为学研究中人类受试者的国家委员会。该委员会的目的是确定开展涉及人类受试者的生物医学和行为研究的基本伦理原则，并制定应遵循的相关指导方针，以确保这些研究是按照这些原则进行的。最终报告于 1978 年发布，标题为"贝尔蒙特报告：保护研究中人类受试者的伦理原则和指南，保护生物医学和行为学研究中人类受试者的国家委员会报告"。《贝尔蒙特报告》的命名来源于该报告起草于马里兰州埃尔克里奇的贝尔蒙特会议中心（Belmont Conference Center in Elkridge, Maryland)（www.wikipedia.org/wiki/Belmont_Report, 2012 年 12 月 29 日获取）。《贝尔蒙特报告》定义了 3 项原则（表 14.2）（http://ohsr.od.nih.gov/guidelines/belmont.html）。

表 14.2 《贝尔蒙特报告》的原则

1. 尊重：保护所有人（研究对象）的自主权，礼貌和尊重地对待他们，并提供知情同意。研究人员必须诚实，不得欺骗。
2. 有利："不产生伤害"的理念，最大化研究项目收益，最小化研究受试者的风险。
3. 公正：公平地管理程序，确保试验的合理性、一致性和全面性。公平是指将成本和收益公平地分配给潜在的研究参与者。

14.3 人类受试者研究规定

14.3.1 美国《联邦法规》（CFR）和保护人类受试者的联邦认证

1991年，美国14个联邦部门和机构加入了美国卫生与公众服务部（HHS）的行列，一致通过了一套保护人类受试者的法规，与 CFR 的第45篇第46部分的 A 部分相同。这套统一的法规构成了联邦保护人类受试者的政策，非正式地称为《共同规则》。人类研究保护办公室（OHRP）隶属 HHS 的卫生部秘书处，负责在 HHS 进行或支持的研究中保护研究对象的权利、福利和健康（www.hhs.gov/ohrp/about/index.html）。OHRP 主要与生物医学研究机构互相沟通，以确保符合《联邦法规》第45篇第46部分（45 CFR 46）所述的 HHS 法规。教育发展部为开展 HHS 资助的人体研究的个人和机构提供指导。政策认证部负责管理联邦范围认证（FWA）的机构审查委员会（IRB）的注册和审查。

FWA 适用于任何涉及人类受试者研究的机构，该机构可由采用《共同规则》的所有美国联邦机构进行管理和支持。即使没有任何变更，个体机构为保持 FWA 的有效性也必须每5年更新一次。在极少数情况下，受试者研究被《共同规则》豁免，但几乎所有在生物医学研究机构进行的研究都在 FWA 的覆盖范围之内。涉及人类受试者的基金经费申请可能需要 FWA 号，个体研究者可从 OHRP 获取这个号。有关 FWA 详细内容的说明，请参见网址 www.hhs.gov/ohrp/assurances/ assurances/filasurt.html。FWA 包括一项机构声明，即所有人类受试者研究的开展都必须符合伦理，人类研究受试者的权利和福利必须受到保护。这些原则通常基于《赫尔辛基宣言》和《贝尔蒙特报告》。研究机构必须提供程序说明，以确保及时向 IRB、进行或支持该研究的美国联邦部门或机构和 OHRP 报告任何违反原则和政策的情况。

经过6年多的讨论和评估，2017年通过、2018年6月定稿的《共同规则（修订版）》（因此称为2018年修订）于2019年1月正式生效。这是自1991年以来的第一次修订。修订的《共同规则》允许以更简单、非专业化语言简化知情同意书，把研究目的放在首位，将同意书发布到国家网站，包含结果发布和通知患者时间等信息。此外，对其他部分已经完成的试验中的患者进行持续的长期随访被认为是"最小风险"，此时可以豁免，不再需要在 IRB 的监督下进行数据检索和分析。对生物标本的收集和标本库中去标识数据的研究更容易。最后，虽然推迟到 2020 年，但需要有一个记录在案的 IRB，负责监督所有站点的多中心试验。

14.3.2 机构审查委员会（IRB）

根据 FWA 的要求，研究机构必须成立 IRB，以审查、批准和监督人类受试者研究。该机构可能会被要求向 OHRP 或任何正在进行或支持其研究的美国联邦部门或机构提供其关于人类受试者研究的 FWA 适用的书面程序。根据 CFR 第 45 篇第 46 章，IRB 需要：①对研究开展初步和持续的年度审查，并向研究者和机构报告结果。②确定哪些项目需要审查的频率高于每年一次，哪些项目需要从研究人员以外的来源进行验证，以确保自上次 IRB 审查以来没有发生重大变化。③确保及时向 IRB 报告任何研究活动的拟议变更。④确保在 IRB 已经批准的期间，不得在没有 IRB 审查和批准的情况下对研究进行修改，除非有必要消除对受试者的明显直接危害。最后一条很重要，因为这意味着任何研究人员都可以修正已经批准的研究计划，如果他或她判断有必要这样做以降低受试者的即时风险。尽快通知 IRB，如果时间允许，方案的修正应该先获得批准。

14.3.3 《健康保险流通与责任法案》（HIPAA）

1996 年，HIPAA 编写了有关医学执业者保护健康信息 (PHI) 安全的规则和"覆盖范围"，对人类受试者研究增加了另一层监管要求。对 HIPAA 的依从性不仅在日常医疗实践中需要，临床研究中也需要（www.hhs.gov/ocr/privacy/，2012 年 12 月 31 日获取）。根据 OHRP 的要求，研究者有责任采取保障措施确保作为研究活动的一部分收集的 PHI 的保密性。隐私规则旨在保护个人的可识别健康信息，同时允许研究人员获得研究活动所需的重要医疗信息。目前，大多数涉及人类受试者的研究都根据《共同规则》和（或）FDA 的保护条例进行。在临床研究活动中，作为知情同意过程的一部分必须包含讨论研究者是否有将收集 PHI 作为研究一部分的意图。IRB 需要一个明确的计划，描述如何收集、储存、分析及最终研究活动完成时销毁 PHI。在某些情况下，可要求 IRB 豁免，以授权未经知情同意收集 PHI（表 14.3）。

表 14.3　未经知情同意可收集 PHI 的情况

·当 PHI 的收集和使用 PHI 对个人造成的风险不超过"最小风险"时，研究人员提供确保信息得到适当收集、存储、分析并最终销毁的计划书。
·如果不被豁免，研究在实际中无法开展。
·研究人员表明，使用 PHI 对于研究的成功至关重要。

一旦研究者完成培训要求，就可向 IRB 提交临床试验计划。大多数 AHC 有两级审查系统，在进入 IRB 之前，通常先在自己部门或研究中心对其科学性、真实性进行初步审查。一旦一项研究获得批准，研究者就有责任按照机构要求按时完成。这包括适当的筛选和资格审查，知情同意，准确完整地遵循方案设计，准确及时地完成病例报告或研究表格，及时提交年度审查，以及完成时要有正式的结题报告。

14.3.4　FDA 与临床研究

正如临床研究中出现的错误推动了现代临床研究监管机构的发展，在整个 20 世纪早期，因蓄意和不计后果的药物和设备使用导致的悲剧，促成了 FDA 在药物和设备监管中的现代角色。1938 年通过的《联邦食品、药品和化妆品法规》仍是现行法规的基础，即使它在通过后已被修订了 100 多次。如果临床研究涉及药物或设备，则必须遵守 FDA 和 HHS 关于人类受试者研究的规定。虽然在许多情况下，FDA 和 OHRP 要求研究者达到相同的标准才能满足这两个法规，但研究者需要意识到其中的差异，且有责任遵守这两个法规。

FDA 要求研究者或资助者（企业或合作团体）在以下条件下提交新药研发（IND）或研究设备豁免（IDE）：

- 如果该药物是一种试验性药物。
- 如果研究旨在建立新的适应证。
- 如果研究旨在建立新的剂量或给药途径。
- 如果该研究旨在定义当前未确定的新患者群体。
- 已获批准药物的推广发生重大变化。

IND 或 IDE 的目的是确保研究对象不会承担不合理的风险。除了显而易见的医疗设备外，IDE 还应用于实验室测试、药物新靶点检测和多检测面板。在 FDA 内部，药物评价和研究中心（CDER）负责在上市前监督新药评价；

设备和放射健康中心（CDRH）负责管理制造、重新包装、重新贴标签或进口在美国销售的医疗器械的组织或实体。如果研究者不确定是否需要 IND 或 IDE，应咨询 OHRP 或 FDA。FDA 关于进行临床研究的法规在 CFR 第 21 篇中进行了定义，旨在确保符合《良好临床实践》（GCP）（表 14.4）。FDA 监督并积极监管涉及 IND 或 IDE 的临床研究，以确保其按研究设计进行。违反知情同意仍然是 FDA 认定的最严重的违反行为。

与 GCP 相关的概念包括上面介绍的伦理考量，以及如何设计和执行方案的几个细节。国际协调会议（ICH）反映了美国、欧洲、日本和其他监管机构共同认可的标准，具体体现在《行业指南（E6 GCP: 综合指导）》中，可通过 http://www.fda.gov 获得。尽管学术研究者的探索性研究方案通常不会达到临床试验结果将决定药物、生物或设备是否获得监管批准的程度，但许多机构要求所有研究方案都遵循 GCP，在研究者被 FDA 稽查或潜在合作伙伴审查以考虑对研究进一步投资时，遵循 GCP 的明确证据将增加人们对研究结果的可信度，在被 FDA 稽查时，避免因未能遵守 GCP 指南而被公开引用。

表 14.4　按 GCP 实施研究的要素

· IRB 和伦理研究实施：
　– 知情同意。
　– 明确资格标准，只能通过 IRB 批准机制更改。
· 研究人员资格：医生应为主要研究者（PI），并对药物、生物制剂或器械作用的临床后果和随访后果负责。
· 使用符合 IND 或《良好生产规范》（GMP）同等认证的研究材料。
· 充足的资源，包括进行试验的空间、承担研究责任的辅助人员，而不是临床护理需求。
· 遵守方案：允许的修改仅用于消除受试者受到即时伤害的可能性，或者与试验的后勤或管理方面有关。
· 遵守方案：核查系统，对照源文件以确保将数据正确填入纸质或电子病例报告表，这被称为质量控制系统。
　– 为所有大于最小风险的试验确定独立的数据安全监察委员会或流程。
· 定义不良事件收集和报告系统，以及在常规（至少每年 1 次）报告期之外可向赞助商和 IRB 报告的关键事件。
· 根据适用于研究用制剂的规范（包含在其 IND 申请中）或使用手册（设备），接收和使用研究用产品（药物 / 生物制品）。

14.3.5 《良好生产规范》（GMP）

外科的医生科学家多专注于最终应用一种局部治疗或涉及药物或生物制剂的给药方法（如病毒、DNA 结构、工程细胞等）。这些材料通常来自学术实验室。为了符合 GCP，此类尚未获得批准、不可临床使用的材料需要通过 IND。IND 使用的材料必须按照 GMP 生产。

GMP 包括提供制剂完整说明的过程。就药物而言，通常是一种化学结构。就生物制品而言，无法提供分子结构，关键在于关注产品的纯度和效力。制造过程必须确保最终产品不存在被化学或生物有害污染物污染的可能性，并且在设定的储存条件下对试验药物的稳定性进行连续监测的过程已经到位。

与生物制剂特别相关的是，可能已用于其制造的病毒或其他微生物污染的细胞系的特征；在制造过程中扩增的细胞与主细胞库的关系，通常来源于特征良好（通过序列）的核酸结构转染或抗原产生细胞类型。特别是，如果要将同种异体细胞引入人类宿主，必须考虑防止其复制或产生重组感染物质的策略，这包括开发用于细胞产品的人类临床活动的"发布标准"。如果细胞产品是通过从患者自身的自体细胞培养获得，仔细定义细胞产品的扩增条件，监测加工过程中出现的感染物质，并需要明确说明加工完成和使用之间的时间。与生物产品生产有关的所有方面都应以一种允许审查以确保产品使用质量的方式进行描述，并在发生不良事件时，便于对产品的完整性进行审查，因为这可能与临床经验有关。

14.3.6 研究人员的职责

上述法规规定了多方的责任：药品或器械制造商（按照规定生产正在研究的药品或器械），研究的赞助商可能是也可能不是制造商（监督研究实施是否适当），研究人员所在机构（维持 FWA，并确保内部或外部 IRB 监管研究），IRB（在研究最初和实施过程中审查研究），研究人员。研究人员首先必须遵守机构要求，确保在研究员的职责和人类受试者研究原则方面接受了足够的培训。在大多数学术健康中心，这些要求都可以在 OHRP 的网站上找到。许多中心使用合作机构培训计划（CITI）来完成研究员培训。CITI成立于 2000 年 3 月，是迈阿密大学和 Fred Hutchinson 癌症研究中心的合作项目，旨在开发基于网络的保护人体研究的培训计划。目前，该项目的内容来自 10 个中心，其中包括人体研究不同维度的众多模块。要求新的研究人员通过基础模块，然后根据研究者研究活动的性质，可能要求额外的模块（www.citiprogram.org, 2019 年 4 月 25 日获取）。

一旦研究人员接受了开展研究的适当培训，将承担与具体研究相关的责任。研究人员必须获得所有相关机构对受试者研究的批准，然后必须获得 IRB 对该研究的批准。如果研究者正在撰写临床试验方案或制造药品、设备，那么研究者也要按赞助商和制造商的要求，以遵守所有适用的 HHS 和 FDA 法规。

不良事件数据收集可能是任何人类受试者研究项目中最耗时和最令人头疼的部分之一。申办方、FDA、NIH 或其他资助机构、IRB 和研究的数据安全监察委员会都可能有略微不同的报告要求和流程，研究者必须遵守所有这些要求。

14.3.7 新研究人员的实际考量

由于新的学术研究人员面临时间压力，在开始研究之前需要获得多个级别的批准，这会让人望而生畏。研究人员在开始研究项目之前就必须明确需要从特定机构获得什么样的批准，以及获得这些批准的截止日期。研究人员还应确定机构拥有哪些资源来帮助获得这些批准，如监管协调员、IRB 工作人员和（或）机构特有的研究人员培训。

实施临床研究要求研究人员遵守比单纯进行临床患者管理和照护时更严格的规范。然而，许多新的研究人员混淆了"什么是临床实践中可以接受的"和"什么是研究所需的"。例如，除非事先获得 IRB 的特别许可，否则研究只能以受试者能够理解的语言获得受试者提供的书面知情同意，这与临床实践不同。没有 IRB 的明确许可，不能接受口头同意；翻译人员不能为受试者口头翻译知情同意；近亲或授权委托书也不能替代受试者的知情同意。在大多数情况下，IRB 批准用受试者母语的简短表来记录同意过程，而翻译人员应该翻译实际的知情同意书，并记录患者对参与研究的理解和同意。未能获得有效的知情同意是一种严重的违反行为，被任何监管机构证实后都可能导致数据被禁用或研究者在国家数据库中被记录学术不端。持续的违规行为可能会导致 FDA 取消研究者的研究资格。

在临床实践中，医生有更大的余地进行替代和调整，以满足实际需要。然而，如果方案指定了特定型号的针、特定的支持性治疗药物、特定的毒性管理或特定类型的采血管，则任何替代都是偏离方案，即使替代物没有临床或科学重要性，稽查员也会记录研究者的方案偏离。此外，必须根据 IRB 的特定要求向 IRB 报告方案偏离。周全考虑在方案中体现哪些细节可以避免许多问题。研究人员应该只提供那些实际影响研究实施的细节。如果由于与研究中使用的药物相互作用而应该避免使用某些止吐药物时，研究人员应该禁用它们，但如果所有止吐药物都存在这个问题，指定一种特定的药物就会产生潜在的偏离。

许多新的研究人员很难准确评估他们对患者记录的回顾何时需要 IRB 批准。即使患者是研究者自己或他 / 她所在临床实践小组的患者，如果对病历记录的回顾超出了临床照护需要的范围，研究者也将被标记为未经 IRB 批准开展人类受试者研究。因此，新的研究人员应该提前确定机构的病例报告或病例系列的构成和定义，以及何时 IRB 要求研究人员在发表之前获得批准。此外，有效的内部质量控制项目可以很容易转化成需要 IRB 批准的研究。例如，研究人员可能正在回顾临床实践小组中的所有病例，以确定小组标准化作业程序（SOP）是否可以降低成本。在这样做的过程中，研究人员可能会意识到应用这些 SOP 可以产生更好的患者结局，这些结果可能对其他机构的医生有用。此时，研究者应该提交一份 IRB 申请，以便进一步分析数据，并最终公布结果。根据修订后的《共同规则》，如果没有 IRB 的监督，某些类型的此类业务研究将更容易进行。

14.4 结　论

人类受试者研究的监管要求是从旨在保护研究受试者权利和福利的指导原则下演变而来的。然而，它们也有助于保护机构、研究人员和临床研究的真实性。通过这种方式，临床研究最有可能提供有意义的新发现，以减轻痛苦和治愈疾病，并保持公众对此类研究价值的信心。

拓展阅读

[1] Brown SR. Scurvy: how a surgeon, a mariner, and a gentleman solved the greatest medical mystery of the age of sail. New York, NY: St. Martin's Press, 2003. ISBN: 0–312–31391–8.

[2] Goodyear MDE, Krleza-Jeric K, Lemmens T. The Declaration of Helsinki. BMJ，2007, 335（7621）:624–625. https://doi.org/10.1136/bmj.39339.610000.BE.

[3] Jones J. Bad blood: the Tuskegee syphilis experiment. New York, NY: Free Press，1981. ISBN：0–02–916676–4.

[4] Rockwell DH, Yobs AR, et al. The Tuskegee study of untreated syphilis; the 30th year of observation. Arch Intern Med，1964，114:792–798. PMID: 14211593.

[5] www.citiprogram.org.

[6] www.fda.gov.

[7] www.wikipedia.org/wiki/Syphilis_experiments_in_Guatemala.

（张涛元　译，雷翀　审）

第 15 章

发表临床试验

Warren Gasper，*Michael Conte*

临床试验的发表是长时间努力之后的巅峰时刻，值得准确和公开报告。

虽然试验方案和统计分析计划是清晰展示结果的框架，但将成千上万的设计细节、数据和分析压缩成一个简明的报告是一项艰巨的任务。任命发表委员会总结报告概要，解决作者署名问题，选择目标期刊确保及时发表最终结果。指南，包括《CONSORT 声明》，有助于写出一份对医疗界提供最大价值的完整报告。在第一篇文章发表之后，经过深思熟虑的二次分析计划不但可以将试验数据中获得的知识最大化，还能帮助减轻出现非预期结果带来的偏倚。创建数据分享计划确保试验数据，在首次和二次分析结束很久之后依然是有用的。

15.1 发表委员会

成立发表委员会，确保临床试验数据能被广泛传播。委员会的任务始于及时发表文章的发表计划，结束于数据处理和共享计划，以帮助试验结束后

W. Gasper (✉) · M. Conte
Division of Vascular and Endovascular Surgery, University of California San Francisco,
San Francisco, CA, USA
e-mail:warren.gasper@ucsf.edu;michael.conte2@ucsf.edu

© Springer Nature Switzerland AG 2020
T. M. Pawlik, J. A. Sosa (eds.), *Clinical Trials*, Success in Academic Surgery,
https://doi.org/10.1007/978-3-030-35488-6_15

的分析。此外，通过评审数据分析计划、审查作者贡献及综合数据处理计划，委员会协助首席研究员监管发表过程。

一旦研究方案和统计分析计划完成，发表委员会列出报告试验结果需要的表和图的提纲。报告提纲应该建立在最佳实践报告指南的基础上，包括国际医学杂志编辑委员会（ICMJE）[1]建议、《临床试验报告统一标准（CONSORT）2010 版》[2] 及各医学期刊作者须知等。在受试者纳入之前就建立最终报告的提纲有两个优点。首先，提高了最终报告写作过程的效率。其次，可确保试验中收集的数据适用于最终的分析和符合发表标准。值得注意的是，在检查一项待发表的报告时，大部分杂志和 ICMJE 要求确认研究方案被最终确定（包括统计分析计划），并在纳入第一例受试者之前在合适的注册系统中对试验进行了公开注册，如 ClinicalTrials.gov[1]。

公开研究方案对建立临床医生和患者之间的信任非常关键。推荐发表委员会在纳入受试者之前，发表一项对临床问题、受试人群和试验方案的详细说明。本书的其他章节提供了有关如何成功设计一项临床试验的综合描述，所以本章不再介绍方案设计。强烈推荐使用《标准方案项目：干预试验推荐（SPIRIT）2013 声明》中强调方案完整性的 33 项检查清单[3-4]。一项公告报告为临床医生和潜在的受试者提供了仔细考虑研究的机会，并为受试者纳入提供支持。随着临床试验的进行，可能也需要间隔一段时间发表"更新"报告，特别是当研究设计或方案发生了较大改变的情况下。

一项临床试验极可能会有二次分析或者亚分析的提案。这些研究代表对大型试验原始数据的额外分析，也可能作为原始试验拓展的、具有独立研究计划的子研究。不论二次分析是否在研究方案中被事先确定，或者是事后探索性分析，必须保持原始试验结局的完整性，同时避免重复发表相同的数据。二次分析方案应该描述与原始结果的关系，指明对原始数据进行多次分析的统计学调整方法，并且证明对再次独立发表的需要。发表委员会有责任裁定二次发表的提案，确立发表的优先等级，起草摘要或项目概要。临床试验赞助方为原始试验和重要二级分析的发表提供经费，但可能不会为源源不断的发表提供资金支持。对二次分析有兴趣的共同作者可被分配一篇发表文章的任务，并确保完成它所需的资金。

最后，所有的临床试验都需要制定一个数据处理和共享计划。最终，研究人员将尽可能利用二次分析列表和共享数据，确保数据将为医学界带来持久的获益。有关数据格式、储存地点、分享哪些数据元素及与谁分享等决定，最好在试验开始时由指导和发表委员会来管理。尽管企业试验赞助商可能会宣告数据包含专有信息，并推动数据隔离，但应该尽一切努力就数据共享进行协商。无论发表和指导委员会的决定是什么，ICJME 都要求在提交临床试验报告的同时，提供详细数据共享计划[1]。

15.2 报告准备

完成最终分析时，方案、统计分析计划及图表提纲为快速完成报告提供了框架。对于很多研究者而言，达到计划的研究终点标志着研究的成功。然而，即使成功的研究也存在不完美之处，专注于阳性或有前景的结局，而忽视矛盾的、非预期的结果会导致最终的报告中存在偏倚。下文讨论的指南的建立确保了准确报告试验结果，但主要研究者和发表委员会最终有责任诚实地报告结果，实现完全的公开和可重复性，并考虑数据共享。

尽管每个期刊有特定的格式要求，但准确和完整临床试验报告的需求促成了临床试验报告相关材料标准[1-2]。《CONSORT 2010 声明》包含一个全面的用于报告临床试验数据的检查清单（25 项），每个主题还有实例[5]。其中一个检查项目已经被证明非常有效——一个描述纳入、随机、接受治疗和纳入最终分析的受试者数量的流程图，以至于许多期刊要求所有临床试验都需要提供一个"CONSORT 流程图"。一系列"CONSORT 扩展"拓展了《CONSORT 声明》，以描述报告的预试验 / 可行性[6]、非劣效性[7]、实效性[8]和集群[9]试验设计[10]的最佳实践。其他举措，如提高卫生研究的质量和透明度（EQUATOR）网络，为提高所有研究发表质量提供了额外的指导[11-12]。

CONSORT 清单中一个明显的疏漏是基于《赫尔辛基宣言》的受试者保护声明[13]。研究者有伦理义务去获得来自当地、局部地区或国家机构审核委员会（IRB）或伦理委员会对临床研究方案的批准，并获得所有受试者的知情同意。受试者的隐私非常重要，未经受试者明确同意，任何身份识别信息都不得出现在最终发表物中。报告中应该包含一个确认获得了 IRB 批准和受试者知情同意的声明。关于不良反应和关注于由临床试验干预导致伤害的安全监管的相关问题，在 CONSORT 扩展中被解决[14]。

为了确保最终的结果准确地反映原始试验方案和分析计划，期刊编辑通常要求提供试验方案和统计分析计划的副本。若文章被接收，方案可能作为补充材料的一部分被发表。上文已经提到，《SPIRI 2013 声明》检查清单是一个有用的、被强烈推荐使用的、展示研究方案完整性的工具[13]。类似标准报告统计分析计划（SAP）的指南也被开发出来，包括推荐项目的检查清单[15]。大部分的期刊都要求描述样本量计算、意向性治疗分析下的首要结局指标分析计划、处理缺失数据的方法，以及二次分析中对多重检验的调整。

对试验结果的解读与研究方案和统计分析一样重要，但如果没有对试验干预的全面描述，就不可能重复研究结果。作为《CONSORT 声明》和《SPIRIT 声明》的扩展，干预描述和可重复性（TIDieR）检查清单包含 12 个项目，关注于影响研究干预效果和可重复性的细节[16]。包括可重复的干预措施的必要细节，如研究人员培训、精确的设备类型、干预个体化或调整等，可能会超过原始发表文章的字数限制，通常适合作为补充材料发表。类似地，《诊断准确性报告标准（STARD）2015 指南》提供了一个完整报告诊断测试准确性的清单[17-18]。最后，我们鼓励作者在报告预后或诊断性预测模型时使用《关于个体预后和诊断的多变量预测模型的公开报告（TRIPORT）声明》[19]。

15.3 期刊选择

成功的临床试验结果通常值得发表在高影响力期刊。结果不理想时可能无法发表于同样水平的期刊，但发表一个精心设计和严格执行的阴性临床试验的结果对医学界也是很重要的。发表委员会应该制定一个目标期刊的清单，在最终数据收集和分析完成后，决定试验结果应该在哪里发表。如果计划在会议上介绍试验结果，必须与期刊编辑进行协调，遵守禁止开放获取政策。

15.4 作者署名

所有署名的作者都必须对研究的重要组成部分[设计、数据收集和（或）分析]有重要贡献，且对报告的完成有贡献。对研究的实施做出贡献但对报告完成没有付出的个人最好只列在致谢部分。发表委员会作为作者署名的决定者，决定是否将中心的所有研究者都作为作者列出，或者是否将主要研究者和学术委员会成员作为作者列出，文章中写明"代表某临床试验的所有研究者"。后一种情况，所有研究者列在致谢或者补充材料部分。对于二次发表物，发表委员会通过权衡二次分析方案的优点与研究者在研究中的实际贡献，帮助决定作者署名。不论具体发挥的作用，所有贡献者都应该在最终发表物上披露利益冲突。

参考文献

[1] International Committee of Medical Journal Editors. Recommendations for the conduct, reporting, editing, and publication of scholarly work in medical journals. Vancouver, BC: International Committee of Medical Journal Editors，2018(2019–05–07). http://icmje.org/icmje-recommendations.pdf.

[2] Schulz KF, Altman DG, Moher D, et al. CONSORT 2010 statement: updated guidelines for reporting parallel group randomised trials. BMJ，2010，340:c332. https://doi.org/10.1136/bmj.c332.

[3] Chan AW, Tetzlaff JM, Altman DG, et al. SPIRIT 2013 statement: defining standard protocol items for clinical trials. Ann Intern Med，2013，158(3):200–207. https://doi.org/10.7326/0003–4819–158–3–201302050–00583.

[4] Chan AW, Tetzlaff JM, Gotzsche PC, et al. SPIRIT 2013 explanation and elaboration: guidance for protocols of clinical trials. BMJ，2013，346:e7586. https://doi.org/10.1136/bmj.e7586.

[5] Moher D, Hopewell S, Schulz KF, et al. CONSORT 2010 explanation and elaboration: updated guidelines for reporting parallel group randomised trials. BMJ，2010，340:c869. https://doi.org/10.1136/bmj.c869.

[6] Eldridge SM, Chan CL, Campbell MJ, et al. CONSORT 2010 statement: extension to randomised pilot and feasibility trials. BMJ，2016，355:i5239. https://doi.org/10.1136/bmj.i5239.

[7] Piaggio G, Elbourne DR, Pocock SJ, et al. Reporting of noninferiority and equivalence randomized trials: extension of the CONSORT 2010 statement. JAMA，2012，308(24):2594–2604. https://doi.org/10.1001/jama.2012.87802.

[8] Zwarenstein M, Treweek S, Gagnier JJ, et al. Improving the reporting of pragmatic trials: an extension of the CONSORT statement. BMJ，2008，337:a2390. https://doi.org/10.1136/bmj.a2390.

[9] Campbell MK, Piaggio G, Elbourne DR, et al. Consort 2010 statement: extension to cluster randomised trials. BMJ，2012，345:e5661. https://doi.org/10.1136/bmj.e5661.

[10] Extensions of the CONSORT Statement. CONSORT website，2019(2019–05–09). http://www.consort-statement.org/extensions.

[11] Simera I, Moher D, Hoey J, et al. The EQUATOR Network and reporting guidelines: helping to achieve high standards in reporting health research studies. Maturitas，2009，

63(1):4–6. https://doi.org/10.1016/j.maturitas.2009.03.011.

[12] The EQUATOR Network. Enhancing the quality and transparency of health research. EQUATOR Network website，2019(2019–05–07). http://www.equator-network.org/.

[13] World Medical A. World Medical Association Declaration of Helsinki: ethical principles for medical research involving human subjects. JAMA，2013，310(20):2191–2194. https://doi.org/10.1001/jama.2013.281053.

[14] Ioannidis JP, Evans SJ, Gotzsche PC, et al. Better reporting of harms in randomized trials: an extension of the CONSORT statement. Ann Intern Med，2004;141(10):781–788. https://doi.org/10.7326/0003–4819–141–10–200411160–00009.

[15] Gamble C, Krishan A, Stocken D, et al. Guidelines for the content of statistical analysis plans in clinical trials. JAMA，2017，318(23):2337–2343. https://doi.org/10.1001/jama.2017.18556.

[16] Hoffmann TC, Glasziou PP, Boutron I, et al. Better reporting of interventions: template for intervention description and replication (TIDieR) checklist and guide. BMJ，2014，348:g1687. https://doi.org/10.1136/bmj.g1687.

[17] Bossuyt PM, Reitsma JB, Bruns DE, et al. STARD 2015: an updated list of essential items for reporting diagnostic accuracy studies. BMJ，2015，351:h5527. https://doi.org/10.1136/bmj.h5527.

[18] Cohen JF, Korevaar DA, Altman DG, et al. STARD 2015 guidelines for reporting diagnostic accuracy studies: explanation and elaboration. BMJ Open，2016，6(11):e012799. https://doi.org/10.1136/bmjopen–2016–012799.

[19] Collins GS, Reitsma JB, Altman DG, et al. Transparent reporting of a multivariable prediction model for individual prognosis or diagnosis (TRIPOD): the TRIPOD statement. The TRIPOD Group. Circulation，2015，131(2):211–219. https://doi.org/10.1161/CIRCULATIONAHA.114.014508.

（雷翀　译）

第16章

实效性临床试验

Peter C. Minneci，*Katherine J. Deans*

16.1 什么是实效性临床试验？

实效性临床试验是临床研究的扩展，目的是获取支持针对患者个体的临床决策的证据。一般来说，临床试验用于研究治疗的安全性、效力和（或）效应。实效性临床试验的目标是在临床实践中确定治疗策略的效应。

根据美国国立卫生院（NIH），一项临床试验前瞻性地将受试者分配至一个或多个干预，并评估其对健康相关结局的影响[1]。临床试验可根据其目的、阶段或设计有几种分类方法。NIH根据目的将临床试验分为5类：①预防试验；②筛查试验；③诊断试验；④治疗试验；⑤试验[2]。外科医生可以开展以上任何一类临床试验，外科试验是最常见的治疗试验。这些类型的试验通过从特定的患者群体中招募参与者，来检验事先确定的关于两种或两种以上治疗之间潜在差异的研究假设[2]。

评估新疗法的治疗试验通常分期进行[2]。每期都有不同的目的，后期使

P. C. Minneci · K. J. Deans (✉)
Center for Surgical Outcomes Research, The Research Institute and Department of Surgery, Nationwide Children's Hospital, Columbus, OH, USA

Department of Surgery, The Ohio State University College of Medicine, Columbus, OH, USA
e-mail:Peter.minneci@nationwidechildrens.org;Katherine.deans@nationwidechildrens.org

© Springer Nature Switzerland AG 2020
T. M. Pawlik, J. A. Sosa (eds.), *Clinical Trials*, Success in Academic Surgery,
https://doi.org/10.1007/978-3-030-35488-6_16

用前期的结果为试验提供信息。Ⅰ期试验首次在人类身上测试一种潜在的治疗方法，以确定安全性，包括安全剂量范围和发现不良反应。Ⅱ期试验开始确定疗效，并进一步评估治疗的安全性。Ⅲ期试验通常是大型随机对照试验（RCT），与安慰剂或当前标准治疗相比，确定新治疗的效力。Ⅳ期试验是上市后试验，用于评估长期不良反应，并确定临床实践中的效应。实效性临床试验是大型试验，可归至Ⅲ期或Ⅳ期试验，目标是在常规临床实践中提供治疗效应的证据。

开发更实效临床试验的驱动力是在现实中许多试验不能为临床实践提供足够的信息，因为它们旨在确定效力（efficacy）而非效应（effectiveness）[3-4]。典型的 RCT 由经验丰富的研究者在高度控制的条件下，在高度选择的患者群体中进行。这可能会导致高估治疗的有益效果，并低估其有害影响[3-4]。此外，从这些试验中获得的结果可能不适用于"真实世界"实践，因为大多数试验是在人为控制的条件下进行的，研究人群不能反映更广泛的疾病患者群体[5]。

16.2 何时考虑实施实效性试验？效力与效应 RCT

循证医学的金标准是 RCT，它直接将治疗与对照进行比较。RCT 可大致分为效力或效应试验。效力试验也称为解释性试验，旨在检验因果研究假设[6]。它们的目的是确定在相对同质的患者群体中理想情况下的治疗效果。相反，效应试验，也称为实效性试验，旨在产生临床医生可用于在不同治疗间做出选择的结果[6]。其目的是确定治疗方法被应用于日常临床实践中的治疗效果。

临床试验中的随机化可以控制选择偏倚，允许在治疗和首要结局变化之间建立因果联系[6-7]。RCT 具有较高的内部有效性，但 RCT 结果的普适性有限，这源于治疗方案和患者群体的限制性[7]。旨在确定治疗和结局之间因果关系的效力或解释性试验可能过于严格，无法产生可广泛用于临床实践的结果。使用非常严格的纳入和排除标准的试验，将纳入的患者人群限制在临床实践中接受治疗的患者中的一小部分亚群。因此，被排除在试验之外的患者亚群或更广泛的患者群体中的治疗获益仍然未知。

16.3 为什么我们需要实效性临床试验？

我们需要进行实效性临床试验，因为传统 RCT 常常不会纳入复杂或存在合并症的患者人群，此类患者可能从实效性研究治疗中获益最多[7]。此外，传统的 RCT 很少在典型的临床环境中进行，通常提出的问题和评估的结局对患者、临床医生或决策者不那么重要。此外，传统 RCT 成本高，需要数年才能完成，研究结果可能需要多年才能传播和实施[7]。这些问题使传统 RCT 的结果难以转化至日常临床实践，而且当用于临床实践中时治疗效应显著降低。

相比之下，实效性临床试验是实用、包容、参与和相关的[7]。它们的设计重点是在临床实践中使用治疗方法，目标是更广泛地应用。它们通常在更广泛的患者人群中测试应用于日常实践的治疗策略。利益相关方（包括患者、临床医生和卫生保健系统），参与设计研究、结果解读和结果应用[7]。因此，研究的问题往往更以患者为中心。

16.4　临床试验的连续体

解释性试验研究治疗在特定的和典型的理想条件下的治疗效果，而实效性试验研究治疗在常规临床环境中的治疗效果。然而，没有试验是完全实效性或解释性的。实际上，临床试验处于传统解释性效力试验到纯实效性效应试验之间（图 16.1）[7-8]。表 16.1[7] 显示了解释性和实效性试验之间的重要差异。

解释性试验试图在理想情况下确定效力，旨在评估治疗和结局之间的因果关系。它们有严格的研究方案来限制变异，用选择性的纳入标准来确保同质的患者群体。研究数据收集通常是在常规临床照护之外进行的，结局评估是基于回答特定的研究问题。相比之下，实效性试验试图在常规照护中确定两种治疗策略的相对效应，旨在获取可用于临床决策的结果。为了最大限度

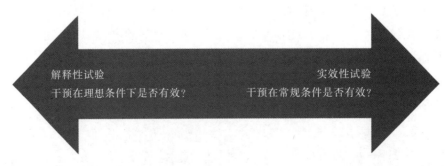

解释性试验
干预在理想条件下是否有效？

实效性试验
干预在常规条件是否有效？

图 16.1　解释性试验和实效性试验之间的连续体（经 NIH 卫生保健系统研究合作机构许可引用[7]）

地提高结果的普适性，研究方案应该反映日常照护，有广泛的纳入标准，允许研究人群代表整个疾病人群。数据收集旨在尽可能作为日常照护的一部分，结局的评估与患者、临床医生和决策者具有临床相关性。

表 16.1　随机对照试验（RCT）和实效性临床试验（PCT）之间的主要差异

	解释性试验	实效性试验
概述	传统的 RCT 在理想条件下检验研究假设	PCT 在日常临床条件下比较治疗
目的	确定原因和治疗效果	改善临床实践，为临床和决策制定提供依据
设计	使用严格的研究方案和最小变异比较干预和安慰剂	使用灵活的方案和当地具体情况检测两种或多种真实世界的治疗
参与者	高度明确和谨慎选择	更具代表性，因为资格标准不那么严格
测量	需要在常规临床照护之外收集数据	简洁和经过设计，因此可以在临床环境中轻松收集数据
结果	很少与日常实践相关	日常实践中有用，特别是临床决策

经 NIH 卫生保健系统研究合作机构许可引用 [7]

16.5　实效性试验的核心特征

正如 Schwartz 和 Lellouch 首先描述的那样，实效性试验试图在真实临床实践中建立治疗的相对效应 [3-4]。实效性试验的核心特征包括：①尝试回答利益相关者提出的对他们而言重要的问题；②评估对决策者和政策制定者都重要的多个结局；③将治疗与真实世界的替代方案进行比较；④在不同的代表性人群和多种异质环境中进行 [7]。

实效性可以整合到试验设计的大多数元素中。表 16.2 详细列出了实效性解释性连续性指标总结 2（PRECIS-2）中提出的评估临床试验中实效性水平的 9 个维度 [9-10]。一项实效性临床试验试图设计试验的每个方面，以反映临床实践中使用治疗的人、方式和地点，并尽量减少研究和临床实践之间的差异。资格标准旨在选择可能在临床实践中接受治疗的患者。招募工作最好在社区和学术诊所或医院的不同群体中进行，以提高结果的普适性。实施试验，包括给予治疗和数据收集，应该整合入现有的临床工作流程。此外，对治疗依从性的监测是灵活的。与严格的研究相关方案相比，治疗方案的改变由临床医生自行决定。随访和结局评估应为日常照护的一部分，并作为电子健康记录的一部分进行记录。实效性试验的主要结局应该对患者和所有其他利益相关者都很重要。主要分析应该使用所有可用数据进行意向性分析。

表 16.2　经 NIH 卫生保健系统研究合作机构许可引用的 PRECIS-2[9-10]

PRECIS-2 范围	说明
资格标准	谁被选中参与试验？ 一种实效性的方法是纳入所有满足兴趣条件的人，在这种条件下的日常照护中，谁可能是干预的候选者？
招募	参与者是如何被招募到试验中的？ 患者招募的一种实效性方法是在不同范围的门诊常规预约患者中进行，以提高试验结果的普适性（注意对于 PCT，试验参与者也可以是医疗照护提供者或卫生保健系统的团体）
背景	试验在哪里进行？ 环境的几个特征可能会影响结果的普适性，包括地理位置、卫生保健体系、国家及人口的社会经济和种族。一种实效性方法是在想要应用结果的相同环境中进行试验
组织	实施干预需要哪些专业知识和资源？ 更实效的设计是将干预措施整合入兴趣条件下的常规医疗照护安排中（如临床工作流程），只利用该工作场景中现有的医护人员和资源
灵活性 （给予干预）	如何进行干预？ 灵活干预最实效的方法是将如何实施干预的细节交给医生，就像在常规临床照护中一样。因此，没有在方案中严格规定如何实施干预
灵活性 （依从）	有哪些措施确保参与者坚持接受干预？ 实效的方法将允许最终参与者在参与干预方面具有充分的灵活性
随访	参与者随访的密集程度有多大？ 一个实效设计的随访频率不超过常规医疗照护中随访的频率。最实用的方法是通过其他方法获取结局数据，如电子健康记录（EHR）或其他常规数据测量的死亡率或住院率
主要结局	它与参与者的相关性如何？ 实效的方法是选择对所有利益相关者都明显重要的结局。例如，"旨在减少独立生活在社区的老年人摔倒的干预措施的主要结局，应该是独立生活在社区的老年人的摔倒次数。这一结局对患者及其亲友、医疗保健专业人员和决策者都有意义"[9]
主要分析	所有数据都包括在内的程度有多大？ 实效性的分析方法是不额外考虑不依从、实践变异等。换句话说，实效性分析方法通常是使用所有可用数据的意向性治疗分析

16.6　实效性临床试验的独特性

当治疗被分配到群体层面而不是患者层面时，实效性试验表现最好。出于这个原因，实效性试验通常使用整群随机化 [3]。整群随机分组时，在一家诊所或医院内接受治疗的患者被随机分配到同一治疗组。参与试验的不同诊所或医院被随机分为干预治疗或对照治疗中心。纳入试验的所有患者根据中心的随机化结果接受治疗。然后可以在个体患者水平（集群 – 个体试验）或集群水平（集群 – 集群试验）评估结果 [3,11-12]。集群 – 集群试验有可能完全豁免纳入试验的知情同意，而集群 – 个体试验允许豁免对治疗的知情同意，但是需要获得随访的知情同意。实效性试验中采用的另一个试验设计选择是阶梯集群设计 [3,13]。这是一类前 – 后研究设计，在这种设计中，所有参与试验的中心都将从对照治疗过渡到干预治疗，但变换的时机和顺序是可变的和随机分配的。这种集群设计可以选择豁免个人同意。这类集群设计中的任何一种，纳入更具多样性和代表性的诊所或医院都将提高结果的外推性和普适性。

除了使用整群随机化，实效性试验的另一个共同点是使用电子健康记录来提高效率和最小化成本。电子健康记录可用于确定招募患者，进行基线和结局数据收集，监测参与者并与参与者沟通以进行随访 [7]。学习健康系统（Learning Health Systems）的发展可以支持和促进实效性临床试验的开展。学习健康系统允许从电子健康记录中收集数据用于试验，同时允许每个参与机构保持对其个人数据的控制 [10,14]。以患者为中心的结局研究机构（PCORI）支持使用学习健康系统进行实效性临床试验。PCORI 资助了 PCORnet 的开发，这是一个以患者为中心的国家临床研究网络，将综合医疗系统和患者驱动网络连系了起来。PCORnet 的目的是促进相互链接的临床数据研究网络和患者驱动研究网络中进行多中心的观察和干预性疗效比较研究 [10,14]。

16.7　实效性试验的挑战

在设计实效性试验时，可能会遇到一些挑战。实效性试验试图纳入与将在临床实践中使用该疗法的病例相似的患者群体，但对于新的治疗方法可能尚无相关信息 [3]。此外，实效性试验试图纳入反映临床实践异质性的诊所和医院。然而，所有临床试验都需要参与并负责执行试验的当地研究人员。许多在非学术环境中执业的临床医生可能不熟悉或没有资源来履行与临床试验相关的额外职责[3]。这可能会导致社区站点的代表性不足，或这些站点对研究方案的遵从性差。在外科试验中，参与中心的异质性也可能不利于试验进行[3]。如果一项试验正在研究一种更常见于高手术量中心的复杂外科手术（如胰腺癌的 Whipple 手术），那么纳入低手术量的参与中心可能会降低结果的有用性。最后，许多实效性试验没有实施盲法。这在结局评估过程中存在潜在偏倚。将偏倚可能性降至最低的策略包括将严重事件（如死亡率）作为首要结局，或结局评估者设盲使其不了解干预分配[3]。

16.8 结 论

实效性临床试验试图为个体患者的临床决策提供证据。与解释性试验相比，实效性试验调查了更多样化患者群体中实际治疗策略的效应，评估的结局可以为患者和临床医生在临床实践中的治疗决定提供依据。

参考文献

[1] National Institutes of Health. NIH's definition of a clinical trial 2017，2017(2018–09–16). https://grants.nih.gov/policy/clinical-trials/definition.htm.

[2] National Institutes of Health. NIH clinical research trials and you: the basics 2017,2017(2018–09–16). https://www.nih.gov/health-information/nih-clinical-research-trials-you/basics.

[3] Ford I, Norrie J. Pragmatic trials. N Engl J Med，2016，375（5）：454–463.

[4] Schwartz D, Lellouch J. Explanatory and pragmatic attitudes in therapeutical trials. J Chronic Dis，1967，20（8）:637–648.

[5] Ioannidis JP. Why most published research findings are false. PLoS Med，2005，2（8）：e124.

[6] Weinfurt K. What is a pragmatic clinical trial: pragmatic elements: an introduction to PRECIS–2. //Rethinking clinical trials: a living textbook of pragmatic clinical trials. Bethesda, MD:NIH Health Care Systems Research Collaboratory，2018.https://doi.org/10.28929/092. https://rethinkingclinicaltrials.org/chapters/pragmatic-clinical-trial/post-6366/.

[7] National Institutes of Health Care Systems Research Collaboratory. Introduction to pragmatic clinical trials: how pragmatic clinical trials bridge the gap between research and care. Presentation from rethinking clinical trials. A living textbook of pragmatic clinical trials. Bethesda, MD: NIH Health Care Systems Research Collaboratory. https://www.nihcollaboratory.org/Products/Introduction%20to%20pragmatic%20clinical%20trials.pdf.

[8] Thorpe KE, Zwarenstein M, Oxman AD, et al. A pragmatic-explanatory continuum indicator summary （PRECIS）: a tool to help trial designers. Can Med Assoc J, 2009, 180（10）:E47–57.

[9] Loudon K, Treweek S, Sullivan F, et al. The PRECIS–2 tool: designing trials that are fit for purpose. BMJ, 2015, 350:h2147.

[10] Weinfurt K. What is a pragmatic clinical trial: definition of a pragmatic clinical trial// Rethinking clinical trials: a living textbook of pragmatic clinical trials.Bethesda, MD: NIH Health Care Systems Research Collaboratory, 2018. https://doi.org/10.28929/090. https://rethinkingclinicaltrials.org/chapters/pragmatic-clinical-trial/what-is-a-pragmatic-clinical-trial–2/.

[11] Califf RM, Sugarman J. Exploring the ethical and regulatory issues in pragmatic clinical trials. Clin Trials, 2015, 12（5）: 436–441.

[12] Zwarenstein M, Treweek S, Gagnier JJ, et al. Improving the reporting of pragmatic trials: an extension of the CONSORT statement. BMJ, 2008, 337:a2390.

[13] Hussey MA, Hughes JP. Design and analysis of stepped wedge cluster randomized trials. Contemp Clin Trials, 2007, 28（2）: 182–191.

[14] Fleurence RL, Curtis LH, Califf RM, et al.Launching PCORnet, a national patient-centered clinical research network. J Am Med Inform Assoc, 2014, 21（4）: 578–582.

（张涛元　译，雷翀　审）

第17章

合作临床试验

Casey J. Allen, Giampaolo Perri, Matthew H. G. Katz

17.1 概　述

在临床试验中，研究人员仔细而有条理地测试药物、医疗设备、筛选方法、行为矫正和其他干预措施。由于在单个机构进行的临床试验可能容易发生偏倚和存在方法缺陷，从而导致外推性不强或结果无效[1]，越来越多精心设计的多中心临床试验（MCT；或合作试验）用于推动医学和外科学进步。35年前，Levin及其同事就提供了一些"为了达到最高质量，精心设计的合作开展临床研究的重要性和需求"的例子[2]。

当需要大量的研究参与者回答一个研究问题时，需要开展合作试验，且单一中心没有能力招募足够数量的参与者[3]。MCT设计也可以用于通过在各个中心招募患者加速试验积累，研究一种罕见疾病，通过招募人口统计学上更异质的患者人群以增加研究结论的外推性，并提高知识共享的速度。然而，合作试验存在一些弊端。例如，与单中心研究相比，更复杂、更昂贵，并且这些试验的相关监管负担通常是巨大的。

C. J. Allen · G. Perri · M. H. G. Katz (✉)
Department of Surgical Oncology, University of Texas MD Anderson Cancer Center,
Houston, TX, USA
e-mail:mhgkatz@mdanderson.org

© Springer Nature Switzerland AG 2020
T. M. Pawlik, J. A. Sosa (eds.), *Clinical Trials*, Success in Academic Surgery,
https://doi.org/10.1007/978-3-030-35488-6_17

合作试验在增进外科领域对各种疾病和治疗方法的认识方面发挥着重要作用。关于癌症研究，例如，临床试验对于开发预防、诊断和治疗疾病的新方法的发展至关重要。我们现在已经对癌症如何发展、生长和传播的分子和遗传驱动因素有了更深入的了解。随着可以对个体患者肿瘤基因组序列快速和低价的测序，精准医学已成为现实。我们可以通过识别生物标志物去帮助早期发现癌症和指导治疗，并且研究者们正在开发新的靶向和免疫基础治疗，希望能改善以前难以治疗的恶性肿瘤的治疗效果[4]。精心设计和执行的合作试验对于检验这些进展的效果越来越有必要。除了测试新的干预措施外，试验还可能被用来确定如何最佳利用现有的干预措施（如手术、放疗、化疗），测试改善临终关怀的方法，并评估特定的治疗方法是否能改善患者的生活质量。

除了帮助确定患者照护和影响临床实践的能力，合作临床试验增加以临床为导向的研究者的数量，他们可能会对医学和外科学做出有意义的贡献。过去，临床试验通常在大型的学术中心进行，以社区为基础的临床实践可以参与合作性 MCT，事实上，以社区为基础的中心现在代表了全国大型临床试验患者积累的主要来源。

尽管合作试验可以在各种外科研究环境中进行，但本章我们主要关注合作癌症试验。我们讨论当前的癌症国家合作网络的组织结构，描述 MCT 在这个框架中是如何进行的，并说明确定方案和启动过程中涉及的步骤。有关这些多样复杂组成的详细信息，我们提供参考文献并推荐拓展阅读[5-6]。

17.2 美国癌症研究所合作组系统

在癌症研究的背景下，由机构、医生和研究人员组成一个"合作组"，开展针对恶性疾病临床试验的合作。大型合作组长期以来一直得到美国癌症研究所（NCI）的支持。NCI 资助的合作组的主要目标之一是推动那些通常不被企业优先考虑和支持的研究。在这方面，特别适合在 NCI 资助的合作组中进行的试验包括但不限于多模式治疗方案的研究，将来自不同赞助商的多种药物组合成新方案的研究，以及筛查、诊断和预防策略研究。

17.2.1 NCI 资助的合作组的历史：从合作组到网络组

直到 2010 年，NCI 的合作组项目由 10 个独立的小组组成：放射治疗肿瘤组（RTOG），西南肿瘤组（SWOG），美国肿瘤外科学会组（ACOSOG），中北部肿瘤治疗组（NCCTG），美国乳腺和肠道外科辅助治疗研究组（NSABP），妇产科肿瘤组（GOG），美国放射影像学会网络组（ACRIN），儿童肿瘤组（COG），东部肿瘤合作组（ECOG），以及癌症和白血病 B 组（CALGB）。每一个研究组都有自己的组织结构、统计和数据管理、肿瘤库、成员站点及疾病站点委员会（图 17.1）。参与这些合作组的 3100 家机构和 14 000 名研究者每年招募超过 25 000 名患者进行临床试验。

先于国家临床试验网络（NCTN）的 NCI 合作组项目结构

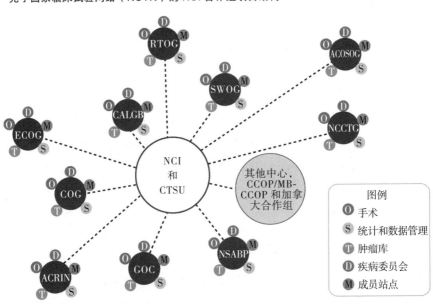

图 17.1 最初 NCI 合作组项目结构 [24]

通过它的规模和范围，合作组系统在肿瘤医疗照护方面取得了显著进步。在这个系统下进行的改变外科实践研究包括 ACOSOG Z9001，清楚显示了术后应用伊马替尼对胃肠道间质肿瘤的价值 [7]；ACOSOG Z0011，显示在前哨淋巴结阳性乳腺癌中前哨淋巴结清扫并不劣效于腋窝淋巴结清扫 [8]。在医学肿瘤学领域，成功的研究要经过美国食品药品监督管理局（FDA）的批准，仅举两个例子，贝伐单抗对于结肠癌患者 [9] 和非小细胞肺癌患者 [10]，以及曲妥单抗作为辅助治疗的早期 HER2+ 乳腺癌患者[11]。尽管取得了这些成功，但合作小组体系结构中存在一些固有的缺点。其中最重要的是大量组织和程序的冗繁，导致了试验开发、开始和招募的显著推迟。而且，环境通常支持小组间的竞争，而不是培养组间合作和团队科学。

2010 年，医学研究所（IOM）提供了一份关于进行癌症临床试验系统状况的报告[12]。报告中指出："临床试验对开发新的和改进癌症患者的治疗方法非常必要。然而，开展癌症临床试验的系统正接近危机状态，迫切需要改变。如果临床试验不提高效力和效应，将推迟引进癌症新疗法，导致患者不必要的死亡。"IOM 报告强调需要一个更有效地体系，对科学机会做出更快速的反应。该报告还强调，试验未能跟上科学发现的总体步伐。所以，IOM 提供了指定的目标来提高癌症多中心临床试验体系（表 17.1）。IOM 建议的基本内容是支持旨在集中系统内所有合作集团共同的操作和职能的倡议。例如，IOM 推荐将多个操作和统计中心合并为一个组织。IOM 还要求努力简化开发试验的过程，并在开发和启动过程中实施强制性截止日期和其他硬性停止标准。

根据 2010 年 IOM 报告的建议，经过与众多利益相关者的协商和协调，NCI 将其长期合作组项目转变为新的国家临床试验网络（NCTN）及其目前存在的组织结构。NCTN 的设计和实施纳入了合作组研究者、NCI 综合癌症中心负责人、几个 NCI 工作小组、主要癌症研究者、企业代表及患者倡导者的反馈[13]。关于美国合作组试验的结构和演变的详细历史，请参阅拓展阅读[14-15]。

表 17.1　2010 年医学研究所目标

目标Ⅰ：提高临床试验设计、启动和实施的速度和效率。

目标Ⅱ：将创新科学和试验设计纳入癌症临床试验。

目标Ⅲ：改善癌症临床试验的优先排序、选择、支持和完成。

目标Ⅳ：激励患者和医生参与临床试验。

17.2.2　国家临床试验网络（NCTN）

NCTN 包括组织和临床医生网络，开展大型Ⅱ期和Ⅲ期临床试验，在美国和加拿大的 3000 多个 MCT 站点提供基础设施，并支持许多精准医学试验[16]。NCTN 现在包括 5 个美国组和 1 个加拿大组。这 5 个美国网络组组成肿瘤临床试验联盟[17]、ECOG-ACRIN 癌症研究组[18]、NRG 肿瘤组[19]、SWOG[20] 和儿童肿瘤组（COG）[21]。加拿大组是加拿大癌症试验组（CCTG）[22]。虽然其成员团体之间始终存在一些竞争，但目前合作已成为优先事项。

个人参与机构可以属于一个或多个合作组，一个合作组的成员允许任何被认可成员机构的研究者参加由 NCTN 的任何组领导的几乎任何试验。集中操作中心负责管理每个组的各子委员会，并对组内的许多方案提供监督。

17.2.3　领导学术参与网站（LAPS）

领导学术参与网站（LAPS）基金为在设计和实施临床试验方面表现出科学领导能力，能够为 NCTN 试验纳入大量患者的大型学术研究机构提供直接资助。LAPS 基金支持管理患者招募和数据管理所需的研究人员。LAPS 基金也资助科学和管理的领导，以及对工作人员的教育和培训费用，以更好地促进患者招募。有 30 个美国学术机构获得了 LAPS 基金的资助，大多数获资助者都是 NCI 指定的癌症中心[23]。目前受资助的人员名单列在 NCI 的网站[24]。

17.2.4　NCI 社区肿瘤研究项目（NCORP）

NCI 提供了强大的基础设施，鼓励社区医生和中心参与 NCTN。NCORP 是一个在全美开展 MCT 的基于社区医疗保健系统的网络。这些站点是由研究人员、医院、诊所、学术医疗中心和其他提供社区医疗保健服务的团体组成的联盟。通过提供参与临床试验和最新研究的好处，NCORP 允许曾经在癌症临床研究中代表性不足的人群参与各种尖端的国家试验。这些中心站点可以从 NCI 获得独立的资助[25]，也可以直接从其所属的网络组织获得适当的补偿。

17.2.5　NCTN 的科学和行政监督及其他组成部分

虽然每一个试验都是由各合作组进行开发和实施的，但成员站点增加了参与的患者，NCI 提供整体的行政和科学领导。从逻辑上讲，合作组向 NCI 疾病 / 成像指导委员会[26]提出新的试验概念，然后对其进行评估、优先等级确定，并最终批准这些具有最高科学影响潜力的试验。这些委员会还建立并审查特定疾病中心或研究领域的战略优先事项，在整个 NCTN 中维持一个平衡的研究组合，并组成关注特定疾病特别工作组和工作小组。成员由每个 NCTN 合作组的代表、NCORP 代表、社区肿瘤学家、生物统计学家、患者倡导者和其他人组成。科学指导委员会和相关的特别工作组每月举行一次会议，一般采用电话会议的方式。

临床试验协调中心（CCCT）[27] 管理科学指导委员会，并帮助协调 NCI 临床试验监督委员会，包括临床试验和转化研究咨询委员会（CTAC）。为了开展重点在大量人群中确定可能对新疗法有反应的肿瘤特异性试验，CTAC 监督这些转化试验的组织结构、资金和长期战略方向[28]。

各种网络团体和成员及其行政支持、监督委员会和支持服务之间的相互作用极其复杂。图 17.2 展示了当前的 NCTN 组织结构。

NCI NCTN 结构

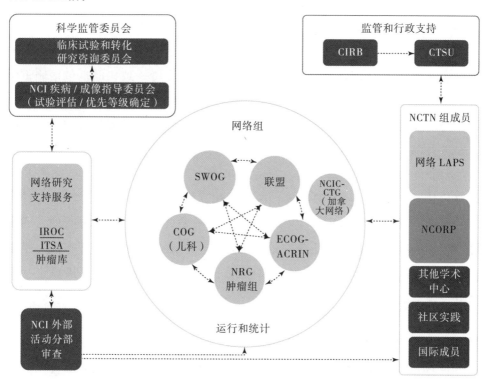

图 17.2　目前的 NCTN 结构 [24]。NCORP：NCI 社区肿瘤研究项目；LAPS：领导学术参与网站；IROC：成像和放射肿瘤中心，ITSA：综合转化科学奖；CIRB：中心机构审查委员会；CTSU：癌症试验支持单元；SWOG：西南肿瘤组；COG：儿童肿瘤组；ECOG：东部肿瘤合作组；ACRIN：美国放射影像学会网络组

17.3 NCI 资助的 NCTN 合作组

17.3.1 合作组会议

每个合作组通常每年在秋季和春季举行两次面对面会议。这些会议用来确立研究目标，并回顾实现这些目标的进展、教导团队成员，以及审查和分享新的科学数据。所有组员，包括医生、研究人员和其他人员，被鼓励参加一年两次的合作组会议。虽然特定的活动和研讨会可能只有在受邀时开放，但是大多数都是向全体会员开放的。参加会议的差旅和注册费用可由合作组的委员会或工作组提供，并经常提供给高级委员会成员。

17.3.2 科学委员会

每个合作组的研究议程都由其科学委员会设计和实施。这些委员会主要与癌症部位或部位分组（如乳腺、胃肠和胸部）保持一致，但也包括侧重学科（如早期治疗、预防和流行病学）或治疗模式（如放射肿瘤学）的委员会。委员会的数目和排序因合作组而异。科学委员会的成员是多学科的。每个科学委员会都由一个委员会主席领导，他主要负责委员会的活动。科学委员会的主要职能包括制定科学项目和确立、审查、批准新的研究方案。各委员会往往与其他有关委员会有联络人，以促进相互协作。

科学委员会的实际工作主要是由较小的子委员会和工作组进行的，通常每月举行一次电话会议。正是在这些会议期间，形成研究的初步想法、审查和确定优先次序。具有重大价值的研究被提交给科学小组，在年度或半年度小组会议上进行评估。

17.3.3 行政和支持委员会

行政和研究支持委员会，顾名思义，支持科学委员会的工作。这样的委员会通常包括成像委员会、发表委员会、药剂委员会及质量控制委员会等。这些委员会的具体职能包括提供科学投入，制定质量控制措施，开发教育项目，提供行政支持。行政委员会不会自行制定科学研究方案。

17.3.4　外科委员会

因为合作组是多学科小组，每个组的科学委员会名单中并不包括一个专门关注外科手术试验的委员会。然而，在一些合作组中（如 SWOG），主要行政委员会的名单中有一个独立的外科委员会。在其他组织，一个以外科手术为重点的子委员会可能存在于每一个以主要疾病部位为重点的科学委员会中。

在肿瘤外科试验联盟中，与美国外科医师学会的独特合作也存在：美国外科医生临床研究大学联盟项目（ACS-CRP）。这个项目的任务是通过增加对外科手术新证据和实践标准的认识和知识来减少癌症的影响，增加社区肿瘤外科医生对癌症研究活动的参与，在肿瘤外科实施循证实践，并为有意义的卫生服务研究创造机会。ACS-CRP 由 4 个委员会组成：教育委员会，传播及实施委员会，癌症医疗照护标准制定委员会和提供癌症医疗照护研究委员会。这个项目的主要成果之一是癌症手术标准手册，定义了实施重大肿瘤手术的技术标准[29-30]。ACS-CRP 为早期职业外科研究人员提供了一个极好的机会，使他们能够参与合作组外科研究。

17.3.5　外科医生的其他委员会和机会

外科医生的其他机会存在于每个合作组中。例如，肿瘤临床试验联盟，主要关注临床肿瘤研究适用于外科医生的其他方面，包括专注于分子驱动肿瘤学及将转化终点整合到临床试验的转化研究项目。它还协调联盟生物储备库系统，并为转化相关研究提供监督。类似的项目也存在于每一个其他的合作组中。

17.4　NCTN 内部的方案开发：想法的实施

以下一系列步骤代表了在 NCTN 合作组内计划和实施治疗试验的一般方法，从形成想法到实施（图 17.3）。其他类型的试验或在其他多中心环境中开展的治疗试验，可以使用类似的一般流程。

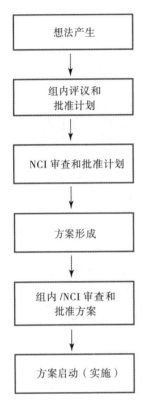

图 17.3　NCTN 内开展临床试验的一般流程

17.4.1　想法产生和计划的发展

方案的第一步是形成一个研究问题。每一项临床试验都应设计为回答单一主要临床问题，这个问题必须仔细选择和明确定义。一个明确的问题有利于进行适当的试验设计，并决定任何发现的可信度；相反，一个思虑不周的研究问题很可能会在试验开始之前就毁掉它。

为回答特定的研究问题而设计的方案由每个合作组的科学委员会制定。一旦一个临床问题被委员会成员提出，该成员将想法提交给委员会主席以寻求支持。赞助委员会的同事和合作者集合起来，通常在子委员会或工作小组内完善临床问题，并为各种可能的研究设计提供意见。这组合作者必须评估在合作组系统内研究的可行性。关键问题包括考虑合作研究者的可及性、研究的及时性、可能的竞争试验、监管要求及总成本。

提出该研究想法的委员会成员通常负责担任该方案的总研究主席，但职业生涯早期的研究者可能会匹配一位高级导师。总研究主席将负责建立研究并协调研究启动后的实施。联合主席可以由多学科团队的其他成员及其他委员会成员组成。例如，生活质量联合主席和成像联合主席可能对这些各自权限下的试验活动的实施负责。也可以由其他合作组的成员组成共同主席，以促进组间合作。

有前景的计划是由科学委员会根据在面对面合作组会议和在这些重大会议之间举行的电话会议上进行讨论，依次制定出来的。由于合作组会议通常一年只举行两次，所以一项研究的设计可能是一个漫长的过程。

17.4.2　合作组和特别工作组审查

一旦科学委员会为一项研究制定了一个大概的想法和总体计划，就会正式起草并将 NCI/CTEP 意向书（LOI）或计划提交表[31] 提交给合作组的研究计划审查委员会。充分建立和发展的计划包括科学背景、前期预备数据、假设、纳入 / 排除标准，以及包括统计设计的研究实施计划。表 17.2 概述了 LOI 的基本组成部分。此时，通常也要求提出有关研究资金的要求。理想情况下，提交给研究计划审查委员会发生在计划被适当的 NCI 特别工作组和指导委员会批准后。一旦批准，这个计划正式提交给 NCI 的癌症治疗评估项目（CTEP）以获得最终批准。

表 17.2　NCI/CTEP 评估研究者意向书标准的基本组成部分

合理性和背景	治疗计划
假设	相关研究
资格标准	终点和统计考虑
研究设计	参考文献

17.4.3　方案确定

研究方案是开展试验的正式计划。设计良好的研究方案可以有效地启动和实施试验，并允许每个参与研究者更好地计划人员配备和实施。每个参与调查者都需要一份他 / 她所在机构和机构审查委员会（IRB）可以接受的方案。

CTEP 批准后，总研究主席和其他共同研究者确定方案草案，并制定病例报告表格，用于收集每个研究参与者的数据。研究方案和病例报告表，然后合作组内开始进入审查程序。一旦批准，这些文件将提交给 NCI。方案最后被启动。

17.4.4 研究启动

所有 NCTN 成员站点都可以参与 NCTN 内进行的研究。批准后，机构的方案办公室制作一份备忘录，表明一项研究正式开放积累患者。在 NCI 网站和各参与合作组的网站上发布正式公告。一旦这项试验在全国范围内启动，任何 NCTN 成员站点也可以在当地启动。成员站点的研究者根据机构的研究议程和可用资源决定在当地启动哪些试验。研究者想要启动和为一项研究登记患者必须获得其 IRB 的批准，尽管在某些情况下和一些中心，获得中心 IRB 的批准可能就足够了。

在当地水平开展研究的责任被分配给当地的主要研究者（首席研究者），该研究员必须在 NCI 认证并注册。当地开展研究的资金通过合作组机制提供给每个参与站点，通常按每次登记的基础支付。这些资金用于支付所有与研究相关的费用，包括护理 / 监督、监管、研究药物和程序等。某些研究可能需要额外的认证和质量保证。而且，将患者纳入一项研究可能需要纳入同时开展的研究。

17.4.5 研究监管

研究的开展需要当地研究者、每个参与机构的监管委员会，以及 NCI 的大量努力。可以在国家和地方水平利用数据监察委员会和多个关注于质量控制的委员会 (如病理监察委员会)。这些委员会独立于研究者，旨在确保参与者的安全性和研究的完整性。这需要定期监察数据和研究的实施 [32]。由于可能会出现对临床试验完整性的担忧 [33-35]，这些合作组的独立性至关重要。

17.4.6 为什么成为 NCTN 合作组的成员？

外科医生成为合作组成员参与其中的原因有很多（表 17.3）。首先，有能力对外科学做出有意义的贡献是有内在价值的。参与网络组也提供了与该领域的领导者建立联系和接受指导的机会。此外，通过科学发现和资助，领导力培训和职业发展的途径也多种多样。事实上，每个合作组会在全年多次提出申请资助的请求，其中一些特别针对处于职业生涯早期的研究人员。

对于新的研究者，开展合作试验可能比进行机构或企业试验有优势。例如，合作组试验可以研究更大的、更多样化的人群，并提供重要的监管支持和经费支持基础设施建设。

然而，我们认为参与其中最好的地方在于乐趣。参与到系统中，虽然它看起来很难操作，但是可以显著增加个人的职业满意度。尽管如此，任何负责通过 NCTN 开展或参与合作试验的人都应充分了解这项工作的复杂性。许多合作组都有早期职业研究者委员会或项目，它可能会开展新的研究者课程，以帮助新的研究者掌握合作组系统[36]。

表 17.3　个人参与 NCTN 合作组的优缺点

优点	缺点
教育	过程可能存在竞争
网络和指导	耗费时间和精力
与关键意见领袖并肩合作的机会	系统难以操作
讨论新想法，学习临床试验开发流程	
领导能力培训和职业发展	
科学贡献，文章发表	
获得资助的机会	
乐趣	

17.5　NCTN 以外的多中心试验的开展

NCTN 包括一个资金充足的研究基础设施，可以安全有效地开展合作试验。然而，在没有 NCTN 支持的情况下开展此类试验也是可行的。若在 NCTN 之外，之前提到的开展和实施临床试验需要的步骤是相似的，但在这种情况下规划 MCT 需要额外的资源，一种处理所涉及的监管负担的替代基础设施，以及参与研究中心站点之间的高度协调。规划一个 MCT 同样需要大量的准备工作。

17.5.1　监管要素

合作试验非常复杂。财务团队需要在参与中心之间分配和协调资源。需要研究培训、方案实施、患者纳入及不同中心站点间治疗监管的标准操作程序。方案和研究支持、管理团队必须存在，以提供质量控制机制，确保高质量标准，并确认数据的完整性和符合监管要求。稽查组对临床试验的开展进行评估是必要的，并与所有利益相关方合作提供指导和教导。集中的组织库和电子健康记录（EHR）支持有助于患者积累和提高患者安全性，并确保生物样本处理质量。

为了处理以上及其他复杂问题，主要的研究机构通常有内部项目和团队，旨在为参与 MCT 的研究者提供支持。这些项目提供的支持类似于 NCTN 的中心基础设施提供的支持。如果有兴趣在 NCTN 以外的机构开展或参与 MCT，确定机构或当地卫生健康网络中可能已经存在的任何本地支持基础设施和系统是非常重要的。

17.5.2　可行性和成本

成本是所有临床试验的关键考量。考虑到 MCT 的典型复杂性、规模和监管负担，需要特别关注成本问题。尽管合作试验的资金可以来自任何类型的赞助商，但是 NIH 可能会提供专门用于资助 MCT 计划的拨款。指定用于开展试验的资金也可以来自 NIH 或其他来源。

在规划具体试验时，应把重点放在可行性的评估上。预研究——计划更大型研究前的小规模测试——可能在这方面有用。这些研究可用于提供基线数据和准确的样本量估计，以及估计完成一个更大、统计上更可靠的试验所需的时间和资源。

在试验方案中，可以通过限制科学问题的数量，减少方案要求的检验次数，创造高效的工作和组织结构，以及只执行必要的质量监控将成本费用最小化[37]。

17.5.3　共　识

多个机构可能参与合作试验，这些试验通常受益于不同组研究人员的专业知识。然而无论是研究的设计还是研究的开展，在合作组内达成共识是至关重要的[38]。在许多情况下，达成共识可能很困难。可以使用 3 种常用和公认的方法来促进建立共识：集中小组访谈法[39]、名义小组技术[40] 和 Delphi

法[41]。每一种建立共识的方法各有利弊。最终，可以采用多种方法来实现群体共识。

17.5.4　交　流

即使研究者认为他们已经确定并解决了安全有效开展一项 MCT 的所有主要科学和后勤障碍，但是由于规模、复杂性和相关研究者的数量，意外的问题总会出现。这强调了有效沟通的重要性。研究负责人必须与参与机构和研究者保持开放的交流渠道。频繁的面对面或线上研究者会议能够有效地沟通和解决正在面临的问题。合作组会议也是激发和保持研究兴趣的理想方式。

17.6　质量控制

多学科癌症治疗的基本组成部分包括准确的术前疾病分期，一致和细致的外科技术，以及精确的病理分析。其中任何一项缺乏标准化和质量控制都可能对临床试验患者资格评估的准确性、试验结果的解读及最终的试验结局造成不利影响。因此，质量保证是设计合作试验方案的一个关键。

在最近一项参与胰腺癌术后治疗全国合作试验的患者分析中，发现用于切除患者肿瘤的外科技术存在巨大的不一致性[42]。推测不标准的手术技术是导致遵从研究方案治疗后的意外高局部复发率的原因。已有研究表明，手术质量的差异会影响直肠癌手术后的局部区域复发率和长期生存率[43-46]。但是，在另一份由合作组分析手术和病理变量的报告中提到，在接受基于方案治疗的大量患者中，发现了外科医生间的变异性和不理想的手术实践[44]。研究者们认识到了手术技术对肿瘤预后的潜在影响并试图将变异最小化，已经建立了结直肠癌患者围手术期管理的共识指南[47]。

虽然美国病理学家学会（CAP）和美国癌症联合委员会（AJCC）都有标准的方案来指导癌症手术切除组织的组织病理学分析，但观察的程度各不相同[48-56]。病理学家在分析标本方法上的差异也可能有助于解释在临床试验参与者中 R1 切除率和其他重要临床指标的差异。最近的一份报告显示，直接的跨学科评估工具可以用于改善病理质量保证[57]。

最后，必须强调准确的围手术期分期作为预测预后的手段和准确招募参与试验患者的重要性。尽管如此，在最近的一项分析中仍发现了分期中的不一致性[42]。

目前正在努力提高合作试验的质量保证。考虑强调质量保证，例如，在最近的"ALaCaRT"随机临床试验方案中，比较了腹腔镜辅助和开放切除直肠癌。对外科医生资质和病理评估有严格的标准，对外科、病理和其他医院数据进行稽查[58]。确定外科医生资质的资格标准包括腹腔镜技术专业资格[58]。关于病理评估，所有切除标本按照方案建议进行处理和分析，所有病理学家都接受过评估直肠系膜标本的培训[57,59]。

17.7 结 论

合作试验在推进医学和外科领域的知识进步中发挥着重要作用。NCI及其NCTN提供了一个强大的基础设施来帮助开展这些重要的癌症研究，但在充分准备和协调后，MCT也可以在这个机制之外进行。除了教育和科学领域贡献的内在价值，参与合作组研究提供了建立网络和获得指导、领导能力培训及职业发展、科学发现和获得资助的机会，所有这些都可以增强个人职业满足感。

参考文献

[1] Juni P, Altman D, Egger M. Assessing the quality of randomised controlled trials//Egger M,Smith GD, Altman DG, editors. Systematic reviews in health care:meta-analysis in context.2nd ed. London: BMJ Publishing Group，2001.

[2] Levin WC, et al. Cooperative clinical investigation. A modality of medical science. JAMA，1974，227(11):1295–1296.

[3] Klimt CR. Principles of multi-center clinical studies//Boissel JP, Klimt CR, editors. Multi-center controlled trials. principles and problems. Paris: INSERM，1979.

[4] https://www.cancer.gov/research/key-initiatives/immunotherapy.

[5] Coronary Drug Project Research Group. The Coronary Drug Project: methods and lessons of a multicenter clinical trial. Control Clin Trials，1983，4(4):1–541.

[6] Meinert CL. Clinical trials. Design, conduct and analysis. New York, NY: Oxford University Press，1986.

[7] Corless CL, et al. Pathologic and molecular features correlate with long-term outcome after adjuvant therapy of resected primary GI stromal tumor: the ACOSOG Z9001 trial. J Clin Oncol，2014，32(15):1563–1570.

[8] Giuliano AE, et al. Effect of axillary dissection vs no axillary dissection on 10–year overall

survival among women with invasive breast cancer and sentinel node metastasis: the ACOSOG Z0011 (Alliance) randomized clinical trial. JAMA, 2017, 318(10):918–926.

[9] Jang HJ, et al. The addition of bevacizumab in the first-line treatment for metastatic colorectal cancer: an updated meta-analysis of randomized trials. Oncotarget, 2017, 8(42):73009–73016.

[10] Sandler A, et al. Paclitaxel-carboplatin alone or with bevacizumab for non-small-cell lung cancer. N Engl J Med, 2006, 355(24):2542–2550.

[11] Early Breast Cancer Trialists' Collaborative Group, et al. Comparisons between different poly-chemotherapy regimens for early breast cancer: meta-analyses of long-term outcome among100,000 women in 123 randomised trials. Lancet, 2012, 379(9814):432–444.

[12] http://iom.edu/Reports/2010/A-National-Cancer-Clinical-Trials-System-for-the-21st-Century-Reinvigorating-the-NCI-Cooperative.aspx.

[13] Institute of Medicine. A national cancer clinical trials system for the 21st century: reinvigorating the NCI Cooperative Group Program. Washington, DC: The National Academies Press, 2010. https://doi.org/10.17226/12879.

[14] https://www.ascopost.com/issues/march-15-2014/the-evolution-of-us-cooperative-group-trials-publicly-funded-cancer-research-at-a-crossroads/.

[15] Patlak M, et al. Multi-center phase III clinical trials and NCI cooperative groups: workshop summary, vol. xii. Washington, DC: National Academies Press, 2009：121.

[16] https://dctd.cancer.gov/MajorInitiatives/NCI-sponsored_trials_in_precision_medicine.htm.

[17] https://www.allianceforclinicaltrialsinoncology.org/main/.

[18] https://ecog-acrin.org/.

[19] https://www.nrgoncology.org/.

[20] https://www.swog.org/.

[21] https://childrensoncologygroup.org/.

[22] https://www.ctg.queensu.ca/.

[23] https://www.cancer.gov/research/nci-role/cancer-centers.

[24] https://www.cancer.gov/research/areas/clinical-trials/nctn.

[25] https://www.cancer.gov/research/areas/clinical-trials/ncorp.

[26] https://www.cancer.gov/about-nci/organization/ccct/steering-committees/nctn.

[27] https://www.cancer.gov/about-nci/organization/ccct.

[28] https://deainfo.nci.nih.gov/advisory/ctac/ctac.htm.

[29] American College of Surgeons Clinical Research Program, Alliance for Clinical Trials in Oncology, Nelson HD, Hunt KK.Operative standards for cancer surgery, volume i: breast,lung, pancreas, colon. Philadelphia, PA: Wolters Kluwer Health, 2015.

[30] American College of Surgeons Clinical Research Program, Alliance for Clinical Trials in Oncology, Katz MHG. Operative standards for cancer surgery, volume ii: thyroid, gastric, rectum, esophagus, melanoma. Philadelphia, PA: Wolters Kluwer Health, 2018.

[31] https://ctep.cancer.gov/protocolDevelopment/letter_of_intent.htm.

[32] Friedman L, DeMets D. The data monitoring committee: how it operates and why. IRB, 1981, 3:6–8.

[33] Fleming TR, DeMets DL. Monitoring of clinical trials: issues and recommendations.

Control Clin Trials，1993，14(3):183–197.

[34] Angell M, Kassirer JP. Setting the research straight in the breast-cancer trials. N Engl J Med，1994，330:1448–1450.

[35] Cohen J. Clinical trial monitoring: hit or miss? Science，1994，264(5165):1534–1537.

[36] Uy GL, Katz MHG, Boughey JC. Junior investigators: get engaged in the Alliance for Clinical Trials in Oncology. Bull Am Coll Surg，2017，102(4):62–63.

[37] Eisenstein EL, et al. Sensible approaches for reducing clinical trial costs. Clin Trials，2008，5(1):75–84.

[38] Chung KC, Song JW, W.S. Group. A guide to organizing a multicenter clinical trial. Plast Reconstr Surg，2010，126(2):515–523.

[39] Krueger RA, Casey MA. Focus groups: a practical guide for applied research. Thousand Oaks,CA: Sage Publications，2006.

[40] Van de Ven AH, Delbecq AL. The nominal group as a research instrument for exploratory health studies. Am J Public Health，1972，62:337–342.

[41] Dalkey NC. The Delphi method: an experimental study of group opinion. Santa Monica, CA:RAND Corp，1969.

[42] Katz MH, et al. Standardization of surgical and pathologic variables is needed in multicenter trials of adjuvant therapy for pancreatic cancer: results from the ACOSOG Z5031 trial. Ann Surg Oncol，2011，18(2):337–344.

[43] Phillips RK, et al. Local recurrence following'curative' surgery for large bowel cancer: I. The overall picture. Br J Surg，1984，71(1):12–16.

[44] Stocchi L, et al. Impact of surgical and pathologic variables in rectal cancer: a United States community and cooperative group report. J Clin Oncol，2001，19(18):3895–3902.

[45] Holm T, et al. Influence of hospital- and surgeon-related factors on outcome after treatment of rectal cancer with or without preoperative radiotherapy. Br J Surg，1997，84(5):657–663.

[46] Kockerling F, et al. Influence of surgery on metachronous distant metastases and survival in rectal cancer. J Clin Oncol，1998，16(1):324–329.

[47] Nelson H, et al. Guidelines 2000 for colon and rectal cancer surgery. J Natl Cancer Inst，2001，93(8):583–596.

[48] American Joint Committee on Cancer. Exocrine pancreas//Greene FL, Page DL, Fleming ID, et al. AJCC cancer staging manual. 6th ed. Chicago, IL: Springer，2002：157–164.

[49] College of American Pathologists. Cancer protocols; Pancreas (exocrine)，2009(2010–08–16). http://www.cap.org/apps/docs/committees/cancer/cancer_protocols/2009/PancreasExo_09protocol.pdf.

[50] American Joint Committee on Cancer. Exocrine pancreas//Edge SB, Byrd DR, Compton CC, et al., editors. AJCC cancer staging manual. 7th ed. Chicago, IL: Springer，2009：241–249.

[51] Menon KV, et al. Impact of margin status on survival following pancreatoduodenectomy for cancer: the Leeds Pathology Protocol (LEEPP). HPB (Oxford)，2009，11(1):18–24.

[52] Staley CA, et al. The need for standardized pathologic staging of pancreaticoduodenectomy specimens. Pancreas，1996，12(4):373–380.

[53] Chatelain D, Flejou JF. Pancreatectomy for adenocarcinoma: prognostic factors, recommendations for pathological reports. Ann Pathol，2002，22(5):422–431.

[54] Luttges J, Zamboni G, Kloppel G. Recommendation for the examination of pancreatico-duodenectomy specimens removed from patients with carcinoma of the exocrine pancreas. A proposal for a standardized pathological staging of pancreaticoduodenectomy specimens including a checklist. Dig Surg，1999，16(4):291–296.

[55] Khalifa MA, Maksymov V, Rowsell C. Retroperitoneal margin of the pancreaticoduodenectomy specimen: anatomic mapping for the surgical pathologist. Virchows Arch，2009，454(2):125–131.

[56] Verbeke CS, et al. Redefining the R1 resection in pancreatic cancer. Br J Surg，2006，93(10):1232–1237.

[57] Nagtegaal ID, et al. Macroscopic evaluation of rectal cancer resection specimen: clinical significance of the pathologist in quality control. J Clin Oncol，2002，20(7):1729–1734.

[58] Stevenson AR, et al. Effect of laparoscopic-assisted resection vs open resection on pathological outcomes in rectal cancer: the ALaCaRT randomized clinical trial. JAMA，2015，314(13):1356–1363.

[59] https://www.rcpa.edu.au/Library/Practising-Pathology/Structured-Pathology-Reporting-of-Cancer/Cancer-Protocols.

（杨乾坤　译，雷翀　审）

第 18 章

国际试验：外科研究网络

Marc A. Gladman

18.1 引 言

　　1996 年，《柳叶刀》（*Lancet*）的编辑 Richard Horton 发表了一篇措辞严厉的评论文章，题为《外科研究还是喜剧: 很多问题, 但很少答案》（*Surgical Research or Comic Opera: questions, but few answers*），强烈批评了外科手术证据质量低下和临床试验的缺乏 [1]。他在文章中提到，几乎一半的文章都是以病例系列的形式发表的，他对很大一部分外科研究乃至未来研究的价值提出了质疑，并坚持认为外科医生需要找到正确的方法进行临床试验，以维持他们的学术声誉 [1]。在随后的 20 年里，世界各地的外科医生做出了响应，期刊上高质量的外科试验是目前的主流。在国际上，两项重要倡议促进了开展此类试验。首先，已经建立了全国性或跨洲的网络，而不是在单个或多个区域中心开展外科试验 [2]。值得注意的是，这些网络中的试验是由外科实习生和医学生进行的。其次，是外科试验"全球化"，建立了国际合作的外科试验网络 [3]；重要的是，来自低收入和中等收入国家（LMIC）的中心也包括在

M. A. Gladman (✉)
Adelaide Medical School, Faculty of Health and Medical Sciences, The University of Adelaide, Adelaide, SA, Australia
e-mail:marc.gladman@adelaide.edu.au

© Springer Nature Switzerland AG 2020
T. M. Pawlik, J. A. Sosa (eds.), *Clinical Trials*, Success in Academic Surgery,
https://doi.org/10.1007/978–3–030–35488–6_18

这些网络中。如今，外科研究的未来似乎有了保障，外科的学术声誉也得到了维护。本章将介绍这些国家的、洲际的和国际的网络，强调建立这些网络的关键组织因素，以促进开展高质量的外科临床试验。

18.2 什么是外科试验网络，其优势是什么？

临床试验涉及将人类受试者分配到一种或多种健康相关干预措施中，以评估对健康结局的影响[4]，在评估外科干预的安全性、效力、效应和接受度方面至关重要。计划或开展外科临床试验时所面临的显著挑战包括盲法、外科疾病和干预复杂性、医疗照护提供者专业度不一致，以及不同中心之间的手术量、医院资源和卫生系统流程的差异[5-6]。因此，历史上只有不到 1% 的患者被纳入外科临床试验[3]。然而，这种情况正在发生改变，外科医生不再单独工作于单一中心，而是与同事们共同达成研究合作，开展多中心试验。

由于设计限制（数量少、随访时间短等），在单个中心开展小型研究不太可能实现高影响力的发表和改变手术实践，即使所解决的临床问题是有效的。相反，同时在多个中心以相同的方式合作进行试验，可纳入更多的受试者、更广泛的人群，能够比较不同地理位置各参与中心的结果[7]。从而获得更可靠的数据，更有可能发表在高影响因子期刊上，并应用于患者医疗照护。将合作单位网络建立为"外科试验网络"，其中包括跨越整个地区、州、国家、洲，甚至全球的中心，这加强了随后试验发现的普适性和外推性[8]。这种网络目前存在于英国、澳大利亚和新西兰及泛欧洲（见下文）。通过将这些网络"正规化"，可以获得重要的获益，通过提供有效的试验集中协调和控制促进标准化方案实施、数据管理和质量保证，帮助解决了跨多个中心开展试验的复杂性问题。

虽然建立国家外科试验网络是外科研究的一项重要发展，但外科疾病的负担是全球性的，据估计每年实施 2.35 亿次重大外科手术[9]。然而，从历史上看，很少有临床试验涉及国际合作[3]。2015 年，《曼谷全球外科宣言》（*Bangkok Global Surgery Declaration*）呼吁世界"加强紧急和基本外科护理与麻醉，作为全民健康覆盖的一部分"，并承诺"支持促进所有国家和地区之间的全球合作活动，努力寻求解决办案，确保人民普遍获得安全保障，需要时能获得可负担的手术和麻醉管理"[10]。越来越多的 LMIC 报告了与发达国家类似的可通过外科治疗的疾病（即癌症、心血管疾病等），但已经开展的少数国际性外科试验未能包括 LMIC，尽管研究合作符合共同利益[3]。通过国际合作的外科研究取得重大公共卫生成果的潜力很大，将试验扩大至 LMIC 可以开展更多的试验，并提高所取得成果的普适性。GlobalSurg 和英国国家卫生研究院（NIHR）全球外科组（见下文）的成立是最近的重要举措，促进了国际合作网络的建立，并考虑纳入 LMIC。

18.3 全国和泛大陆外科试验网络

18.3.1 英国外科试验倡议

2011 年，英国皇家外科学院与 NIHR、英国癌症研究院及慈善机构合作，在英国各地建立了外科试验单位网络，在外科专业领域开展多中心临床试验。至今已经注册了超过 65 个试验，其中有 40 多个试验在积极招募中，但这项倡议的终极目标是让在英国所有有意愿参与试验的外科患者都能参加，并确保每一个外科实习医生成为顾问（主治医师）之时，都知道开展试验是顾问（主治医师）工作的重要组成部分，而不是额外的备选项[2]。这一举措的核心是在全国各地建立一些指定在研究设计、数据收集和分析方面具备专业型的外科试验中心。外科专业负责人与这些中心密切合作，以发展临床网络，并确保试验的开展。特别的是，这些试验是由外科实习医生（住院医师）领导的，英国已建立普通外科的区域网络，采用一种新的合作研究方法（图 18.1）[11]。

18.3.1.1 外科实习医生真的能在外科中进行复杂的临床试验吗？

英国外科试验计划的中心战略（也是成功的关键因素）是世界首个由实习医生领导模式的外科研究网络。所有的合作都与现有的组织结构保持一致，包括专业协会（图 18.1），在英国包括外科医生培训协会、英格兰皇家外科学院及大不列颠及爱尔兰外科医师协会，这些协会提供学术、组织及对外科实习医生合作发展的后勤支持。然而，这种支持是否足以让实习医生成功完成复杂的试验？第一个区域开发的普通外科研究合作是英国中西部研究合作组（WMRC），开展了 ROSSINI（使用新型干预方法减少手术部位感染）随机对照试验（RCT），该试验招募了来自 21 个中心的 760 例患者，使用伤口边缘保护装置或伤口闭合的标准临床实践[12]。快速的招募、大量的患者（提供足够的检验效能）、完美的组织和协调及最少的失访，体现了实习医生有能力计划、开展，并在高影响力的同行评议期刊上发表高质量的多中心研究[12]。

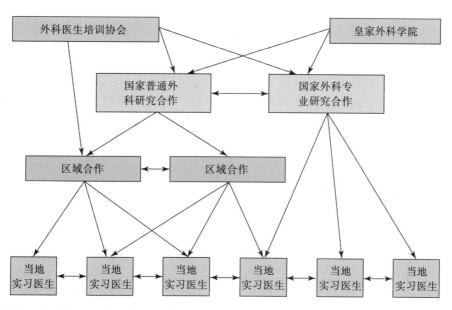

图 18.1　英国实习医生领导的研究协作网络。英国皇家外科学院和外科医生培训协会监管国家普通外科和国家外科专业研究合作。这些试验由外科试验中心和外科专业领导支持的网络中的实习医生领导。摘自：Bhangu N, et al. Surgical research collaboratives in the UK. The Lancet，2013，382(9898):1091–1092. Copyright©2013 Elsevier Ltd

很明显，这些合作聚焦于设计真实能改善外科管理而非仅仅积累研究产出的试验。最近注册的 ROSSINI-2 随访研究将评估 3 种降低腹部切口手术患者的手术部位感染（SSI）率的手术室内干预措施。为了尽可能提供最高质量的试验，随着研究合作中实习医生的经验和成功率增加，试验设计的复杂性也在增加。例如，由实习医生领导的刚刚启动的 ROSSINI-2 是一个Ⅲ期、多臂、多阶段（MAMS）实效性、双盲（患者和结果评估者）的多中心 RCT，采用内部预试验，非析因优效性设计，在同一手术中分配 3 种干预措施的各种组合，包括 7 个可能的治疗组和一个对照组。

随着 WMRC 的成功，随后 10 个不同的外科研究网络建立，几乎实现了对英国完全覆盖。国家外科研究合作组织继续进行多中心阑尾切除术稽查，包括来自 95 个中心在 2 个月内接受阑尾切除术的 3326 例连续患者，以调查急诊阑尾切除术的实施和结局的差异[13]。显然，这证明外科实习医生不仅可以在地区水平也可以在全国水平领导试验。然而，"全国化"需要考虑额外的组织问题以确保在大的地区成功实施。为了便于规划和沟通，由外科专业组织网络，计划针对重要专科特定研究问题的随机试验。例如，在胃肠手术中，DREAMS 试验探讨了地塞米松与标准治疗相比对胃肠手术术后恶心和呕吐的疗效[14]；ROCSS（强化吻合口闭合）研究涉及实习医生网络和企业之间的成功合作，完成了一项复杂手术干预的大型随机试验[15]。该模式也适用于更专业的外科学科（如小儿外科、神经外科、整形外科和心胸外科），这些学科集中在三级单位或大型地区医院，因此需要一个全国性而不是地区性的网络（图 18.1）。2012 年，英国神经外科实习医生研究合作组织成立[16]，其组织结构如图 18.2 所示。2013 年，它启动了第一项全国性研究：一项慢性硬膜下血肿患者的前瞻性队列研究，该研究收集了来自英国的 26 个中心的 1205 例患者的数据[17]，自那以后启动了超过 10 个项目，包括随机试验和进一步的前瞻性队列研究[16]。

那么，这些合作真的涵盖了整个英国吗？仅普通外科领域，在提供普通外科服务的 241 家英国医院中有 238 家（99%）参加了过去 10 年中由实习医生领导的一项或多项合作研究[8]。实习医生小组已成功完成 15 项研究：12 项观察性研究和 3 项随机对照研究，由 5 个地区和 2 个国家级实习医生网络协调[8]。开展的普通外科试验的例子见表 18.1。虽然 10 年前让外科实习医生领导试验的情形几乎是不可想象的，但英国网络实现的令人难以置信的成功和成就已经压倒性地证明了一切皆有可能。事实上，实习医生是实现这一模式的理想人选，因为他们有动力并热衷于从事正式的研究和稽查活动。重要的是，他们定期相互联系，越来越多地通过社交媒体联系，并在工作中与患者直接接触，促进他们的招募，并使所有外科单位参与进来。在英国，外科实习医生通常在该国某一地区的几家医院轮转。尽管其他国家的情况并非总是如此，但年轻实习医生的联系和意愿可以促进在全球任何地方形成研究网络。

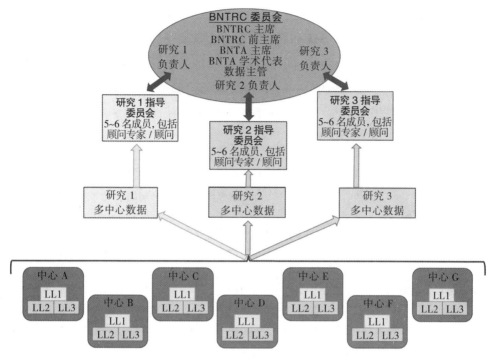

图 18.2 英国神经外科实习医生研究合作组织（BNTRC）。BNTRC 委员会由来自英国神经外科实习医生协会（BNTA）的个人研究领导和代表组成。所有研究在每个神经外科中心都有一个研究指导委员会和当地负责人（LL）。摘自：Chari A, et al. The British Neurosurgical Trainee Research Collaborative: Five years on. Acta Neurochir（Wien），2018，160（1）:23-28. Copyright©2017, The Author（s）

18.3.2 澳大利亚和新西兰临床试验网络

在见证了英国的显著成功之后，澳大利亚皇家外科学院（RACS）通过其学术外科部，希望模仿这种模式在澳大利亚和新西兰建立一个临床试验网络。考虑到两个邻国土地面积和地理上的差异，以及这两个国家的外科培训由完全独立的实体监管，这就更加具有挑战性。2017 年，澳大利亚新西兰临床试验网络（CTANZ）在与英国外科试验计划负责人密切沟通后成立。CTANZ 旨在通过将研究融入日常实践中，激励现在和未来的实习医生做出改变。英国模式中，在专业网络中工作的外科实习医生是多中心前瞻性临床试验招募患者的主要调查者。强调为外科实习医生在实习期间设计、实施、分析和发表临床试验赋能。同样，实习医生网络由指定的外科专业负责人支持，他们为网络提供公正的指导。CTANZ 与 RACS 实习医生协会（RACSTA）密切合作，建立了 7 个实习医生领导的网络（表 18.2）。这些网络已经且正在为许多试验做出贡献，包括：术前静脉补充铁剂治疗腹部大手术前贫血（PREVENT），心脏手术前静脉补充铁治疗贫血（ITACS），欧洲颈动脉手术试验 2（ECST-2），围手术期缺血评估 -3（POISE-3），血管暴露后腹股沟创面感染（GIVE），一次性负压敷料用于减少急诊剖腹手术后手术部位感染（SUNRRISE）及国际肠梗阻管理（IMAGINE）。

表 18.1　英国普通外科实习医生合作研究的产出

研究	合作组	数据收集	参与的中心数	状态
国家阑尾炎稽查	WMRC	2012 年	76 个	发表 [13]
疝预防性抗生素使用情况调查（SHAPE）	LSRG	2012 年	34 个	发表 [33]
国家脓毒症稽查	SPARCS	2013 年	100 个	发表 [34]
STARSurg-1	STARSurg	2013 年	108 个	发表 [18]
复杂性急性憩室炎研究（CADS）	YSRC	2014 年	105 个	分析进行中
超重患者手术并发症的确定（DiSCOVER）	STARSurg	2014 年	151 个	发表 [19]
CholeS	WMRC	2014 年	150 个	发表 [35]
肛周脓肿腔填塞（PPAC）	NWRC	2014 年	12 个	发表 [36]
GlobalSurg 1	GlobalSurg	2016 年	98 个	发表 [30]
术中肾损伤后预后（OAKS）	STARSurg	2015 年	160 个	分析进行中
EuroSurg-1	EuroSurg	2016 年	14 个	分析进行中
GlobalSurg 2	GlobalSurg	2016 年	44 个	分析进行中
新型干预减少手术部位感染（ROSSINI）	WMRC/BCTU	2010—2011 年	21 个	发表 [12]
地塞米松减少大型消化手术后的呕吐（DREAMS）	WMRC/BCTU	2011—2014 年	45 个	发表 [14]
强化吻合口闭合（ROCSS）	WMRC/BCTU	2012—2017 年	32 个	发表 [15]

WMRC：中西部研究合作组；LSRG：伦敦外科研究组；SPARCS：Severn 和 Peninsula 稽查和研究合作组；STARSurg：学生稽查和外科研究合作组；YSRC：约克郡外科研究合作组；NWRC：西北研究合作组；BCTU：伯明翰临床试验单元

表 18.2　CTANZ 学员主导的研究网络

网络名称	网络范围
普通外科	
VERITAS： 维多利亚教育、研究、创新、培训合作和外科实习医生稽查	维多利亚州、塔斯马尼亚州，北方区域
QUEST： 昆士兰外科实习医生研究合作	澳大利亚和新西兰
STARC： 南澳大利实习医生稽查和研究合作	南澳大利亚
STORCC： 外科实习医生研究组织，中部海岸	中部海岸，新威尔士州
整形外科	
新西兰整形外科网络	新西兰
小儿外科	
ANZSCRAFT： 澳大利亚和新西兰儿童外科试验注册者协会	澳大利亚和新西兰
血管外科	
珀斯临床试验单元	澳大利亚、英国，欧洲、亚洲

18.3.3　STARSurg：外科实习医生能做的，医学生也能

　　受最近毕业的同学进入外科实习的启发，那些对从事外科工作有兴趣的英国医学生不想被超越。学生稽查和外科研究合作组（STARSurg）是一个全国性的、由学生领导的稽查和研究网络，代表来自英国和爱尔兰各地的医学院。它允许学生参与高质量的学术项目，与监管实习医生和和顾问（主治医师）外科医生建立联系。但是，当有些试验无法由外科实习医生开展时，由医学生参与、实施和发表外科试验的前景也是不可能的吗？显然不是，STARSurg 的第一个国家项目见证了一项试验：代表 31 所英国医学院的 258 名学生合作者，共同收集了 109 所英国医院 1500 例患者组成的前瞻性队列 2 周内的数据，这些数据随后发表在欧洲的前沿外科期刊[18]。为了证明这不是"新手的运气"，他们随后继续发表前瞻性、观察性、多中心研究，调查了体重指数对胃肠道手术术后并发症的影响[19]和选择性非心脏大手术后急性肾损伤[20-21]。RECON（腹部手术后呼吸并发症）是 STARSurg 最新的国际审查报告，将调查大型腹部和切口疝手术后肺部并发症（PPC）的发生率，并评估围手术期降低风险的管理措施的依从性。

18.3.4　EuroSurg：欧洲学生研究合作组

EuroSurg 是一个由泛欧洲医学生和实习医生领导的外科研究网络，开展高质量、多中心的国际研究，其组织结构与 STARSurg 相似（图 18.3）。数据收集由 2~3 名医学生和至少 1 名初级医生（住院医师）组成的"迷你小组"进行，在整个数据收集期间由一名高级顾问（主治医师）监督。当地负责人负责组织学生和医生进入这些小团队，并对项目在各个医学院的顺利进行负责。最后，区域负责人确保项目在各自国家的整体运行。他们负责与当地负责人协调，确保项目在各医学院顺利开展。他们还向指导委员会汇报项目的进展情况。2018 年，EuroSurg 开展的 IMAGINE，是一项跨越两个大陆（欧洲和大洋洲）的多中心前瞻性队列研究。本研究旨在评估非甾体抗炎药（NSAID）在减少术后肠梗阻方面的作用，招募了超过 4000 例患者，最近已发表[23]。

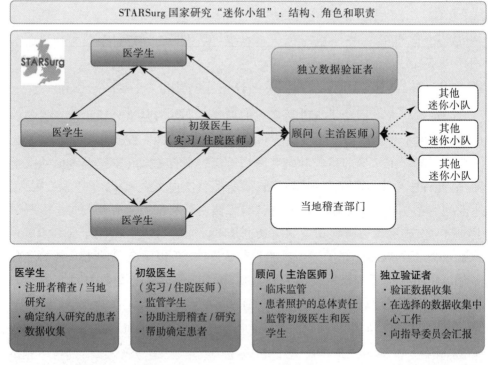

图 18.3　医学生领导的研究合作组织——STARSurg / EuroSurg。摘自：STARSurg Collaborative. Outcomes after kidney injury in surgery (OAKS): protocol for a multicentre, observational cohort study of acute kidney injury following major gastrointestinal and liver surgery. BMJ Open, 2016, 146(1):e009812. Copyright©2016，经 BMJ Publishing Group Ltd 许可

18.4 全球外科试验网络

外科研究中的国际合作，促进了跨文化和社会经济发展水平的大型多国试验，应该比单一国家试验更快获得结果且具有更广泛的适用性。然而，在不同国家的多中心开展试验是复杂的，需要艰苦的协调、质量控制和数据管理。此外，研究方案在所有中心的实现方式应该是清晰和相似的。尽管存在这些明显的不利因素，但仍有一些高质量的外科试验由国际合作者成功进行的例子，其中之一是 STICH 随机试验，比较脑出血患者的早期手术和最初的保守治疗，从 27 个国家的 83 个中心招募超过 1000 例患者 [24]。目前，有许多国际外科试验正在进行，详见表 18.3。

表 18.3 国际合作外科试验

RoLARR	直肠癌机器人手术 *vs.* 腹腔镜手术
GLiSten	分层结肠癌中的二代术中淋巴结分期
LAVA	肝切除术 *vs.* 热消融术
IntAct	直肠癌手术中荧光血管造影预防吻合口瘘
COMICS	心脏手术患者的常规与微创体外循环：随机对照试验
VERDICT	糖尿病患者术前容量置换与常规治疗：随机对照试验
STAR-TREC	早期生殖直肠癌放疗（化疗）后全肠显微术 *vs.* 全肠系膜切除术

考虑到外科疾病的负担是全球性的，而且 LIMIC 报告的可通过外科治疗的疾病与发达国家类似，研究合作显然具有共同利益，在公共卫生方面取得重大进展的潜力很大 [3]。20 世纪 80 年代，人类免疫缺陷病毒（HIV）迅速进入公共卫生议程，并获得了国际关注。在随后的 20 年里，全球临床药物试验的数量不断增加，发展中国家的参与日益增多，原因是这些地区的成本降低、以前未经治疗的患者获得治疗的机会有所改善，以及这些地区卫生保健基础设施的改善。因此，在处理许多非手术全球性疾病的治疗上取得了相当大的进展。但最近的研究显示，每年手术后 30 天内死亡的人数（420 万人）超过了与 HIV、疟疾和肺结核有关的所有死亡人数（297 万人）的总和 [25]。事实上，术后死亡占全球所有死亡的 7.7%，使其成为第三大死亡原因，仅次于缺血性心脏病和脑卒中 [25]。此外，全球有 50 亿人无法获得安全、及时和可负担的外科治疗。在 LMIC，这一问题更为严重，90% 的人甚至无法获得最基本的外科服务。

全球外科手术试验的扩展发生于近 10 年 [3]。尽管被认为是艰巨或不可完成的任务，但来自不同社会经济发展水平国家间的国际研究合作试验的成功完成，证实了外科医生可以实现这一理想。实例包括 WHO 在安全外科拯救生命项目中开发的核查清单 [26]，抗纤溶药物用于显著出血的临床随机试验（CRASH-2）中将氨甲环酸用于创伤患者 [27-28]，以及制定全球一致同意的结局监测指标 [29]。

18.4.1　全球外科结局合作组：GlobalSurg

GlobalSurg 成立于 2013 年，是一个外科医生和研究方法学家的合作组织，旨在开展务实的、面向患者的研究，重点关注 LMIC。GlobalSurg 已成功完成两项腹部外科观察性研究，涉及来自 100 多个国家的 25 000 例患者。GlobalSurg-1 旨在确定不同国际背景下紧急腹腔内手术结局的差异，结果显示 LMIC 的 24 小时和 30 天死亡率高于高收入国家 [30]；GlobalSurg-2 旨在确定全球胃肠道手术后的 SSI 率，结果显示 LMIC 的 SSI 率是高收入国家的 2 倍 [31]。目前，GlobalSurg-3 正在收集数据，旨在通过测量接受乳腺癌、胃癌和结肠癌手术的患者的 30 天死亡率和并发症发生率，以确定全球癌症手术质量的差异。

18.4.2　NIHR 关于外科的全球健康研究单元

NIHR 关于外科的全球研究单元成立于 2017 年，由英国伯明翰大学领导，与爱丁堡大学和华威大学及一些 LMIC 的 GlobalSurg 合作。该单元的主要目标是通过建立独立的研究中心为外科患者开展临床试验，在 LMIC 发展可持续的临床研究能力。每个中心开展临床试验和队列研究，并支持研究培训和教育。此外，枢纽中心还与本国的其他"轴条"医院合作，支持它们开展试验。

该单元目前正在协调 3 项临床试验。Falcon 试验采用了 GlobalSurg-2 提供的基线数据，是一项实效性多中心析因随机对照试验，测试减少 LMIC SSI 的措施。继 GlobalSurg-3 之后，Crane 试验将是首个高质量的全球集群随机试验，LMIC 为肿瘤手术前营养不良的患者提供营养补充剂。欧洲学会的结肠直肠安全吻合计划（EAGLE）是一项国际性的集群式随机序贯研究，用安全吻合口质量改善干预措施来减少右结肠切除术和回盲肠切除术后的吻合口瘘，与全球高、中、低收入国家的研究者合作，包括欧洲、东南亚、南美、美国、沙特阿拉伯、北非及俄罗斯的医院。

18.5 建立外科研究合作网络：现实考虑

万事开头难。如本章所述，由实习医生领导的合作研究是涉及多个单位的复杂群体，以地理区域内的个别医院为中心。就资源而言，这些合作组有一定程度的学术异质性，这些资源可能包括试验人员、流行病学家、卫生经济学家和临床医生，在学科特定的基地联合工作。当然，成功最重要的决定因素是团队合作和所有利益相关者之间的有效沟通。在初始阶段需要识别和参与的关键个人群体是：

• 热情、坚定的当地外科实习医生（住院医师）在各中心领导试验，临床（用于产生想法）和当地（医院后勤等）的知识是必不可少的。

• 每个中心的高级外科医生（主治医师）对当地的初级医生进行指导、支持和建议。

• 能够就研究设计、方法、统计和分析提供建议的试验专家。

通常，兴趣不是问题，重要的是要从一开始就"心甘情愿地工作"，并确定那些将倡导和支持合作发展的"拥护者"。接下来，需要成立一个组织，控制和指挥项目或试验。本章中介绍的网络组都采用了一种非常相似的结构，这种结构已被证明是成功的，并获得了可靠的成果。通常，这涉及3个方面：

• 一个专家指导委员会，主要参与方案设计，启动与团队和实习医生的集中交流。

• 一个多学科的团队，包括试验专家、资深外科医生（通常由专业导向），具有开展试验的经验。该团队提供学术支持，并与当地团队组织或沟通。

• 当地（医院级）由若干实习医生（住院医师）和（或）医学生组成的团队，配备一名顾问（主治医师）外科医生进行建议和指导。当地团队负责患者招募和数据收集、输入。

以上提出的组织"层次结构"应仅为"指导"的目的，因为重要的是要注意，实习医生是成功的关键因素，试验将由"自下而上"的实习医生（住院医师）驱动，而不是"自上而下"的顾问（主治医师）指定的方法进行。实习医生需要被授权，并被允许自主发挥作用。然而，在进行试验时，在适当的时候他们也需要获得有经验的高级临床医生或学者的支持、指导和学术领导，尽管试验是由实习医生主导的。

最后一个需要考虑的组成部分是试验网络的可操作化。早期为了促进实习医生的设想和参与，最好在已经计划好的其他活动之外将实习医生通过传统的面对面论坛（如培训会议、科学大会）联合在一起，这是在建立新的网络组时实现这一目标的好方法。沟通和信息共享是基础。实习医生与高级外科医生／导师之间的持续沟通至关重要，或许更重要的是学员之间的沟通。虽然这可以利用现代技术和社交媒体来促进和加强，但定期的会议、论坛可以作为一个分享想法、问题、解决方案的很好机会。日程安排一直是一个挑战，但可以预排尽可能方便的会议，对所有相关人员而言将不便降至最小的会议往往是最有成效的。在早期，实习医生需要更多的支持，获得资深外科医生或专业负责人的专业指导。在负责更大的项目之前，先从简单试验开始培养兴趣和建立信心，这将可以确保创建一个稳健的网络，并将迅速转化为提高实习医生的技能和研究产出。在"层级水平"之间发布信息和明确界定所有有关方面的作用和目标才能有效开展。

中西部研究合作（WMRC）分享了持续管理研究合作组的重要原则，以提供高质量的研究项目。第一个由实习医生领导的合作项目在 10 多年来持续产出，其中包括：①有决心并能促使同事作出贡献的敬业的实习医生参与；②在最终出版物中标注所有贡献者来确保共享利益；③获得国家外科、研究组织或机构的认可和鼓励；④获得启发性的高级导师；⑤维持活跃的实习医生水平的领导，使委员会成员积累经验；⑥在地区范围内建立网络，在网络发展壮大后予以拓展；⑦寻找支持性学术机构，为申请经费资助建立合作关系；⑧提供高效的行政管理（中心试验办公室和各地方中心等）[32]。

可持续性和持续时间的重要考虑因素是作者、研究成果和资金。所有积极参与合作试验和研究的人都将在本章提到的合作模型产出的最终论文中获得认可，这符合大型研究的索引和期刊政策。署名政策应该在所有项目的开始就达成一致，并严格遵守。研究成果的产生需要时间，但成功造就成功，并有助于为未来的申请经费资助建立可追踪的记录。获得项目经费资助可能很有挑战性，但可以将实习医生与获得竞争性指导和辅导资金的学者联系起来，让他们参与进来。

18.6 结 论

在过去的 20 年里，外科研究的质量有了显著的提高。外科医生已经开始参与多中心开展的临床试验，这得益于由实习医生领导的网络的创建，该网络横跨国家、各大洲，现在甚至是全球——包括 LMIC。这有助于改善外科患者的照护及全球外科管理的进展，并推广最佳实践。对于这个行业，随着这些实习医生成为顾问（主治医师），在外科实践中将建立一种试验文化。外科医生接受培训让患者参加临床试验，这将有望成为一名顾问（主治医师）外科医生的"规范"和"必要"属性，而不是"理想"属性。与之前明确表达的担忧相反，外科研究的未来似乎是有保障的，外科的学术声誉也能得到保证。

参考文献

[1] Horton R. Surgical research or comic opera: questions, but few answers. Lancet，1996，347(9007):984–985.

[2] McCall B. UK implements national programme for surgical trials. Lancet，2013，382(9898):1083–1084.

[3] Soreide K, Alderson D, Bergenfelz A,et al. Strategies to improve clinical research in surgery through international collaboration. Lancet，2013，382(9898):1140–1151.

[4] Laine C, Horton R, DeAngelis CD, et al. Clinical trial registration—looking back and moving ahead. N Engl J Med，2007，356(26):2734–2736.

[5] Weil RJ.The future of surgical research. PLoS Med，2004，1(1):e13.

[6] Khajuria A, Agha RA. Surgical clinical trials—need for quantity and quality. Lancet，2013，382(9908):1876.

[7] Appel LJ.A primer on the design, conduct, and interpretation of clinical trials. Clin J Am Soc Nephrol，2006，1(6):1360–1367.

[8] Nepogodiev D, Chapman SJ, Kolias AG, et al. The effect of trainee research collaboratives in the UK.Lancet Gastroenterol Hepatol，2017，2(4):247–248.

[9] Weiser TG, Regenbogen SE, Thompson KD, et al. An estimation of the global volume of surgery: a modelling strategy based on available data. Lancet，2008，372(9633):139–144.

[10] McQueen KA, Coonan T, Derbew M, et al. The 2015 Bangkok Global Surgery Declaration: a call to the global health community to promote implementation of the world health assembly resolution for surgery and anaesthesia care. World J Surg，2017，41(1):7–9.

[11] Bhangu A, Kolias AG, Pinkney T, et al.Surgical research collaboratives in the UK.Lancet，2013，382(9898):1091–1092.

[12] Pinkney TD, Calvert M, Bartlett DC, et al. Impact of wound edge protection devices on surgical site infection after laparotomy: multicentre randomised controlled trial (ROSSINI

Trial). BMJ, 2013, 347:f4305.

[13] National Surgical Research C.Multicentre observational study of performance variation in provision and outcome of emergency appendicectomy. Br J Surg, 2013, 100(9):1240–1252.

[14] Collaborators DT, West Midlands Research C.Dexamethasone versus standard treatment for postoperative nausea and vomiting in gastrointestinal surgery: randomised controlled trial (DREAMS Trial). Br Med J, 2017, 357:j1455.

[15] Reinforcement of Closure of Stoma Site C, the West Midlands Research C.Randomized controlled trial of standard closure of a stoma site vs biological mesh reinforcement: study protocol of the ROCSS trial. Color Dis, 2018, 20(2):O46–54.

[16] Chari A, Jamjoom AA, Edlmann E, et al. The British Neurosurgical Trainee Research Collaborative: five years on. Acta Neurochir, 2018, 160(1):23–28.

[17] Brennan PM, Kolias AG, Joannides AJ, et al. The management and outcome for patients with chronic subdural hematoma: a prospective, multicenter, observational cohort study in the United Kingdom. J Neurosurg, 201, 127(4):732–739.

[18] Collaborative ST.Impact of postoperative non-steroidal anti-inflammatory drugs on adverse events after gastrointestinal surgery. Br J Surg, 2014, 101(11):1413–1423.

[19] Collaborative ST.Multicentre prospective cohort study of body mass index and postoperative complications following gastrointestinal surgery. Br J Surg, 2016, 103(9):1157–1172.

[20] Collaborative ST.Outcomes after kidney injury in surgery (OAKS): protocol for a multicentre, observational cohort study of acute kidney injury following major gastrointestinal and liver surgery. BMJ Open, 2016, 6(1):e009812.

[21] Collaborative ST.Association between peri-operative angiotensin-converting enzyme inhibitors and angiotensin–2 receptor blockers and acute kidney injury in major elective non-cardiac surgery: a multicentre, prospective cohort study. Anaesthesia, 2018, 73(10):1214–1222.

[22] Chapman SJ, EuroSurg C.Ileus Management International (IMAGINE): protocol for a multicentre, observational study of ileus after colorectal surgery. Color Dis, 2018, 20(1):O17–25.

[23] EuroSurg Collaborative. Safety and efficacy of non-steroidal anti-inflammatory drugs to reduce ileus after colorectal surgery. Br J Surg, 2019. https://doi.org/10.1002/bjs.11326.

[24] Mendelow AD, Gregson BA, Fernandes HM, et al. Early surgery versus initial conservative treatment in patients with spontaneous supratentorial intracerebral haematomas in the International Surgical Trial in Intracerebral Haemorrhage (STICH): a randomised trial. Lancet, 2005, 365(9457):387–397.

[25] Nepogodiev D, Martin J, Biccard B, et al; National Institute for Health Research Global Health Research Unit on Global S.Global burden of postoperative death. Lancet, 2019, 393(10170):401.

[26] Haynes AB, Weiser TG, Berry WR, et al. A surgical safety checklist to reduce morbidity and mortality in a global population. N Engl J Med, 2009, 360(5):491–499.

[27] Collaborators C, Roberts I, Shakur H, et al. The importance of early treatment with

tranexamic acid in bleeding trauma patients: an exploratory analysis of the CRASH-2 randomised controlled trial. Lancet，2011，377(9771):1096–1101.

[28] Collaborators C, Shakur H, Roberts I, et al. Effects of tranexamic acid on death, vascular occlusive events, and blood transfusion in trauma patients with significant haemorrhage (CRASH–2): a randomised, placebo-controlled trial. Lancet，2010，376(9734):23–32.

[29] Weiser TG, Makary MA, Haynes AB, et al. Standardised metrics for global surgical surveillance. Lancet，2009，374(9695):1113–1117.

[30] GlobalSurg C. Mortality of emergency abdominal surgery in high-, middle- and low-income countries. Br J Surg，2016，103(8):971–988.

[31] GlobalSurg C. Surgical site infection after gastrointestinal surgery in high-income, middleincome, and low-income countries: a prospective, international, multicentre cohort study. Lancet Infect Dis，2018，18(5):516–525.

[32] Dowswell G, Bartlett DC, Futaba K, et al；West Midlands Research Collaborative BUK. How to set up and manage a trainee-led research collaborative. BMC Med Educ，2014，14:94.

[33] Aiken AM, Haddow JB, Symons NR, et al. Use of antibiotic prophylaxis in elective inguinal hernia repair in adults in London and southeast England: a cross-sectional survey. Hernia，2013，17(5):657–664.

[34] Collaborative UKNSR. Multicentre observational study of adherence to Sepsis Six guidelines in emergency general surgery. Br J Surg，2017，104(2):e165–e171.

[35] CholeS Study Group WMRC. Population-based cohort study of outcomes following cholecys tectomy for benign gallbladder diseases. Br J Surg，2016，103(12):1704–1715.

[36] Pearce L, Newton K, Smith SR, et al. Multicentre observational study of outcomes after drainage of acute perianal abscess. Br J Surg，2016，103(8):1063–1068.

（杨乾坤　高怡　译，雷翀　审）

第19章

临床试验中纳入患者的报告结局

Lindsey M. Zhang, Cord Sturgeon, Anthony D. Yang, Ryan P. Merkow

19.1 引　言

在评估手术结局时，外科医生通常会关注发病率和死亡率的问题。尽管

L. M. Zhang
Department of Surgery, University of Chicago Medical Center, Chicago, IL, USA

Division of Research and Optimal Patient Care, American College of Surgeons, Chicago, IL, USA

C. Sturgeon (✉)
Division of Surgical Oncology, Department of Surgery, Feinberg School of Medicine, Northwestern University, Chicago, IL, USA
e-mail:Cord.Sturgeon@nm.org

A. D. Yang
Division of Surgical Oncology, Department of Surgery, Feinberg School of Medicine, Northwestern University, Chicago, IL, USA

Surgical Outcomes and Quality Improvement Center, Northwestern University, Chicago, IL, USA

R. P. Merkow
Division of Research and Optimal Patient Care, American College of Surgeons, Chicago, IL, USA

Division of Surgical Oncology, Department of Surgery, Feinberg School of Medicine, Northwestern University, Chicago, IL, USA

Surgical Outcomes and Quality Improvement Center, Northwestern University, Chicago, IL, USA

© Springer Nature Switzerland AG 2020
T. M. Pawlik, J. A. Sosa (eds.), *Clinical Trials*, Success in Academic Surgery,
https://doi.org/10.1007/978-3-030-35488-6_19

了解手术部位感染（SSI）或术后死亡等情况非常重要，但从患者的角度评估手术成功与否也非常必要。美国食品药品监督管理局（FDA）定义患者报告的结局（PRO）为"直接来自患者的健康状况汇报，不需要经临床医生或任何其他人解释患者的反应"[1]。例如，PRO 可能包括患者术后疲劳的特征或患者对自身术后身体功能的满意程度，这两项都不能被直接观察和测量，只能由患者自己确定。研究表明，临床或身体评估并不总能反映患者的实际功能或感觉，凸显了将 PRO 整合入手术实践的重要性[2]。

近年来，研究界和美国政府监管机构都将重点转移到将患者的观点纳入质量评估。2010 年，以患者为中心的结局研究所（PCORI）成立，成为《患者保护和平价医疗法案》（*Patient Protection and Affordable Care Act*）的一部分。PCORI 的诞生源于对医学研究工作未能解决患者及其家庭最重要问题的顾虑，该研究所成立后资助了数百项研究，致力于改善以患者为中心的照护[3]。许多被资助项目的独特之处在于，它们都是临床试验，关注于 PRO，并将其作为研究结局或干预手段。将 PRO 整合入临床试验的趋势日益增长，并将成为学术型临床医生的一项关键技能。在本章中，我们将回顾临床试验中 PRO 的应用，包括整合的方法、PRO 测量策略，以及方案制定和发表指南。

19.2　将 PRO 整合入临床试验设计

在科学探索的世界，临床随机试验占据了主导地位，并为医疗保健决策提供了最高质量的证据。自 21 世纪初以来，PRO 在临床试验中的应用稳步增加，这些研究中令人鼓舞的结果表明，临床试验能够很好地改善以患者为中心的结局[4]。PRO 可以在很多方面增强临床试验的价值。本节将讨论把 PRO 整合入临床试验的不同方法（图 19.1），并提供几个来自医学文献的实例，以凸显医学中从患者角度进行测量评估的影响。

19.2.1　PRO 作为研究结局

将 PRO 作为主要或次要结局进行评估，提供了患者对干预措施影响感知的独特见解。例如，一项比较药物 A 与药物 B 的临床试验，传统结果可能发现药物 B 与药物 A 相比无病生存期更长，提示药物 B 是更好的药物。但如果

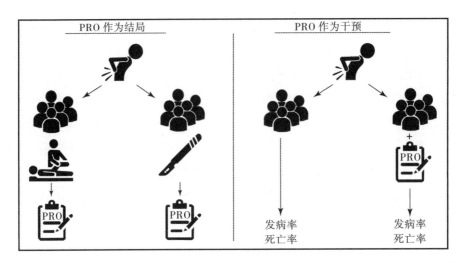

图 19.1　将 PRO 整合入临床试验的方法。以后背痛临床试验为例，受试者被分配接受物理治疗或手术，PRO 测量仪器评分作为结局（左图）。另一种方法是，以规律 PRO 测量和常规照护作为干预措施，与仅接受常规照护对比，评估受试者的发病率和死亡率（右图）

作为次要结局的 PRO 评估显示患者报告使用 B 药，身体功能严重下降并且胃肠道状态更差，则提示在临床试验之外，患者坚持服药的依从性差。这项研究的关键发现是了解到药物耐受性差或用药常被中断。本例强调了在形成以患者为中心的照护时，从患者角度评估的重要性。除作为次要结局并为其他传统健康结局提供背景外，PRO 还可以作为临床试验的主要结局被测量评估。

在 van de Graaf 等的研究中，研究半月板撕裂后，早期关节镜下半月板部分切除术与理疗对膝关节功能的影响[5]。本研究的主要结局是患者报告的膝关节功能测评，通过国际膝关节文件委员会主观膝关节表格进行量表评估。研究结果显示，两个处理组干预后患者报告膝关节功能评分较干预前评分的增加程度类似。目前，早期手术是半月板撕裂的常见治疗方法，但本研究的 PRO 提示，两种干预后患者感知的功能预后是相似的。这一发现使临床医生能够对这两种治疗方案进行更多以患者为中心的讨论。

19.2.2　PRO 作为干预

除了作为一项研究的结局外，PRO 还可以作为干预措施整合入临床试验。利用患者反馈的信息作为干预或干预的一部分，可以提供有关 PRO 对并发症发生率和死亡率影响有价值的信息。2017 年 Basch 等的研究，在转移性肿瘤化疗期间使用 PRO 与常规治疗比较，评估了总生存率 [6]。这项研究的结果表明，干预组把患者随机分配至整合了 PRO 的照护，该组患者的中位生存期为 31 个月，显著优于常规照护组的 26 个月。这一发现可能的解释包括早期症状发现和更个性化的医疗管理，改善化疗耐受性和依从性。

Cleeland 等开展的一项随机临床试验，不仅评估了对 PRO 的测量，还评估了 PRO 反馈对干预实施者的效果 [7]。这项研究的关注点是接受癌症手术的患者，包括开胸手术，这是一种术后恢复非常困难的手术。对所有纳入研究的受试者，在出院后的照护管理中，进行每周 2 次 PRO 测量，为期 1 个月。被随机分配入干预组的受试者，若 PRO 测量值达到了一个阈值评分，就会向他们的医生发送警报，提示患者症状严重，这被称为"症状阈值事件"。而对照组发生症状阈值事件不向医生发警报。研究结果显示，与对照组相比，干预组达到症状阈值的 PRO 测量总数显著减少。结果还显示，随着时间的推移，干预组症状阈值事件的消失速度明显快于对照组。在这一随机临床试验中，通过内部反馈和对临床医生的提醒来评估 PRO，显示 PRO 对患者管理和舒适度感受具有深远的影响。

19.3 测量和解读 PRO

对于想要将 PRO 整合入临床试验的研究人员来说，无论是将其作为研究结局还是干预方式，了解恰当的评估方法和工具非常关键。客观地评估 PRO 本身就很困难，因为 PRO 的目的是评估患者对自身健康和身体功能的主观感受。幸运的是，有一些正确、客观评价 PRO 的指南和实例，可用于将患者反馈适当地整合入临床试验中。

2010 年，基于《健康状态测量仪器选择的共识标准》（*Consensus-Based Standards for the Selection of Health Status Measurement Instruments*），或 COSMIN 研究，发布了一份关于设计良好的 PRO 测量工具的必要属性的清单 [8]。该清单包括 4 个主要方面：可靠性、有效性、可应答性和可解释性。总之，高质量的 PRO 测量工具应产生一致的结果，结局的差异应反映患者之间的差异，而不是随机误差。该工具的内容和结构应充分解决患者报告中的兴趣测量，并在不同年龄和文化程度的患者间具有普适性。可应答性是指仪器发现答案随时间推移而变化的能力，这对于任何用于临床试验中测量 PRO 的仪器来说都是一个重要的特征。最后，PRO 测量工具应产生可解释并转化为临床有意义信息的结果。COSMIN 核查清单，2018 年更新为 COSMIN 偏倚风险核查清单，可作为指南提供给有兴趣评估 PRO 测量工具的质量或开发 PRO 工具用于其研究的研究人员 [9]。

对于有兴趣使用之前经过验证的工具的研究人员，有几种工具可以用于测量 PRO。其中一个例子包括患者报告结局测量信息系统，或 PROMIS® 工具，在 2004 年由国家卫生研究院倡导创建 [10]。在 PROMIS 中，有数百种不同的 PRO 测评指标，涵盖成人和儿童的生理、社会和心理健康领域（图 19.2）。PROMIS 测评是免费和公开的。研究者可选择他们感兴趣的 PRO，如抑郁或生理功能，并获取经心理测量验证过的测量工具用于临床或研究。在使用 PROMIS 测量时，结果以 "T- 得分" 的形式提供，其中 T- 得分为 50 分表示普通美国人群的参考分数，50 分的基础上每降低或增加 10 分，代表平均值的一个标准差。解读 T- 得分的结果取决于 PRO 被测量的方式。例如，使用 PROMIS 抑郁量表时，T- 得分为 80 分，表明与普通人群相比，抑郁症状更严重。但使用 PROMIS 身体功能量表时，80 分表示与普通人群相比，身体功能更好。PROMIS 为感兴趣的研究人员提供了各种各样的测量选择，但肯定还有其他经过验证的测试和工具可用。例如，在 Basch 研究中，用 EQ-5D 测量 PRO，EQ-5D 是测量患者的活动性、自理能力、活跃程度、疼痛和焦虑的标准工具 [11]。Cleeland 研究使用了 MD 安德森症状量表，这是一种专门为癌症患者设计的测量工具，用于评估症状的严重程度及其对日常生活的影响 [12]。研究人员应选择对兴趣 PRO 最佳的测量工具，以实现研究目标。

19.4 将 PRO 纳入临床试验方案和报告中的指南

有一些指南可提供给有兴趣将 PRO 纳入临床试验的研究人员使用。《标准方案项目：干预试验推荐（SPIRIT）声明》提供了制定临床试验方案需要解决的核心问题核查清单 [13]。随着对 PRO 关注的增加，SPIRIT-PRO 的扩展声明被发布，概括了将 PRO 纳入临床试验方案的必要内容 [14]。此外，《临床试验报告统一标准》（CONSORT），提供了关于如何撰写和报告临床试验结果的指南，现已经发布在 CONSORT-PRO 核查清单 [15-16]。将 PRO 纳入这些共识指南说明了在未来临床试验中从患者角度出发的重要性。

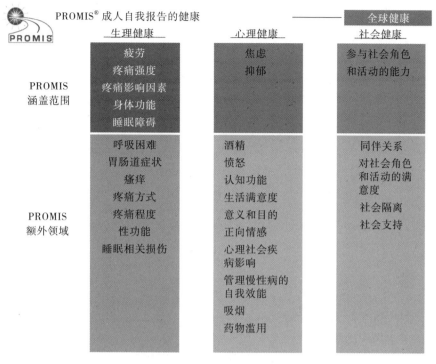

图 19.2 患者报告结局测量信息系统（PROMIS）测量范围（©2008—2019。经 PROMIS 卫生组织许可转载。PROMIS 是 HHS 的一个注册商标）

19.5 临床试验中使用 PRO 的局限性和挑战

尽管将 PRO 整合入临床试验有许多益处，但是也面临着许多挑战。客观地测量 PRO 需要有高质量的测量工具，对于一些临床研究来说，可能之前没有已经被验证过的兴趣 PRO 测量工具。对研究人员来说，创建一个适当的测试可能是一项困难的任务，使用不合适的工具可能会破坏临床试验的有效性。此外，应用这些 PRO 工具在实践中可能具有挑战性。例如，在 Cleeland 研究中，所有患者都需要进行为期 1 个月、每周 2 次的 PRO 评估。虽然多次的 PRO 评估为研究人员提供了可用于解读的丰富数据来源，但它可能需要大量的人员、专业知识和时间。将 PRO 纳入任何临床试验都需要额外的资源，这样就会限制方案实施的可行性。此外，在临床试验中，有兴趣将 PRO 整合入临床试验的外科医生必须考虑到评估 PRO 对手术流程的影响，协调 PRO 测量结果与电子健康记录的挑战，以及对 PRO 测量中固有的主观信息进行风险调整的潜在需求。

19.6　结　论

在过去的几个世纪里，外科领域已经发生了巨大的变化，从曾经的理发师领域转变为被认为是经过充分研究和循证的医学领域。随着外科医生逐渐了解手术和非手术治疗对患者的影响，越来越清晰的是外科学的下一个发展阶段必然是将患者的意见和感受作为传统结局测量的补充内容。尽管将 PRO 纳入临床试验仍存在挑战，但整合 PRO 为临床医生提供了改善并发症发生率或死亡率及患者功能结局的独特机会。正如本章详述的实例所示，将 PRO 纳入临床试验可以提供一些重要信息，帮助塑造以患者为中心的照护，毫无疑问，即使不是必需的，PRO 仍将是未来前瞻性研究的一个重要组成部分。

致　谢

R.P.M. 由研究和医疗质量机构（K12HS023011）和美国癌症协会的机构研究基金（IRG-18-163-24）资助。

参考文献

[1] FDA Guidance for Industry. Patient-reported outcome measures: use in medical product development to support labeling claims，2009. http://www.fda.gov/downloads/Drugs/Guidances/UCM193282.pdf.

[2] Sloman R, Rosen G, Rom M, et al.Nurses assessment of pain in surgical patients. J Adv Nurs，2005，52(2):125–132. https://doi.org/10.1111/j.1365–2648.2005.03573.x.

[3] Selby JV, Beal AC, Frank L.The Patient-Centered Outcomes Research Institute (PCORI) national priorities for research and initial research agenda. JAMA，2012，307(15):1583–1584. https://doi.org/10.1001/jama.2012.500.

[4] Mercieca-Bebber R, King MT, Calvert MJ, et al.The importance of patient-reported outcomes in clinical trials and strategies for future optimization. Patient Relat Outcome Meas，2018，9:353–367. https://doi.org/10.2147/prom.s156279.

[5] van de Graaf VA, Noorduyn JCA, Willigenburg NW, et al. Effect of early surgery vs physical therapy on knee function among patients with nonobstructive meniscal tears: theESCAPE randomized clinical trial. JAMA，2018，320(13):1328–1337. https://doi.org/10.1001/jama.2018.13308.

[6] Basch E, Deal AM, Dueck AC, et al. Overall survival results of a trial assessing patient-reported outcomes for symptom monitoring during routine cancer treatment. JAMA，2017，318(2):197–198. https://doi.org/10.1001/jama.2017.7156.

[7] Cleeland CS, Wang XS, Shi Q, et al. Automated symptom alerts reduce postoperative

symptom severity after cancer surgery: a randomized controlled clinical trial. J Clin Oncol，2011，29(8):994–1000. https://doi.org/10.1200/jco.2010.29.8315.

[8] Mokkink LB, Terwee CB, Patrick DL, et al. The COSMIN checklist for assessing the methodological quality of studies on measurement properties of health status measurement instruments: an international Delphi study. Qual Life Res，2010，19(4):539–549. https://doi.org/10.1007/s11136-010-9606-8.

[9] Mokkink LB, Vet HCWD, Prinsen CAC, et al. COSMIN risk of bias checklist for systematic reviews of patient-reported outcome measures. Qual Life Res，2017，27(5):1171–1179. https://doi.org/10.1007/s11136–017–1765–4.

[10] Cella D, Yount S, Rothrock N, et al. The Patient-Reported Outcomes Measurement Information System (PROMIS): progress of an NIH Roadmap cooperative group during its first two years. Med Care，2007，45(5 Suppl 1):S3–S11.

[11] EQ-5D.EuroQol Group. https://euroqol.org/.

[12] MD Anderson Symptom Inventory (MDASI). MD Anderson Cancer Center. https://www.mdanderson.org/research/departments-labs-institutes/departments-divisions/symptomresearch/symptom-assessment-tools/md-anderson-symptom-inventory.html.

[13] Chan A, Tetzlaff JM, Altman DG, et al. Statement: defining standard protocol items for clinical trials. Ann Intern Med，2013，158：200–207. https://doi.org/10.7326/0003–4819–158–3–201302050–00583.

[14] Calvert M, Kyte D, Mercieca-Bebber R, et al. Guidelines for inclusion of patient-reported outcomes in clinical trial protocols: the SPIRIT-PRO extension. JAMA，2018，319(5):483–494. https://doi.org/10.1001/jama.2017.21903.

[15] Schulz KF, Altman DG, Moher D. CONSORT 2010 statement: updated guidelines for reporting parallel group randomised trials. Trials，2010，3:c332. https://doi.org/10.1186/1745–6215–11–32.

[16] Calvert M, Blazeby J, Altman DG, et al. Reporting of patient-reported outcomes in randomized trials: the CONSORT PRO extension. JAMA，2013，309(8):814–822. https://doi.org/10.1001/jama.2013.879.

（王茜蕾　译，雷翀　审）

第 **20** 章

社区外科医生作为临床试验者参与临床试验

Jonah D. Klein，*Ned Z. Carp*

20.1　社区医院中临床试验的历史

　　在讨论社区外科医生参与临床试验前，我们有必要先了解社区临床医生如何参与临床试验的演变过程。这种演进和转化最初集中体现在肿瘤学上。20 世纪 50 年代，美国国家癌症研究所（NCI）开始了临床试验合作组计划，这是社区临床医生参与国家临床试验的主要方式[1]。自成立以来，合作组计划经历过合并和重组[2]。在合作组成立的最初几十年中，其主要目标是开发和测试新的化疗药物，但这一目标现已转变成治疗、预防和发现疾病的各种临床试验。根据专业形成的多个合作组加强了临床试验的注册能力（图 20.1）。近几十年来，大多数最初的合作组都进行了重组和合并（图 20.1）。这些合并体现了当今合作组的结构。目前合作组（ECOG-ACRIN、The Alliance、NRG、COG）的一般结构包括领导学术机构、附属机构和子附属机构，重要的是，还有社区医院参与 NCI 社区肿瘤学研究项目（NCORP），这点将在后文进一步概述。

J. D. Klein · N. Z. Carp (✉)
Department of Surgery, Lankenau Medical Center, Wynnewood, PA, USA
e-mail: carpn@mlhs.org

© Springer Nature Switzerland AG 2020
T. M. Pawlik, J. A. Sosa (eds.), *Clinical Trials*, Success in Academic Surgery,
https://doi.org/10.1007/978-3-030-35488-6_20

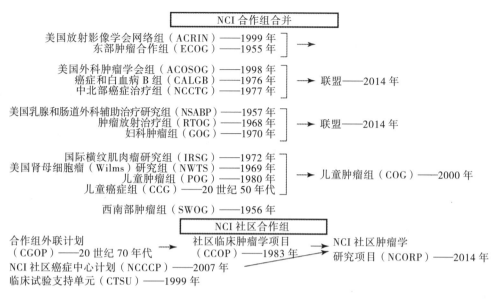

图 20.1　肿瘤合作组的起源、合并和整合

大多数包含合作组的基于社区的临床试验都是在肿瘤学领域进行的。自 20 世纪 70 年代以来，社区医院一直参与国家研究和临床试验。当时许多患者在社区医院寻求治疗，但有人担心社区临床医生没有参与临床试验的兴趣。还有人担心社区医院不能提交质量合格的数据，违反协议，不能严格遵守纳入标准。为了评估和减轻这些顾虑，1976 年，东部肿瘤合作组（ECOG）发起了一项计划，让社区医院参与多机构临床试验。这项研究启动时，ECOG 只有 28 个成员机构，5 年后，ECOG 扩大到 112 家社区医院，为临床试验纳入了 4500 多例患者。通过对数据质量、纳入标准、方案依从性及结局测量的评估，社区医院与 ECOG 成员机构取得了相似的结果 [3]。

社区医院的第一个合作组项目是合作组外联计划（CGOP）。1983 年，社区临床肿瘤学项目（CCOP）启动 [4]。CCOP 就是为了使社区医院能够将患者纳入国家临床试验中。CCOP 最初有 62 名参与者，其中大多数之前都有参与 CGOP 的经验 [4]。西南肿瘤合作组（SOG）是首批将这些社区研究项目纳入患者累积、增加社区医生参与的合作组之一 [5]。

1985 年，《新英格兰医学杂志》（New England Journal of Medicine）发表了 NSABP B-06 研究的 5 年结局，体现了社区外科医生对临床试验的影响。该研究是 NSABP B-04 研究的后续研究，NSABP B-04 研究在 1977 年公布了

6 年的数据，证明临床淋巴结阴性接受 Halsted 根治性乳房切除术患者，与淋巴结阳性行乳房全切除术伴放疗或乳房全切除术伴腋窝淋巴结清扫术患者相比，治疗失败率或生存率没有差异。NSABP B-06 研究表明，与乳房全切除术相比，如果 I 期和 II 期乳腺肿瘤的淋巴结呈阳性，部分乳房切除术后进行乳腺放疗并辅以化疗，并没有显示出生存差异 [6-7]。本研究纳入了来自几个 CCOP 机构和其他社区医院主要研究者的患者，参试者数量明显增加。这项包括社区医院在内的外科临床试验，是浸润性乳腺癌将保乳手术作为目前标准治疗的基础。另一个 2010 年发表的具有深远影响的临床试验是 NSABP B-32，该试验表明前哨淋巴结阴性浸润性乳腺癌患者，与腋窝淋巴结清扫相比，仅实施前哨淋巴结清扫术，患者的总生存率、无病生存率和局部控制率没有差异。同样，一项大部分由社区外科医生（包括作者）参与的研究，是如今乳腺癌患者腋窝清扫术的基础 [8]。

1990 年，NCI 建立了基于少数民族的 CCOP（MB-CCOP），以增加少数种族和少数民族的参试者，从而增加他们获得癌症治疗的机会。在 CCOP 启动时，它被用于治疗性试验，然后扩展到癌症控制和预防试验。2007 年，NCI 建立了 NCI 社区癌症中心计划（NCCCP），旨在使社区中心能够支持更大的学术中心进行涉及预防、筛查、诊断、治疗和临终关怀的试验 [9]。2010 年，美国医学研究所（IOM）发布了一份评估癌症临床试验结构和合作组项目设计的报告，该报告中讨论了社区医生的作用。值得注意的是，大多数患者在社区寻求癌症治疗，在 NCI 合作组项目纳入的患者中，65% 的患者来自 CCOP 及其附属机构的社区实践。到 2013 年，超过 250 000 例来自 CCOP 网络的患者被纳入临床试验 [10]。尽管社区医院明显成功纳入了患者，但社区参与的结构仍有许多障碍，包括财政负担、监管复杂性、临床试验知识的可获取性和对社区医生参与的态度。尽管当时有少量的支持基金，但费用仍然是一个问题。NCI 建议采取一个整合和认证计划，以强调社区参与者的重要性，试图克服一些社区临床医生参与临床试验的问题 [11]。2013 年，IOM 发布了一份后续报告，强调了之前提到的整合（图 20.1）及合并 NCI 社区肿瘤研究项目（NCORP）的 NCI CCOP（NCCCP）和 MB-CCOP[12]。

20.2 NCI 社区肿瘤学研究项目（NCORP）

NCORP 计划于 2014 年正式启动，是当今社区医院参与癌症临床试验，以及癌症的鉴别、预防、筛查、治疗后管理、癌症照护服务和其他领域研究的途径（图 20.2）。在成立之初，获得国家临床试验网络（NCTN）研究资助的社区机构，其资助期限从 3 年延长至 5 年。NCORP 旨在通过基于网络的患者纳入和结构化名册来增加累积患者[12]。最初 NCTN 为研究人员提供了53 项新 5 年资助计划，分为 7 个研究基地、34 个社区网点、12 个少数民族 / 服务不足网点[13]。

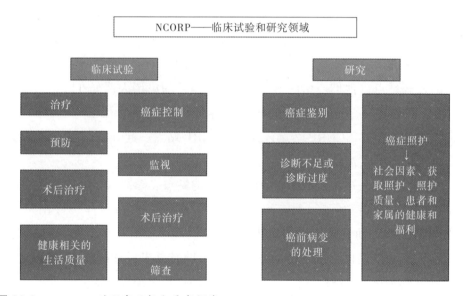

图 20.2 NCORP 的研究兴趣和需求领域

研究基地是临床试验设计和管理的枢纽。这些 NCORP 研究基地包含前面提到的整合合作组（Alliance、COG、ECOR-ACRIN、NRG、SWOG）及罗彻斯特大学和维克福里斯特大学。每个社区站点都有附属的社区医疗保健中心和医院，并将患者纳入由研究基地进行的试验。有关当前社区站点及其相关组成和次级组成列表，请访问链接：https://ncorp.cancer.gov/findasite/。该列表中包括少数民族 / 服务不充分的站点，这些站点获取患者的方式与社区站点相同，但必须至少有 30% 的居民是少数民族和（或）少数种族[13]。这些站点通过 NCTN 申请经费资助，科学的领导、统计和原始数据管理在研究基地进行。

NCORP 的核心原则包括社区组织应具有不同的研究能力，能够在不同的组织环境中支持肿瘤学实践，患者参与，鼓励参与组织承诺为社区机构提供支持，并整合在癌症照护中存在的差异[10]。加入 NCORP 的机构要求将患者纳入涉及治疗、预防、癌症控制，以及积极探讨癌症照护中差异的试验（图20.2）。要鼓励社区站点创建多站点协同合作，让更多社区癌症患者参与临床试验。

为了在 NCORP 站点找到临床试验，他们将访问 NCI NCORP 网站的"查找研究（find a study）"部分：https://ncorp.cancer.gov/find-a-study/。在这部分，研究者能够确定研究基地，确定临床试验的类型（如癌症预防、治疗、癌症照护研究等），并进一步链接转入正式临床试验网站。若学术机构想要申请成为研究基地，或者社区机构想要申请成为 NCORP 站点或少数民族 / 服务不足的社区站点，他们应访问 NCI NCORP 网站的申请人部分：https://ncorp.cancer.gov/resources/applicants.html。同样地，在较小的社区中心，NCORP 也提供选择成为非 NCORP 站点，并与 NCORP 站点一起开展研究，这类参与申请也可以在网上进行。

对于目前没有被指定成为 NCORP 机构的站点，参与 NCORP 的另一个途径是癌症试验支持单元（CTSU）。该实体最初创建于 1999 年，旨在为临床中心参与 NCI 资助的临床试验提供支持和合作。CTSU 已经发展到可以在不同的临床试验中提供许多支持服务，并为协助有手术操作的临床中心和标准化服务。在线开始 CTSU 过程，可通过各自的引用来启动[14]。

20.3　成功参与临床试验所需的资源和基础设施

建立一个成功的社区临床试验项目所需的基础设施与学术中心一样，包括资金、研究人员和合作者。不同之处在于可获取的经费，是否有研究专家、训练有素的研究护士和数据管理员、人类受试者研究培训结构、对研究有兴趣的同事，以及经过培训的合约和法律顾问。详情请参阅"建立研究团队"，本章的重点是社区外科医生成功参与和纳入外科临床试验所需的基础设施。

研究团队的一个要素是成员，另一个要素是专业性和培训。研究团队的关键成员包括数据管理人员、临床和研究护士、财政预算和法律专家、除主要研究者（PI）外的其他参与研究的临床医生、机构审查委员会（IRB）成员，以及其他人员。社区医院与学术中心不同，因为社区医院研究人员的专业水平参差不齐。在小型农村社区医院，纳入患者可能颇具挑战，因为临床护士可能同时承担了研究护士和数据管理员的角色，而且可能没有内部预算、法律顾问和合约专家。其他社区机构可能是更大医疗体系的一部分，甚至可能有自己的研究机构，不同专业有多个数据管理人员和内部法律顾问。考虑可获取的资源和研究人员可用的时间，较小的中心由于人员少而经常导致患者招募减少。在较小的社区中心，PI 可能是唯一的研究员，因此外科医生不得不亲自获取患者的知情同意，并完成该患者相关临床试验的所有内容。在较大的社区中心，除了 PI 之外可能还有许多临床医生参与，而指定的研究护士可以详细审查试验并完成对患者的知情同意。无论如何，与大学中心相比，社区研究者可获取的资源普遍匮乏。

研究团队的另一个方面是培训。培训也有多种形式，包括了解临床试验、浏览大型数据库、协助试验招募，以及监管、伦理和依从性培训。大学研究机构在招聘和培训研究人员时，机构内部已经具备了专业性，但根据社区中心的规模，外科医生可能必须培训自己的研究人员。关于伦理和依从性培训，大学和大型社区医院中心可能会订阅或购买一个项目，如合作机构培训倡议（CITI）——提供人类受试者研究培训模块。一些较小的、非附属的社区中心可能不得不到其他地方寻求这类培训。

法律和预算方面的专业性对临床试验的实施至关重要。为了确保试验参与中心不浪费金钱和安全地进行试验。社区中心必须有 1 名专家或合约服务，确保适当的报销，执行医疗保险覆盖范围分析，确定标准医疗管理，准备试验预算，并可能与稽查委员会会面。合约专家必须拟定合同，确定参与方、出版权、保密权、终止权、赞助商责任和赔偿（这对 NIH 和设备试验很重要）。如果没有专家级的人员提供法律、预算和合约服务等，就必须与信誉良好的公司签订合约，这对于成功实施临床试验至关重要，不管从机构财务角度还是患者安全角度考虑。

20.4 社区外科医生参与临床试验和招募患者的相关因素

自从基于社区的临床试验开展以来，参与这些合作组的医生有不同的患者纳入，其中有些人在某年没有纳入患者[15]。已经有研究从患者、医生和机构的角度评估了与参与和招募相关的因素。

医生对临床试验价值的态度和招募患者的后勤便利性与更积极地招募的医生直接相关（基于一项 CCOP 的回顾性分析）[15]。这一因素在社区医院尤其重要，因为从临床医生的立场来看，参与某项研究往往是自愿的。作为一项研究的 PI 也与更好的患者招募相关。与内科肿瘤科医生相比，外科医生被认为在一项临床试验中更难积累患者；年长的医生比年轻的医生更不容易增加患者纳入。

另外，与组织背景相关的因素可以提高患者招募和医生纳入。这些背景因素包括工作人员对知情同意和纳入患者的支持，对招募纳入的制度激励和认可，以及医生了解试验参与和患者纳入的培训机会[16]。此外，参与更多癌症控制试验和生存质量的机构更有可能在临床试验中累积患者。有趣的是，临床医生对参与临床试验的重视程度与他们工作的组织背景无关，但这两个因素都会影响患者招募。实践的地点和类型在患者招募中发挥了不同的作用。

只有 3%~5% 符合条件的患者被纳入临床试验。与纳入相关的因素包括试验的可及性、试验知识的可及性、试验排除、年龄、种族和性别[17]。更年轻的高加索男性更有可能成为临床试验的参与者。除了知识可及性外，患者参与的主要障碍还包括患者的承诺和支持。患者以及包括宣传组和专家群体在内的其他实体立场的承诺和支持，将提升认识和增加社区中心的纳入人数。另一个因素是改善患者先前对临床试验的看法。这可能与社区环境更相关，这里患者没有预期有正在进行中的临床试验。临床医生必须减少持续出现在 Tuskegee 梅毒试验等案例中的不信任问题，告知患者人类研究保护办公室等管理机构。必须获取审查委员会批准以确保试验的安全性和伦理性。患者也可能认为，临床医生积累患者是为了从赞助公司获得回扣，临床医生必须向患者保证，临床试验的目的是改善其预后和提高生活质量。

20.5　社区中心与学术培训中心

社区中心提供了广泛的学术和医生研究生培训。一些社区（如作者所在的中心），有内科和外科住院医生和奖学金项目，而其他社区医院则没有。无论如何，在所有这些机构的研究都是可行的，无论是直接通过 NCORP、成为 NCORP 的附属机构、通过药物和设备试验，还是独立的临床试验。社区中心与基于大学的学术中心的主要区别在于，经费的可获取性、机构支持和资源。由于社区中心的范围取决于所提供的培训和相关卫生系统的性质，这一趋势仍在继续。

在小型或私人社区中心，寻找资源去参与临床试验可能是非常具有挑战性的。在更大的学术中心，甚至更大的社区中心，都有专门的研究人员协助完成大部分后勤和沟通工作。外科医生可以提及试验引起患者的兴趣，但至于日程安排、知情同意、费用账单、详细的资格要求和其他后续任务，通常都是由指定从事临床试验的研究人员完成的。在较小的社区中心，这一责任往往落在外科医生或临床护士的身上，在繁忙的临床实践中，这会是一种负担。

本节内容旨在解决那些可能在小型社区医院或农村私人诊所工作，但希望参与临床试验的外科医生的问题。虽然这种背景环境让参与变得更困难，但它仍然是可能的。建议开始参加的方式是在更大的社区站点选择一位已经参与临床试验的导师，和（或）参加国家或国际学会会议，会议主题与想参与的临床试验有关。在这里，有兴趣的医生可以遇见其他临床医生，讨论共同的兴趣，并询问有关参与的问题。这些非正式的对话，引发对临床试验的认识，与设备和制药公司建立联系，并创建感兴趣的外科医生网络。一旦参与一项试验，会有其他公司或试验者寻求临床医生参与其他试验。随着一个试验的结束，试验的主题会转变成另一个后续试验并可以继续参与。

更难克服的障碍是在成本、患者招募和人员缺乏方面。当启动临床试验时，将文件材料交由私人雇佣的法律人员审查（合约和 IRB），可能会产生额外的费用。此外，患者经常寻求社区医院作为其健康中心或在私人医院寻求专业服务，但不是因为这些地方有进行中的临床试验，因此这使试验招募过程更加困难。作为外科医生执业的工作人员必须做出一些牺牲，例如除了现有的临床实践之外，还需要额外的时间和精力来开展正在进行的临床试验。外科医生也必须做出一些牺牲，最好有能理解的家人和朋友，因为研究时间会增加临床时间，而不是取代临床时间。尽管有这些额外的困难和责任，还是有许多社区和私人诊所的外科医生突破了这些障碍，并通过发起和坚持参与临床试验，为改善患者照护做出了贡献。

20.6　与制药和器械公司进行临床试验

有关 FDA 如何监管药物和设备试验的详细、全面概述，请参阅第 10 章。本节将不关注药物和器械的分类和批准步骤，而是更多地从社区外科医生的角度来讨论临床试验中招募药品和器械试验的优点、缺点，以及社区外科医生如何参与这些试验。

举一个关于设备试验的例子，ACOSOG 在 2016 年发布了一项 II 期试验（Z1072），关于冷冻消融术成功治疗浸润性乳腺癌[18]。这是一项多中心外科器械的临床试验，参与者来自大学和社区健康中心。所有的冷冻消融操作均由 Sanarus® 制造公司赞助的 Visica 2™ 治疗系统完成。冷冻消融术后进行手术切除。该试验表明，冷冻消融治疗获得完全病理反应。小于 1 cm 的肿瘤，与 MRI 的检测结果一致，且未进行手术切除的后续试验正在增多（FROST 试验）。社区中心这个试验中招募的患者数遥遥领先。

外科药物试验的例子是一项评估 Alvimopan 及其在腹部大手术术后肠梗阻中作用的研究[19]。这是一项北美地区的随机化、安慰剂对照、包括社区和学术中心的多中心研究，在一项两个制药公司参与的改良意向治疗研究中，评估 Alvimopan 的使用情况。研究表明，在接受肠切除术或根治性子宫切除术的患者中，使用 Alvimopan 可显著缩短胃肠道恢复时间和出院时间。

血管外科试验也会涉及社区外科医生。目前正在招募的 TRANSCEND 试验就是一个例子[20]。这是一项随机、单盲、非劣效性试验，评估有症状的股腘动脉系统的外周动脉疾病患者使用的 SurVeil 药物涂层球囊和 IN.PACT Admiral 药物涂层球囊的情况。这是一个涉及大型社区和学术中心的设备公司赞助的试验。

社区外科医生参与的涉及研究性新药或研究性设备的试验的主要优势是有相关公司的赞助。大多数情况下，试验参与者、招募医生和保险公司不收取新药费用，除非保险公司允许赞助商在药品成本上实现收支平衡。至于试验设备，在大多数情况下，美国医疗保险和医疗救助服务中心（CMS）将按照当前标准或已批准上市的类似产品报销设备成本。参与研究的医生必须在研究开展之前提交报销申请单以证实 CMS 报销情况。设备试验取决于设备的复杂性和新颖性，可能需要对医生和工作人员进行培训[21]。

20.7 非制药和设备公司赞助的社区临床试验

举一个有影响力的例子，社区外科医生做出贡献的纯外科临床试验。分别于 2006 年和 2017 年发表在《新英格兰医学杂志》上的多中心选择性淋巴结切除术试验（MSLT-I 和 MLST-II），评估了前哨淋巴结活检和全部淋巴结清扫在黑色素瘤患者中的作用。在 MSLT-I 中，中等厚度的原发性皮肤黑色素瘤患者随机接受切除术后进行淋巴结观察，若临床复发或前哨淋巴结活检和立即淋巴结切除术均呈阳性，则进行淋巴结切除术。前哨淋巴结组患者 5 年生存率比观察组高 20%[22]。MSLT-II 试验评估了有前哨淋巴结转移的类似黑色素瘤患者，并将系列超声观察与立即淋巴结切除术进行了比较，结果发现立即淋巴结切除术并没有改善黑色素瘤特异性生存[23]。这两项试验都包含了社区中心的贡献。

考虑到 NCI 为社区参与临床试验提供的基础设施，迄今为止进行的大多数临床试验都是在肿瘤学领域进行的。之前提到过血管内设备、乳腺癌、术后药物设备试验，其重点是讨论在外科、外部设备和药物试验及肿瘤学领域之外进行的临床试验，并进一步讨论此类试验所涉及的挑战。

1990 年，《新英格兰医学杂志》上发表了一项开创性试验：高脂血症外科控制计划（POSCH）试验。该试验是一项随机临床试验，测试部分回肠旁路手术对冠心病死亡率的影响。首次心肌梗死后住院的符合条件的患者被随机分为出院组和继续住院进行部分回肠旁路治疗组。在随访中，手术组患者中需要服用降胆固醇药物的人更少，且总胆固醇和低密度脂蛋白胆固醇较低，高密度脂蛋白胆固醇较高，手术组总死亡率风险降低 22%，心血管死亡风险降低 28%。最重要的是，在来自 4 个试验机构的 838 例患者中，有 184 例患者来自社区医院，是第二大贡献中心。尽管目前由于安全性和他汀类药物的有效性，已经不再常规应用回肠旁路术，但这项试验展示了一项社区中心高度参与累积患者的早期外科试验[24]。2010 年，《外科年鉴》（*Annals of Surgery*）发表了一项为期 25 年的随访评估，显示对照组的心血管死亡率和全因死亡率增加[25]。

社区外科医生参与临床试验，如前面提到的 NSABP 外科试验或 POSCH 试验，最大的挑战之一是医生间及机构间标准化的问题。在这些病例中，当外科干预本身属于临床试验的一部分时，有许多因素可能导致存疑、偏倚和有疑问的结果，如麻醉、术前和术后照护、不同机构的不同外科医生、随访方案等[26]。虽然这些问题存在于学术环境中，但社区医院参与外科试验的好处是增加了患者积累，为了利用这一点，试验通常会涉及多个研究中心。不同程度的标准化将决定特定试验结局的强度。外科干预本身可以根据其书面描述、准备、分离、切除、入路、闭合或这些因素的选择而标准化。其他可变因素也是如此。需要监测干预措施对这些标准的依从性，在社区外科医生参与之前可能有一个培训和指导期，以优化标准化。

20.8　繁忙的社区外科医生的生活方式及其意义

社区医院应用合作组计划的主要障碍是招募和资金。社区医生希望患者参与，但随着患者数量增加和治疗每例患者的时间减少，往往没有时间对试验方案进行适当的讨论。如果有时间讨论方案，通常会有承担保险者不覆盖的额外的测试和随访。没有足够的资金支持，医生担心增加患者的自付费用。一个"付费客户"所花的时间，就是一个参与临床试验的患者所花的时间。在现有的临床职责之上，有时很难证明忙碌的社区外科医生参与临床试验是合理的。这些障碍确实存在，但它们不是消极的，而是可以通过共同合作、坚持不懈、努力和热忱工作来克服[10]。

既然存在这么多障碍，对外科医生还有什么好处？这是一个很重要的问题。在经济压力、资源限制、严格的监管程序、巨大的时间投入和缺乏资金支持的情况下，忙碌的社区外科医生为什么要进行临床试验？答案很简单，因为社区外科医生希望为患者提供最好的治疗，优化治疗，使患者获得最好的结局，同时满足自身的学术求知欲。鉴于大多数癌症患者都在社区医院就诊和治疗，因此必须继续积极地招募社区医生和参与者，并将这些患者纳入临床试验。社区外科医生参与临床试验对于确保患者获得最佳照护、最佳结局和最佳生活质量至关重要，并有助于全球医疗保健进步，为所有外科患者提供最佳照护、最佳结局和最佳生活质量。

致　谢

感谢 Paul B. Gilman, M.D., Albert DeNittis, M.D., M.S., Jarrod Kauffman,

M.D., Alexander Uribe, M.D., John Wellenbach, John H. Marks, M.D.

参考文献

[1] National Center for Health Statistics, Center for Disease Control，2017(2019-03-26). https://www.cdc.gov/nchs/hus/contents2017.htm?search=Hospital_use.

[2] Bauer TL Sr, Boughey JC. Community-based physicians and hospitals need to participate in clinical trials. Bull Am Coll Surg，2014，99(4):46-47.

[3] Begg CB, Carbone PP, Elson PJ, et al. Participation of community hospitals in clinical trials—analysis of five years of experience in the eastern cooperative oncology group. N Engl J Med，1982，306(18):1076-1080.

[4] Zon RT. Reforming the community research program: from community clinical oncology program to the National Cancer Institute Community Oncology Research Program. ASCO Educ Book，2014，2014:e116-119.

[5] Coltman CA Jr. Organizations and structures that facilitate community research. Semin Oncol，1994，21(4 Suppl 7):107-111.

[6] Fisher B, Bauer M, et al. Five-year results of a randomized clinical trial comparing total mastectomy and segmental mastectomy with or without radiation in the treatment of breast cancer. N Engl J Med，1985，312(11):665-673.

[7] Fisher B, Montague E, et al. Comparison of radical mastectomy with alternative treatments for primary breast cancer. Cancer，1977，39(6):2827-2839.

[8] Krag DN, Anderson SJ, et al. Sentinel-lymph-node resection compared with conventional axillary-lymph-node dissection in clinically node-negative patients with breast cancer：overall survival findings from the NSABP B-32 randomised phase 3 trial. Lancet Oncol，2010，11(10):927-933.

[9] Siegel RD, et al. National collaborative to improve oncology practice: the National Cancer Institute Community Cancer Centers Program quality oncology practice initiative experience. J Oncol Pract，2009，5(6):276-281.

[10] McCaskill-Stevens W. The NCI Community Oncology Research Program: what every clinician needs to know. ASCO Educ Book，2013，2013:e84-89.

[11] Institute of Medicine. Participation by community physicians//Institute of Medicine, editor. A national cancer clinical trials system for the 21st century: reinvigorating the NCI Cooperative Group Program. Washington, DC: The National Academies Press，2010：197-199.

[12] Institute of Medicine. Tapping community practices// Institute of Medicine, editor. Implementing a national cancer clinical trials system for the 21st century: second workshop summary. Washington, DC: The National Academies Press，2013.：55-59.

[13] NP Office. NCI Community Oncology Research Program (NCORP) Gets, NCI news note, 1. Bethesda, MD: NCI，2014.

[14] Cancer Trials Support Unit: a service of the National Cancer Institute(2019-03-15). https://www.ctsu.org/Public/Default.aspx.

[15] Jacobs SR, et al. Organizational and physician factors associated with patient enrollment in cancer clinical trials. Clin Trials，2014，11(5):565–575.

[16] Jacobs SR. Achieving high cancer control trial enrollment in the community setting: an analysis of the Community Clinical Oncology Program. Contemp Clin Trials，2013，34(2):320–325.

[17] SCM Cancer Network. Oncology, 2019(2019–03–13). https://www.cancernetwork.com/article/inadequateawareness-and-participation-cancer-clinical-trials-community-oncology-setting.

[18] Simmonr RM. A phase II trial exploring the success of cryoablation therapy in the treatment of invasive breast carcinoma: results from ACOSOG (Alliance) Z1072. Ann Surg Oncol，2016，23(8):2438–2445.

[19] Wolff BG. Alvimopan, a novel, peripherally acting μ opioid antagonist results of a multicenter, randomized, double-blind, placebo-controlled, phase III trial of major abdominal surgery and postoperative ileus. Ann Surg，2004，240(4):728–735.

[20] Safety and Efficacy of the SurVeil™ Drug-Coated Balloon (TRANSCEND)，2018(2019–03–20). https://clinicaltrials.gov/ct2/show/NCT03241459.

[21] Blake-Michaels M. Applied clinical trials，2010(2019–03–13). http://www.appliedclinicaltrialsonline.com/considerations-medical-device-trials.

[22] Morton DL. Sentinel-node biopsy or nodal observation in melanoma. N Engl J Med，2006，355(13):1307–1317.

[23] Faries MB. Completion dissection or observation for sentinel-node metastasis in melanoma. N Engl J Med，2017，376(23):2211–2222.

[24] Buchwald H. Effect of partial ileal bypass surgery on mortality and morbidity from coronary heart disease in patients with hypercholesterolemia. Report of the Program on the Surgical Control of the Hyperlipidemias (POSCH). N Engl J Med，1990，323(14):946–955.

[25] Buchwald H. Overall mortality, incremental life expectancy, and cause of death at 25 years in the program on the surgical control of the hyperlipidemias. Ann Surg，2010，251(6):1034–1040.

[26] Blencowe NS. Standardizing and monitoring the delivery of surgical interventions in randomized clinical trials. Br J Surg，2016，103(10):1377–1384.

（王茜蕾 译，雷翀 审）